ねこ先生クウとカイに教わる

ぐっすり睡眠法

【作画】宮咲ひろ美　【監修】友野なお
睡眠コンサルタント

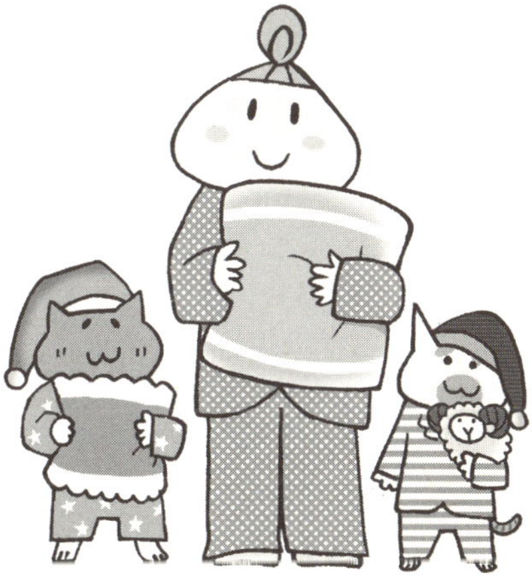

プロローグ

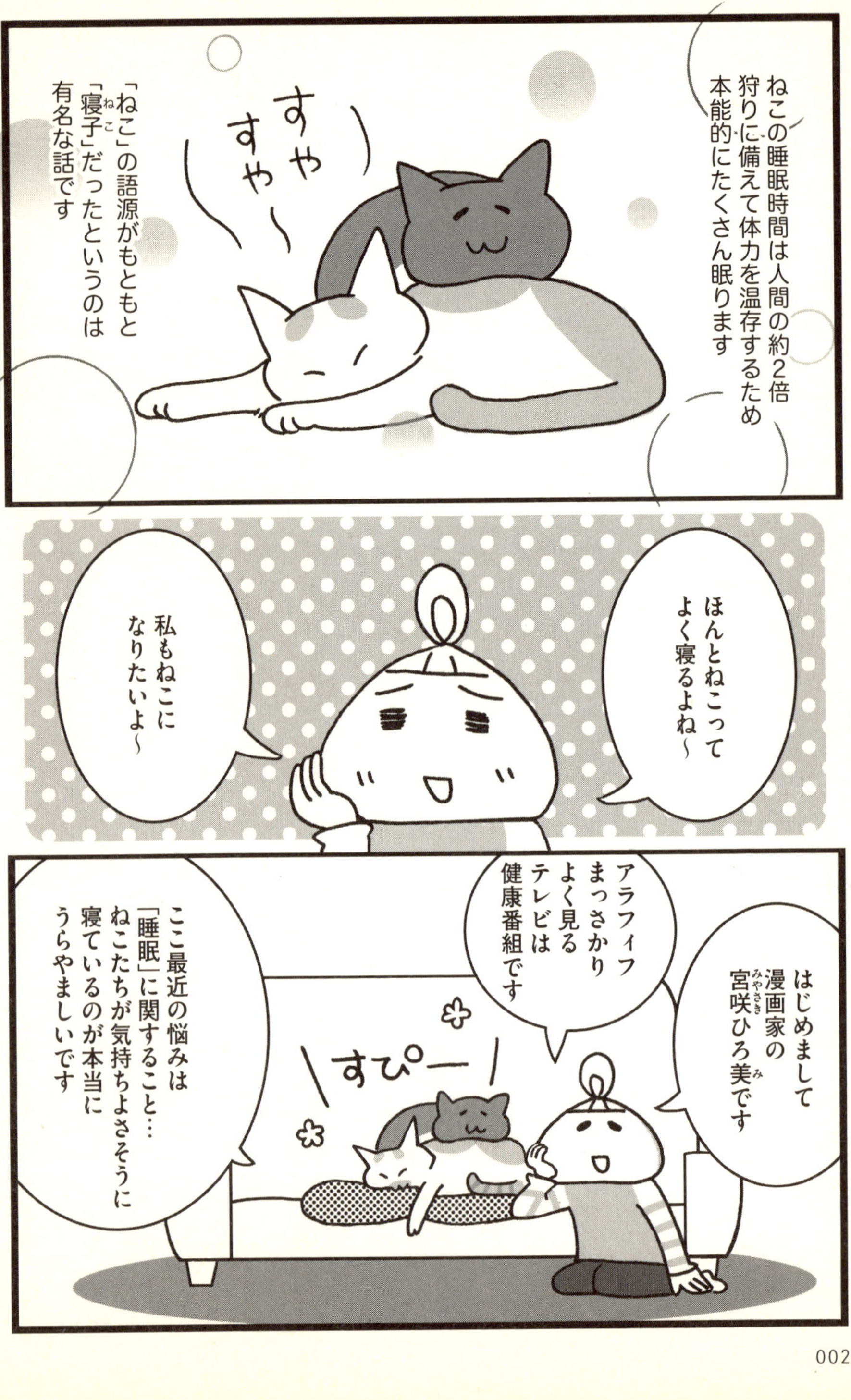
ねこの睡眠時間は人間の約2倍
狩りに備えて体力を温存するため
本能的にたくさん眠ります
すやすや～
「ねこ」の語源がもともと
「寝子《ねこ》」だったというのは
有名な話です
ほんとねこってよく寝るよね～
私もねこになりたいよ～
はじめまして 漫画家の 宮咲《みやさき》ひろ美《み》です
アラフィフ まっさかり よく見る テレビは 健康番組です
すぴー
ここ最近の悩みは 「睡眠」に関すること… ねこたちが気持ちよさそうに 寝ているのが本当に うらやましいです

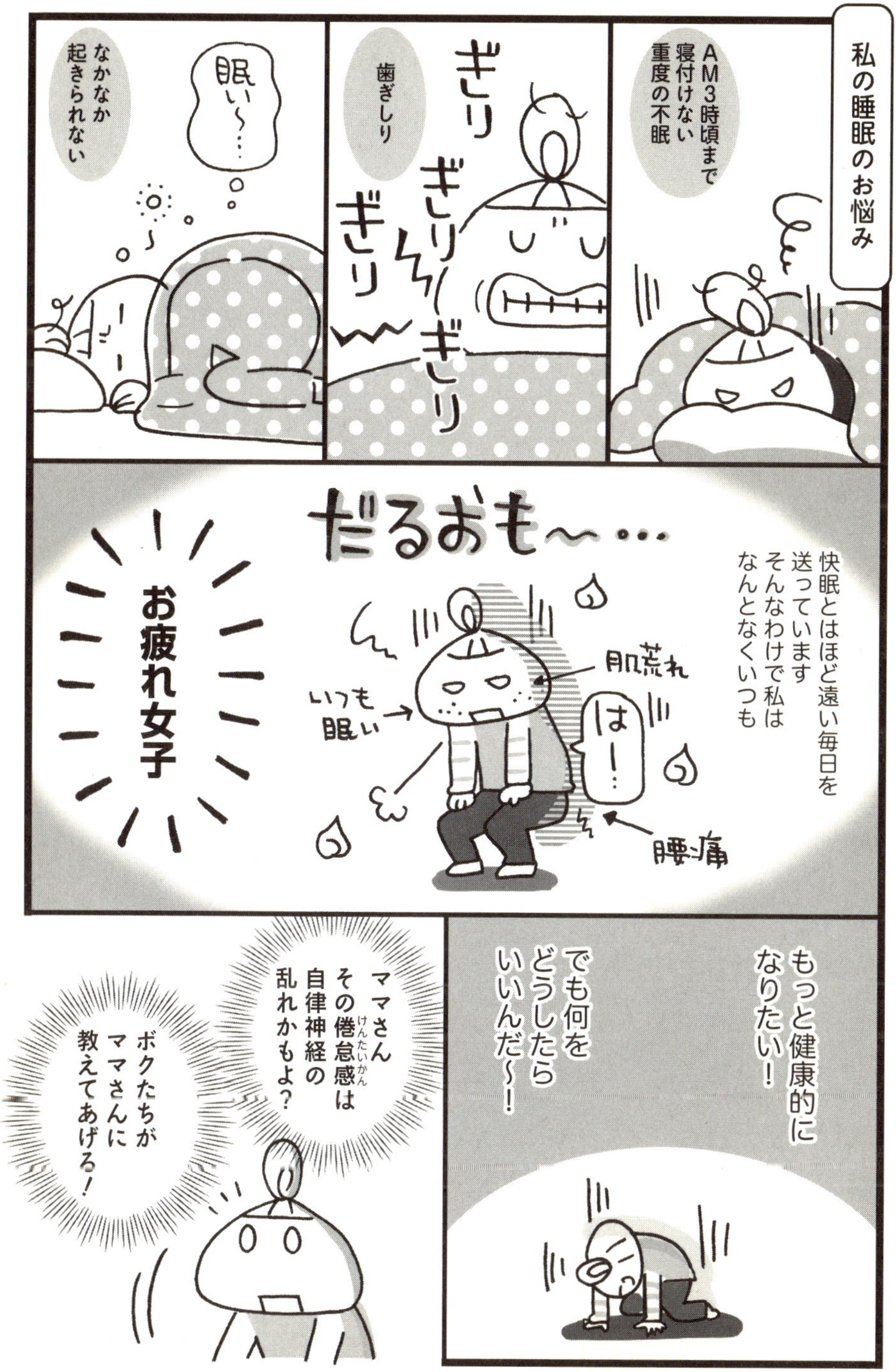
私の睡眠のお悩み
AM3時頃まで寝付けない重度の不眠
ぎり
ぎり
ぎり
ぎり
歯ぎしり
眠い〜…
なかなか起きられない
だるおも〜…
快眠とはほど遠い毎日を送っていますそんなわけで私はなんとなくいつも
肌荒れ
は〜…
いつも眠い
腰痛
お疲れ女子
もっと健康的になりたい!
でも何をどうしたらいいんだ〜!
ママさんその倦怠感《けんたいかん》は自律神経の乱れかもよ?
ボクたちがママさんに教えてあげる!

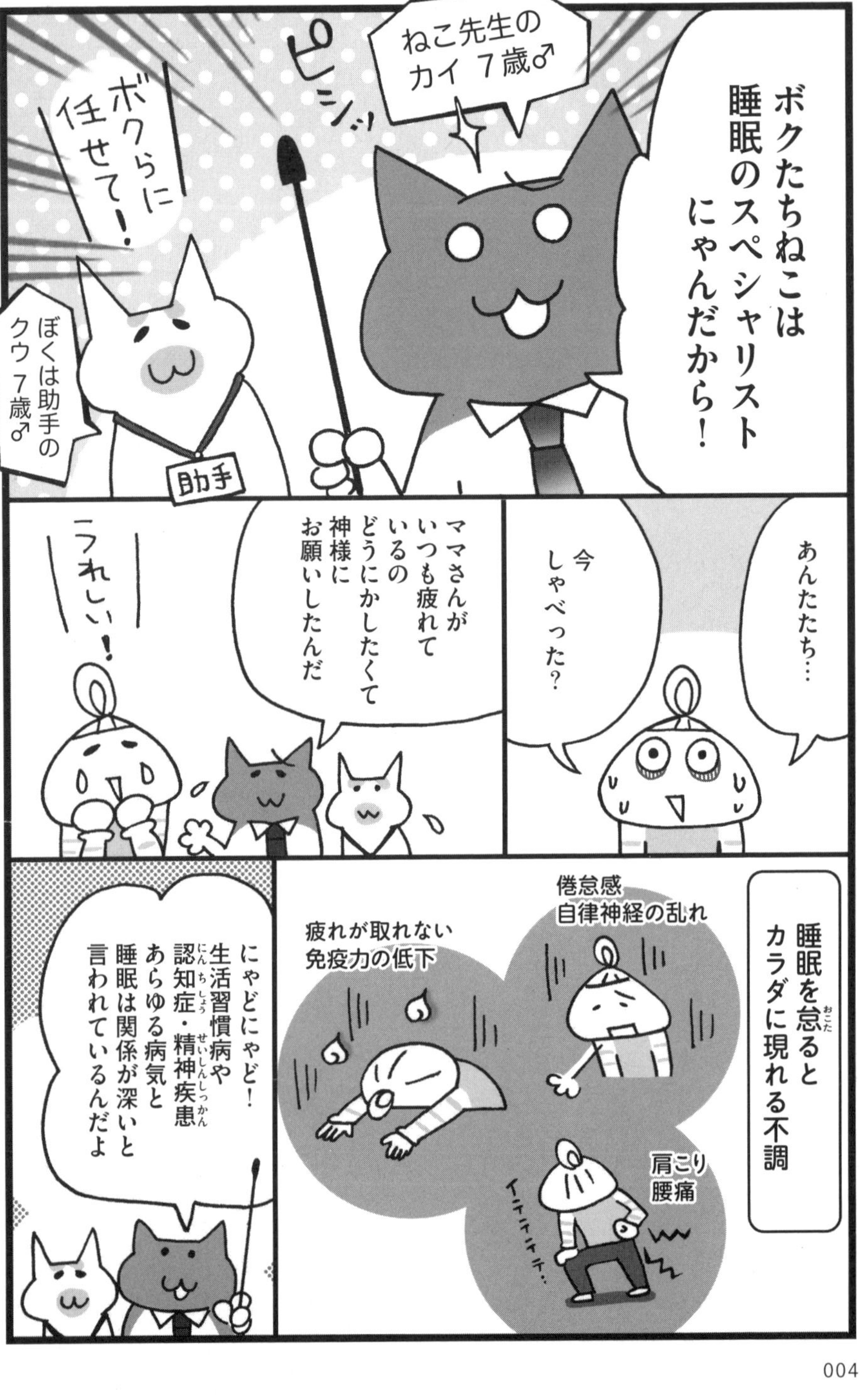
ボクたちねこは睡眠のスペシャリストにゃんだから！
ねこ先生のカイ 7歳♂
ピシッ
ボクらに任せて！
ぼくは助手のクウ 7歳♂
助手
あんたたち…
今しゃべった？
ママさんがいつも疲れているのどうにかしたくて神様にお願いしたんだ
うれしい！
睡眠を怠《おこた》るとカラダに現れる不調
倦怠感
自律神経の乱れ
疲れが取れない
免疫力の低下
肩こり
腰痛
イテテテテ…
にゃどにゃど！
生活習慣病や認知症《にんちしょう》・精神疾患《せいしんしっかん》あらゆる病気と睡眠は関係が深いと言われているんだよ

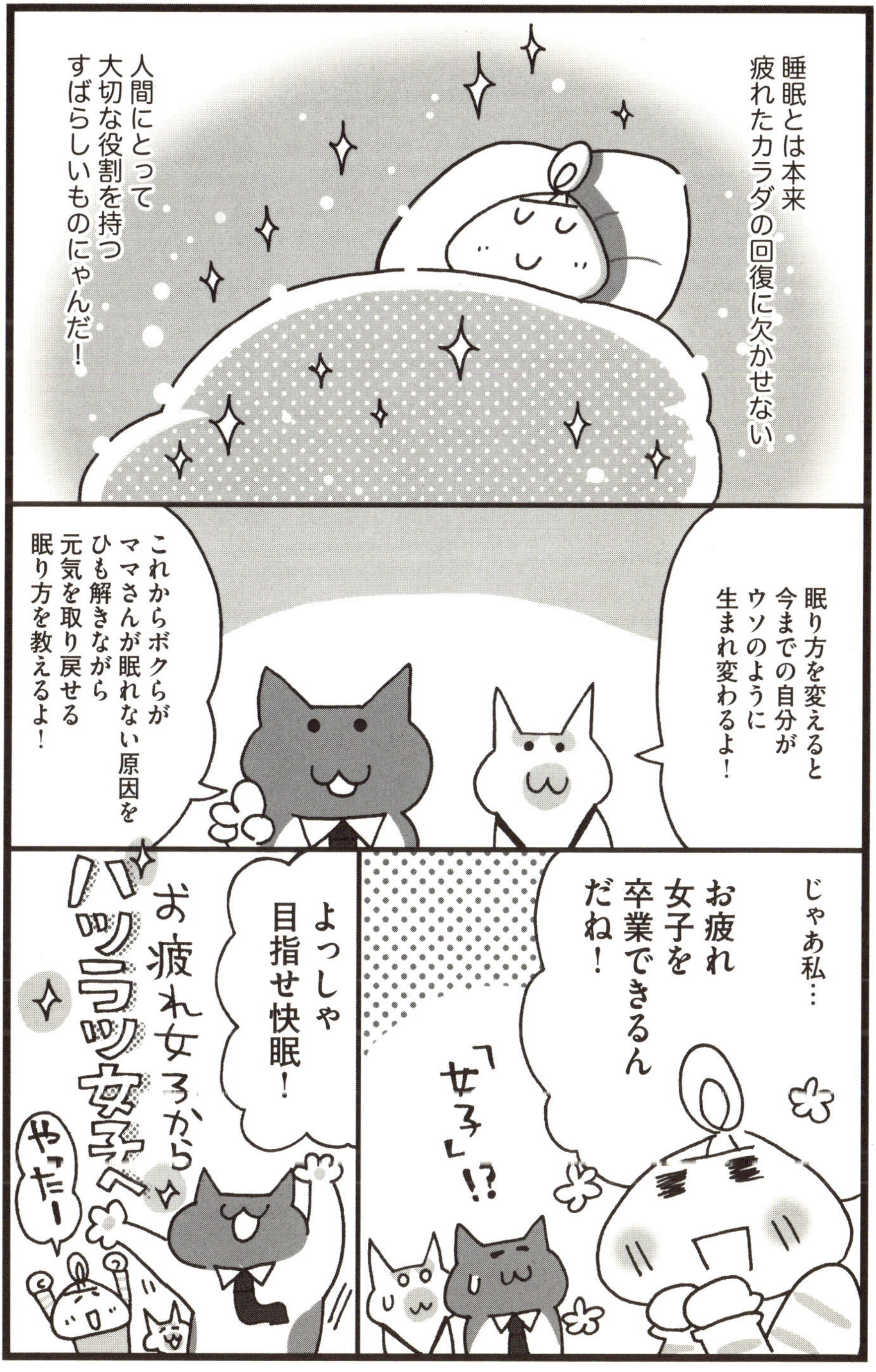
睡眠とは本来
疲れたカラダの回復に欠かせない
人間にとって
大切な役割を持つ
すばらしいものにゃんだ！
眠り方を変えると
今までの自分が
ウソのように
生まれ変わるよ！
これからボクらが
ママさんが眠れない原因を
ひも解きながら
元気を取り戻せる
眠り方を教えるよ！
じゃあ私…
お疲れ
女子を
卒業できるん
だね！
「女子」!?
よっしゃ
目指せ快眠！
お疲れ女子から
ハツラツ女子へ
やったー

CONTENTS

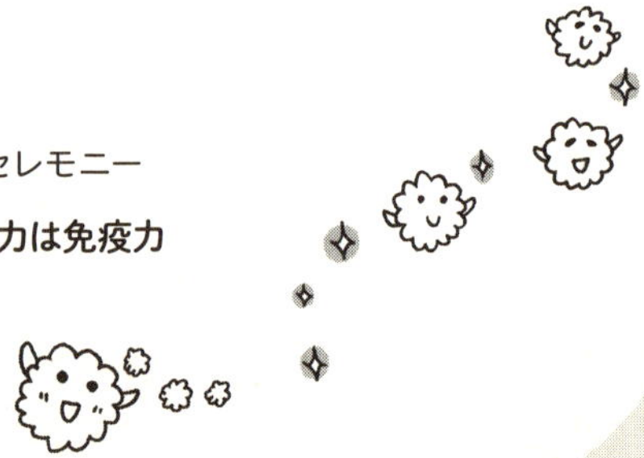

第4章 眠れない時は

第5章 目覚めスイッチをオンにする朝の習慣

第6章 日中の過ごし方

登場人物紹介

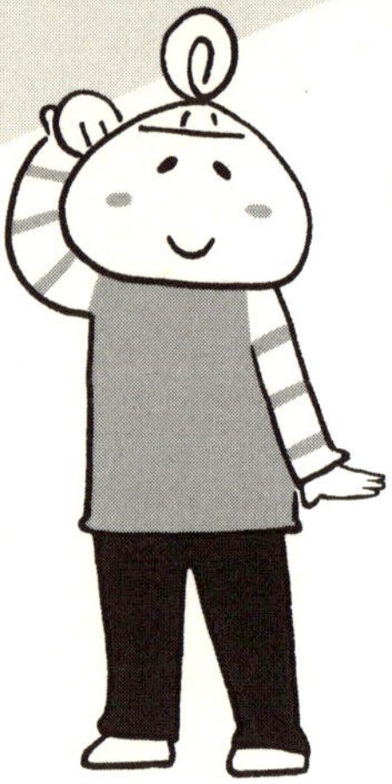

宮咲ひろ美

アラフィフ漫画家。
健康には気をつかっているが
寝付きが悪く、眠りも浅いのが
もっかの悩み。

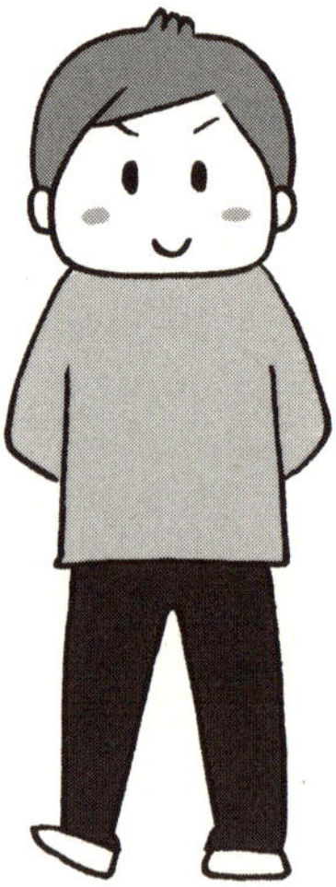

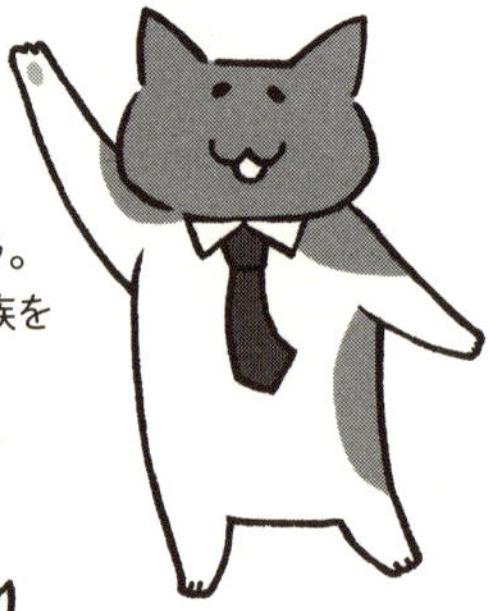

カイ

7歳・♂のキジトラ。
どっしり構えて家族を
見守っている。

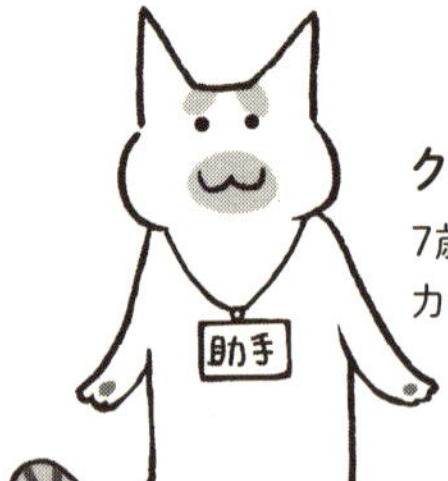

クウ

7歳・♂のトビキジ。
カイの弟分。

ダンナさん

会社員。
残業が多く、帰宅時間は
毎日バラバラ。

※効果には個人差があります。紹介されている実例はすべての方に適応するものではありません。

※妊娠中、妊娠していると思われる方、高齢者、特定の疾患がある方、なんらかの治療を受けている方は医師に相談をしてください。

※カラダに合わない、調子が悪くなったなどの場合はすぐに中断してください。

※ねこがいるご家庭では、精油の使用はお控えください。

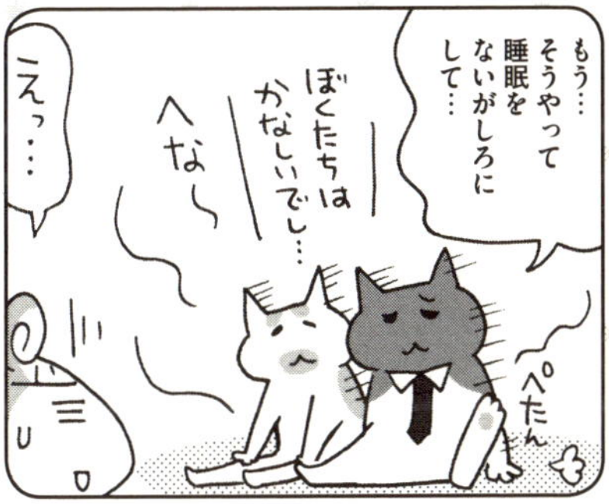
もう…
そうやって
睡眠を
ないがしろに
して…
ぼくたちは
かなしいでし…
へな〜
ぺたん
こえっ…

第1章
いい眠り方を知ろう!

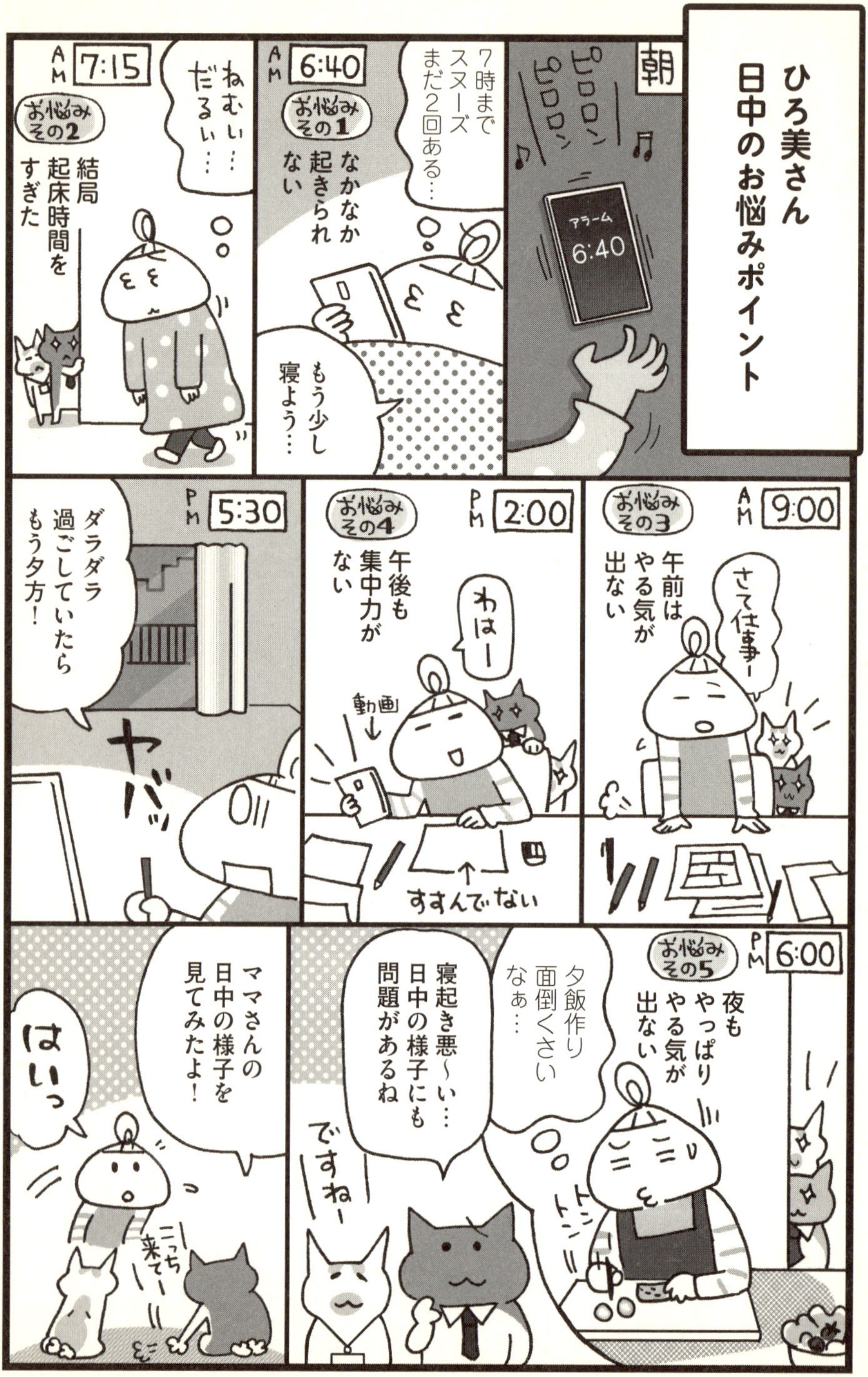
ひろ美さん
日中のお悩みポイント
朝
ピロロン
ピロロン
アラーム
6:40
AM 6:40
お悩みその1
なかなか起きられない
7時までスヌーズまだ2回ある…
もう少し寝よう…
AM 7:15
お悩みその2
結局起床時間をすぎた
ねむい…だるぃ…
AM 9:00
お悩みその3
午前はやる気が出ない
さて仕事ー
PM 2:00
お悩みその4
午後も集中力がない
わはー
動画
すすんでない
PM 5:30
ダラダラ過ごしていたらもう夕方!
ヤバッ
PM 6:00
お悩みその5
夜もやっぱりやる気が出ない
夕飯作り面倒くさいなぁ…
トントン
寝起き悪～い…日中の様子にも問題があるね
ですねー
ママさんの日中の様子を見てみたよ!
はいっ
こっち来てー

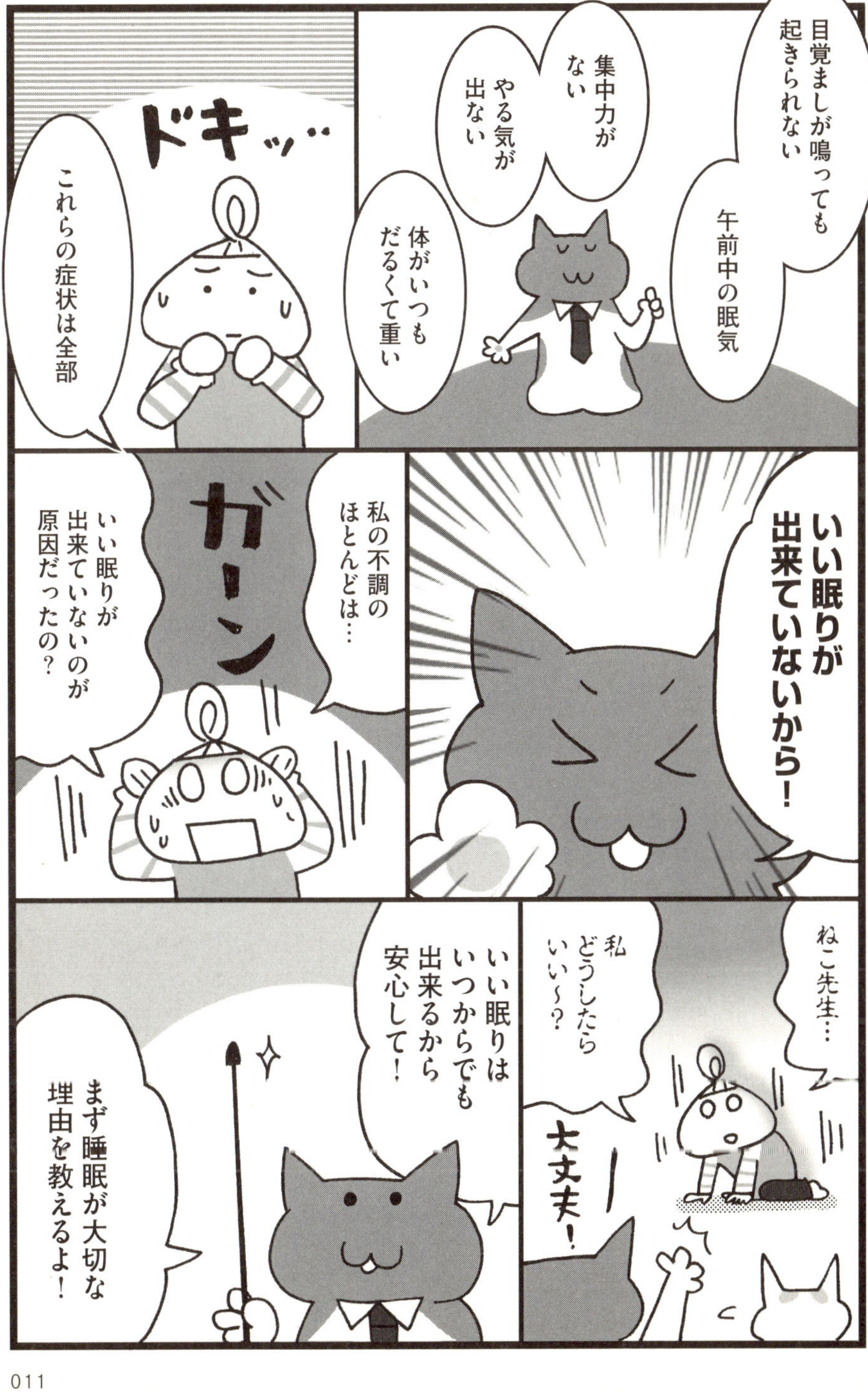
目覚ましが鳴っても起きられない
午前中の眠気
集中力がない
やる気が出ない
体がいつもだるくて重い
ドキッ…
これらの症状は全部
いい眠りが出来ていないから！
私の不調のほとんどは…
ガーン
いい眠りが出来ていないのが原因だったの？
ねこ先生…
私どうしたらいい～？
大丈夫！
いい眠りはいつからでも出来るから安心して！
まず睡眠が大切な理由を教えるよ！

睡眠が大切な理由

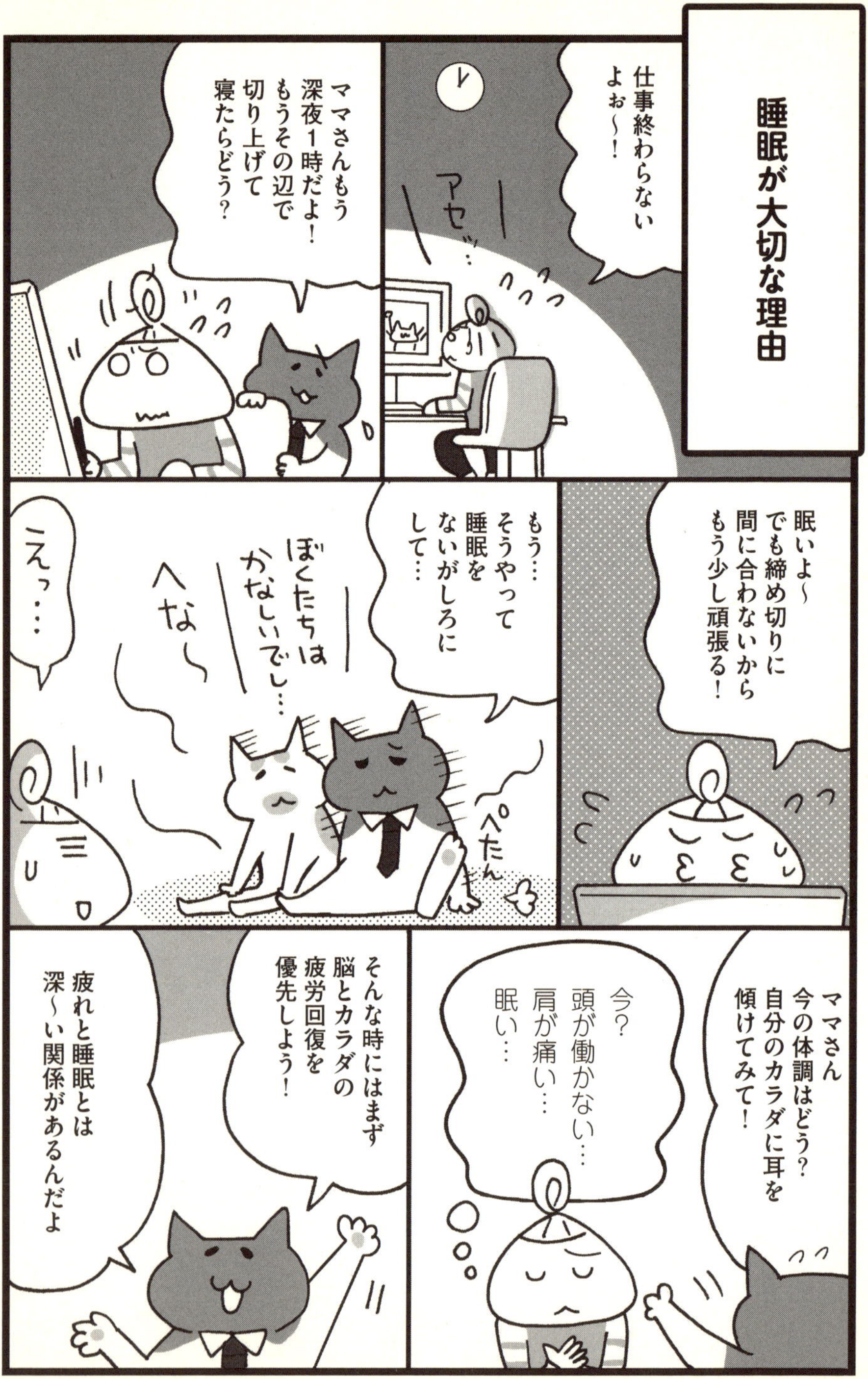
仕事終わらないよぉ～！
アセッ…
ママさんもう深夜1時だよ！もうその辺で切り上げて寝たらどう？
眠いよ～でも締め切りに間に合わないからもう少し頑張る！
もう…そうやって睡眠をないがしろにして…
ぼくたちはかなしいでし…
へな～
ぺたん
えっ…
ママさん今の体調はどう？自分のカラダに耳を傾けてみて！
今？頭が働かない…肩が痛い…眠い…
そんな時にはまず脳とカラダの疲労回復を優先しよう！
疲れと睡眠とは深～い関係があるんだよ

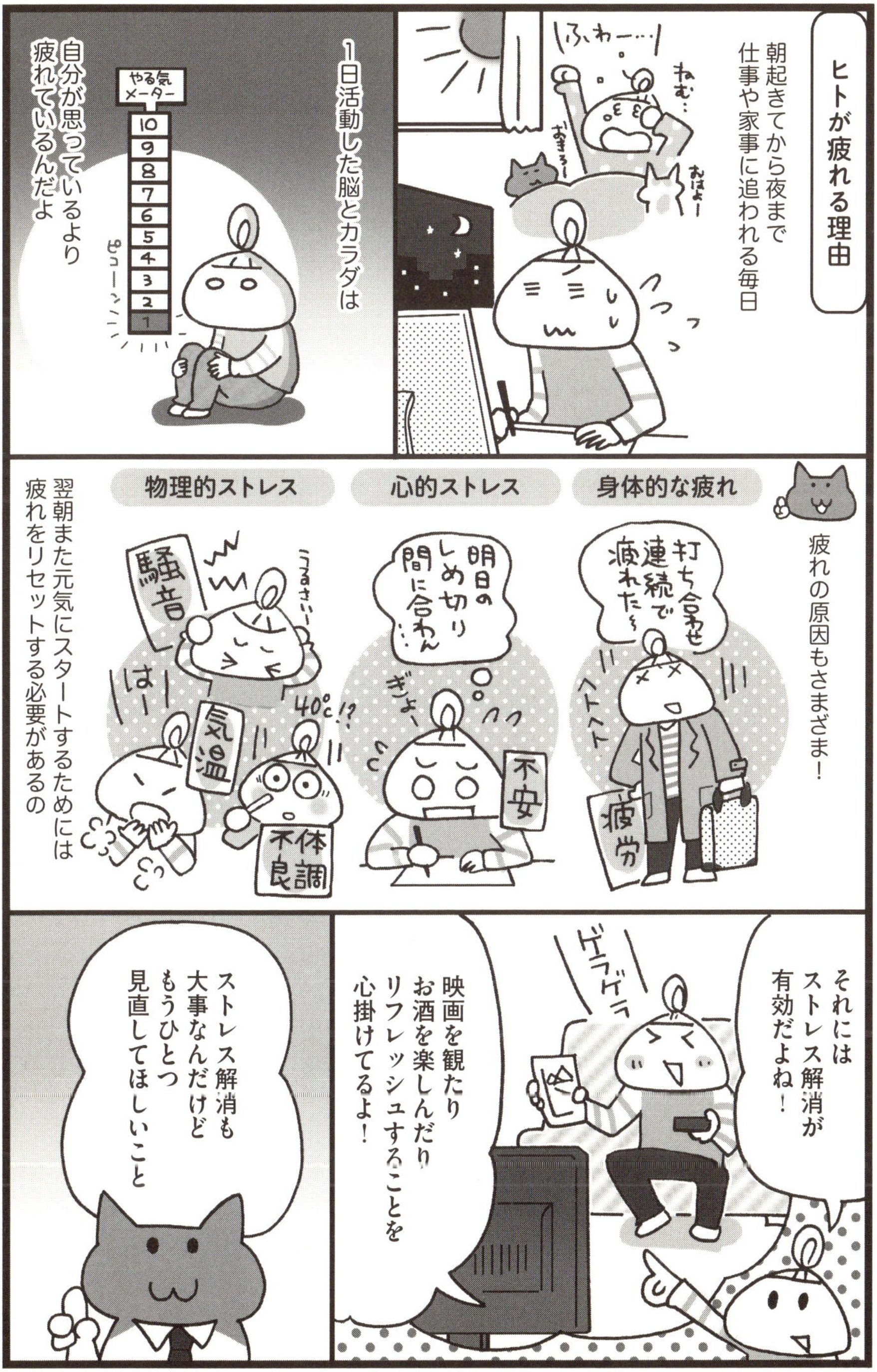

ヒトが疲れる理由
朝起きてから夜まで
仕事や家事に追われる毎日
ふわ〜…
ねむ…
おきろ〜
おはよ〜
1日活動した脳とカラダは
自分が思っているより
疲れているんだよ
やる気メーター
10
9
8
7
6
5
4
3
2
1
ピコーン
疲れの原因もさまざま！
身体的な疲れ
打ち合わせ連続で疲れた〜
ヘトヘト
疲労
心的ストレス
明日のしめ切り間に合わん
ぎょ
不安
物理的ストレス
騒音
うるさい〜
はー
気温
40℃!?
体調不良
翌朝また元気にスタートするためには
疲れをリセットする必要があるの
それには
ストレス解消が
有効だよね！
ゲラゲラ
映画を観たり
お酒を楽しんだり
リフレッシュすることを
心掛けてるよ！
ストレス解消も
大事なんだけど
もうひとつ
見直してほしいこと

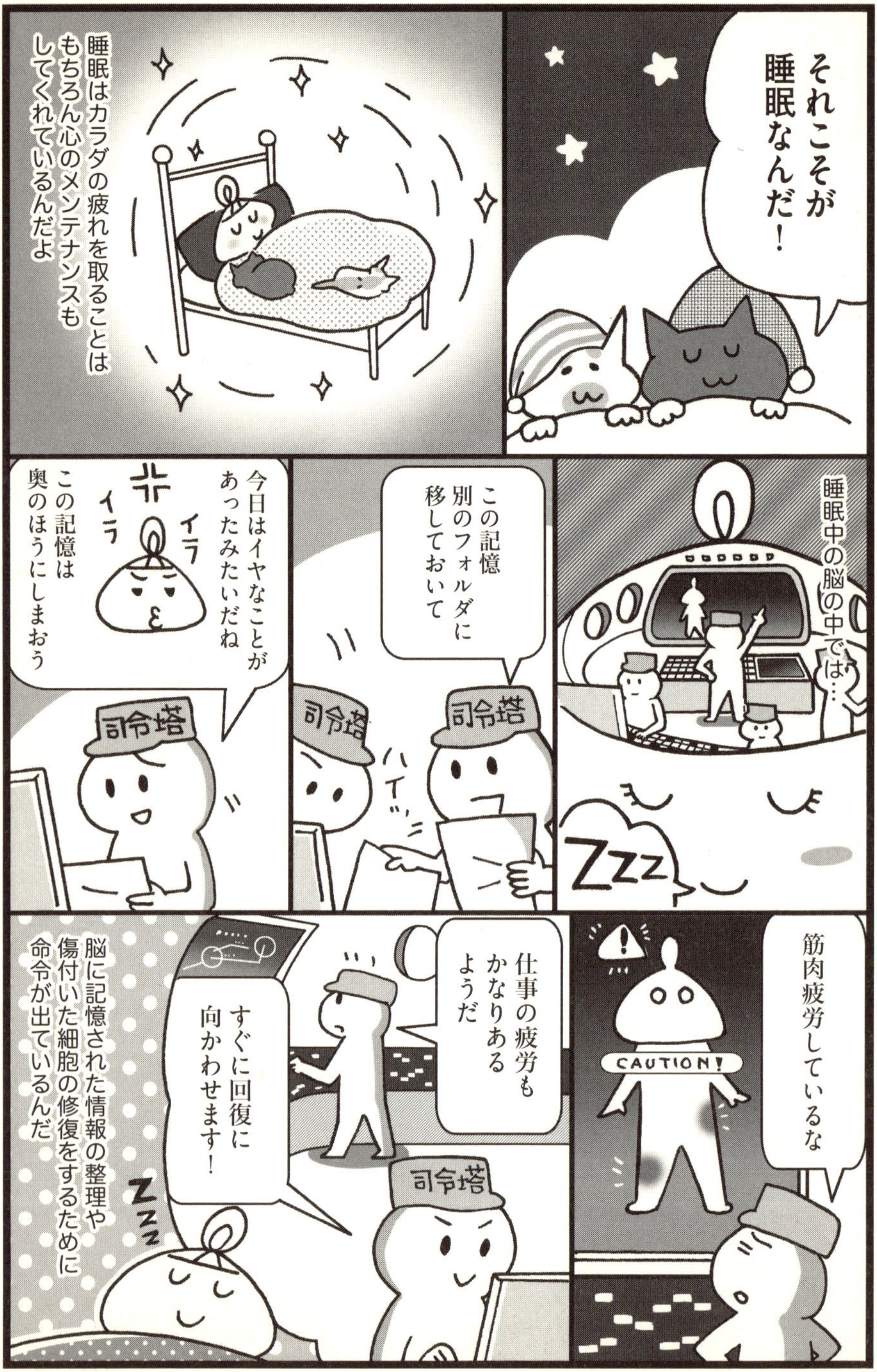
それこそが睡眠なんだ！
睡眠はカラダの疲れを取ることはもちろん心のメンテナンスもしてくれているんだよ
睡眠中の脳の中では…
Zzz
この記憶別のフォルダに移しておいて
司令塔
司令塔
ハイッ
今日はイヤなことがあったみたいだね
イラ
イラ
この記憶は奥のほうにしまおう
司令塔
筋肉疲労しているな
CAUTION!
仕事の疲労もかなりあるようだ
すぐに回復に向かわせます！
司令塔
Zzz
脳に記憶された情報の整理や傷付いた細胞の修復をするために命令が出ているんだ

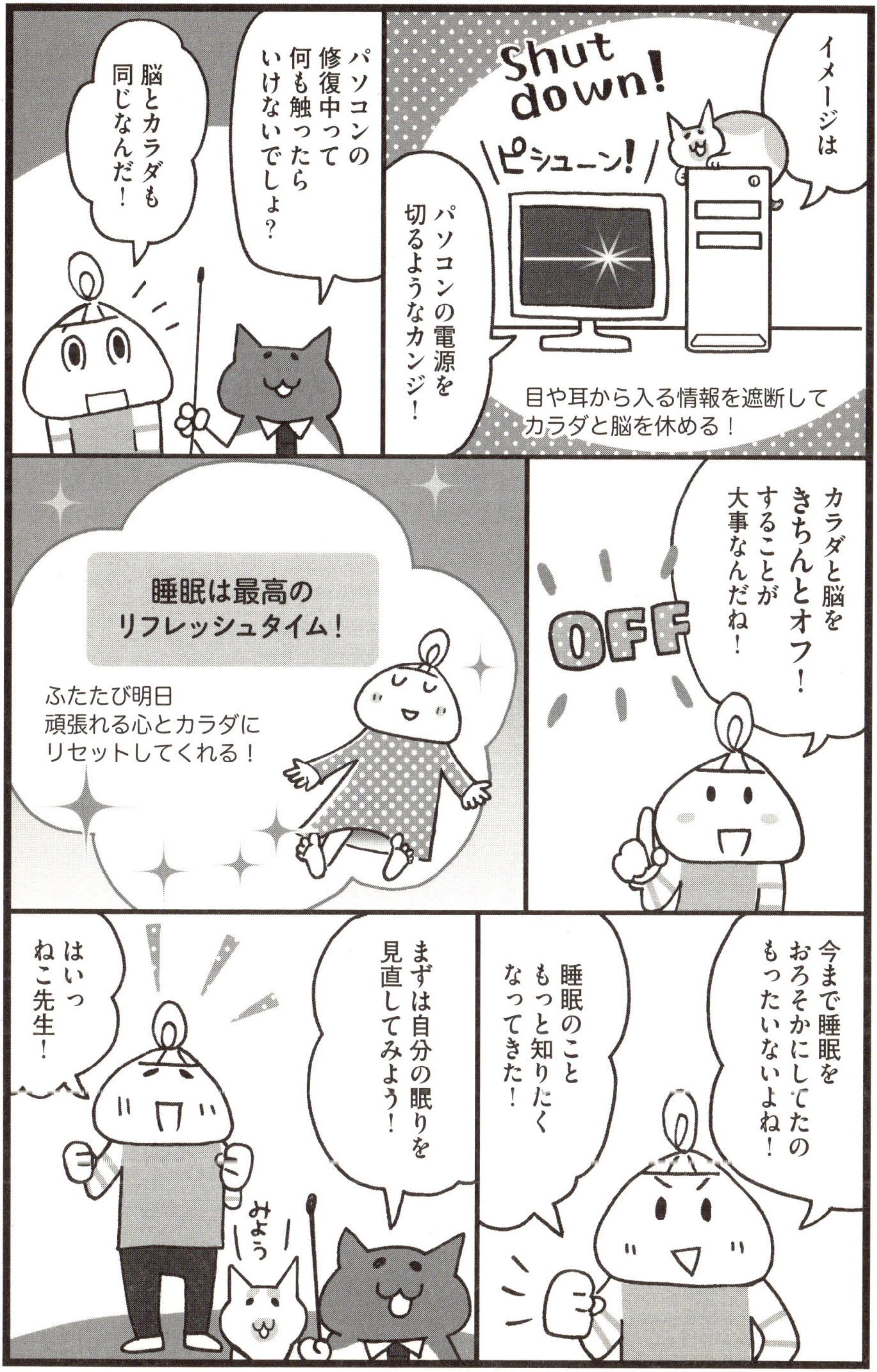

イメージは
Shut down!
ピシューン!
パソコンの電源を切るようなカンジ!
目や耳から入る情報を遮断して
カラダと脳を休める!
パソコンの修復中って何も触ったらいけないでしょ?
脳とカラダも同じなんだ!
OFF
カラダと脳をきちんとオフ!することが大事なんだね!
睡眠は最高の
リフレッシュタイム!
ふたたび明日
頑張れる心とカラダに
リセットしてくれる!
今まで睡眠をおろそかにしてたのもったいないよね!
睡眠のこともっと知りたくなってきた!
まずは自分の眠りを見直してみよう!
みよう
はいっねこ先生!

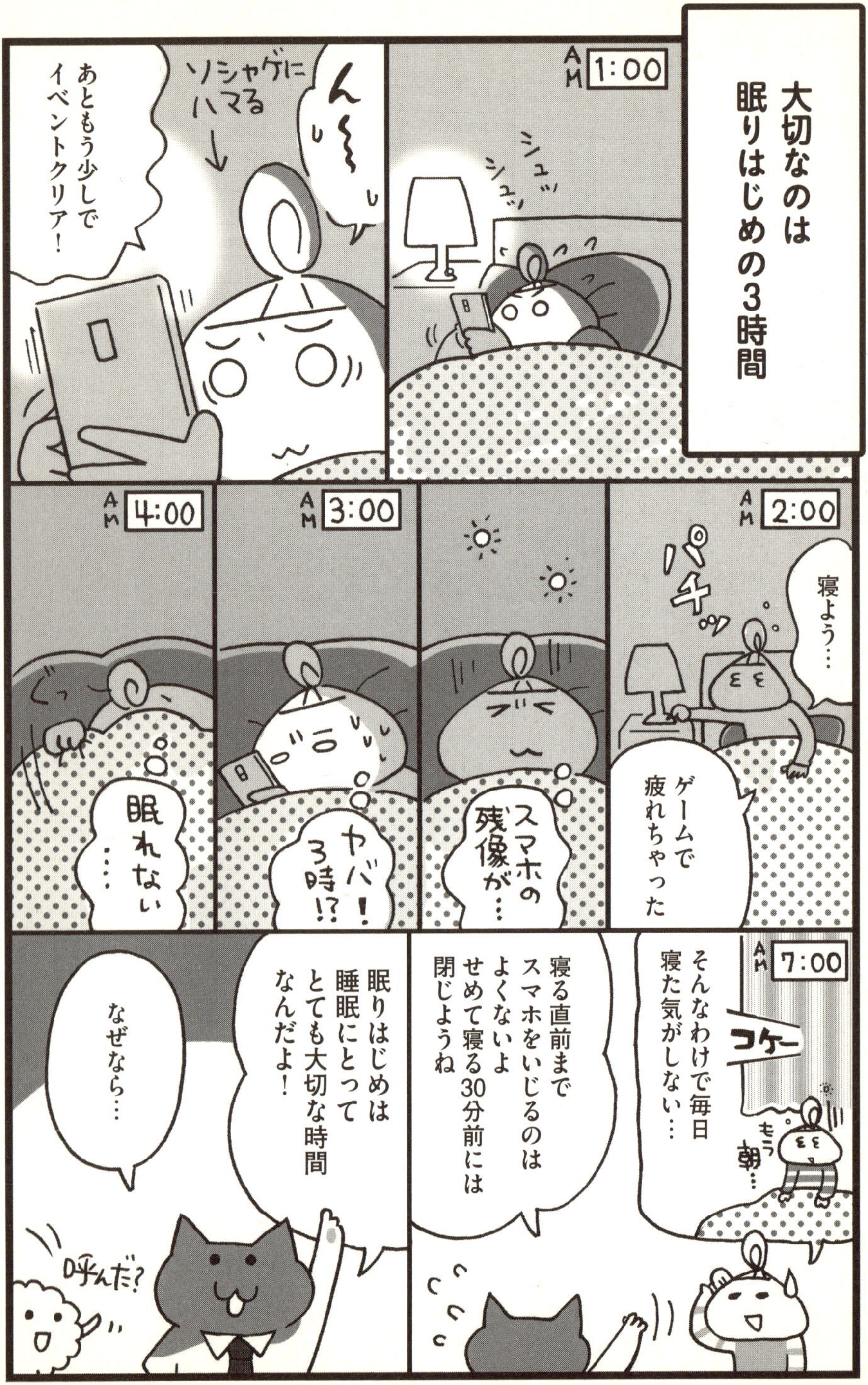
大切なのは
眠りはじめの3時間
AM 1:00
シュッ
シュッ
ん〜〜
ソシャゲに
ハマる
あともう少しで
イベントクリア!
AM 2:00
パチッ
寝よう…
ゲームで
疲れちゃった
スマホの
残像が…
AM 3:00
ヤバ!
3時!?
AM 4:00
ぐっ
眠れない…
AM 7:00
コケー
もう朝…
そんなわけで毎日
寝た気がしない…
寝る直前まで
スマホをいじるのは
よくないよ
せめて寝る30分前には
閉じようね
眠りはじめは
睡眠にとって
とても大切な時間
なんだよ!
なぜなら…
呼んだ?

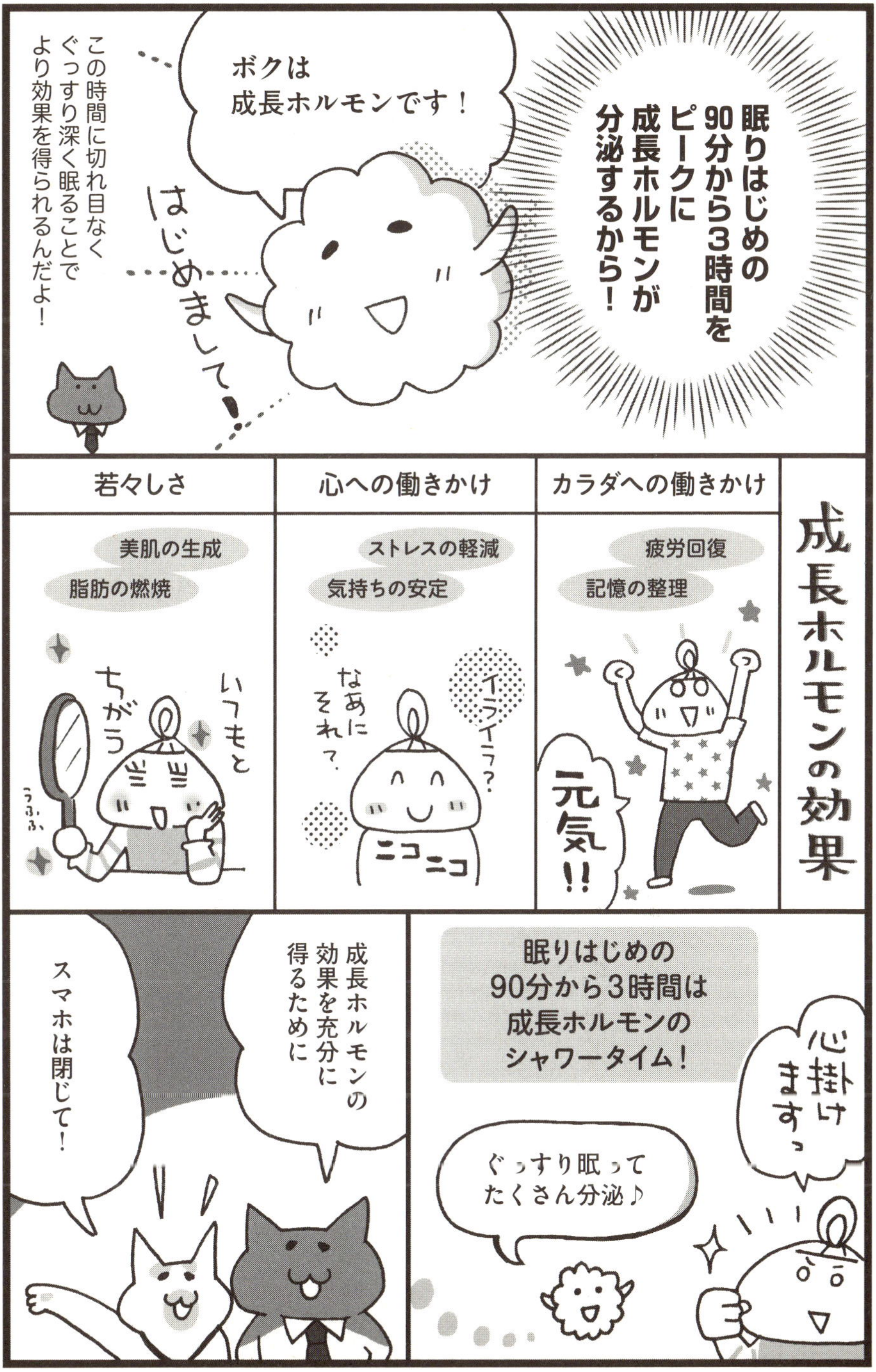
眠りはじめの
90分から3時間を
ピークに
成長ホルモンが
分泌するから！
ボクは
成長ホルモンです！
はじめまして！
この時間に切れ目なく
ぐっすり深く眠ることで
より効果を得られるんだよ！
成長ホルモンの効果
カラダへの働きかけ
疲労回復
記憶の整理
元気!!
心への働きかけ
ストレスの軽減
気持ちの安定
イライラ?
なあに
それって、
ニコニコ
若々しさ
美肌の生成
脂肪の燃焼
いつもと
ちがう
うふふ
眠りはじめの
90分から3時間は
成長ホルモンの
シャワータイム！
心掛けますっ
ぐっすり眠って
たくさん分泌♪
成長ホルモンの
効果を充分に
得るために
スマホは閉じて！

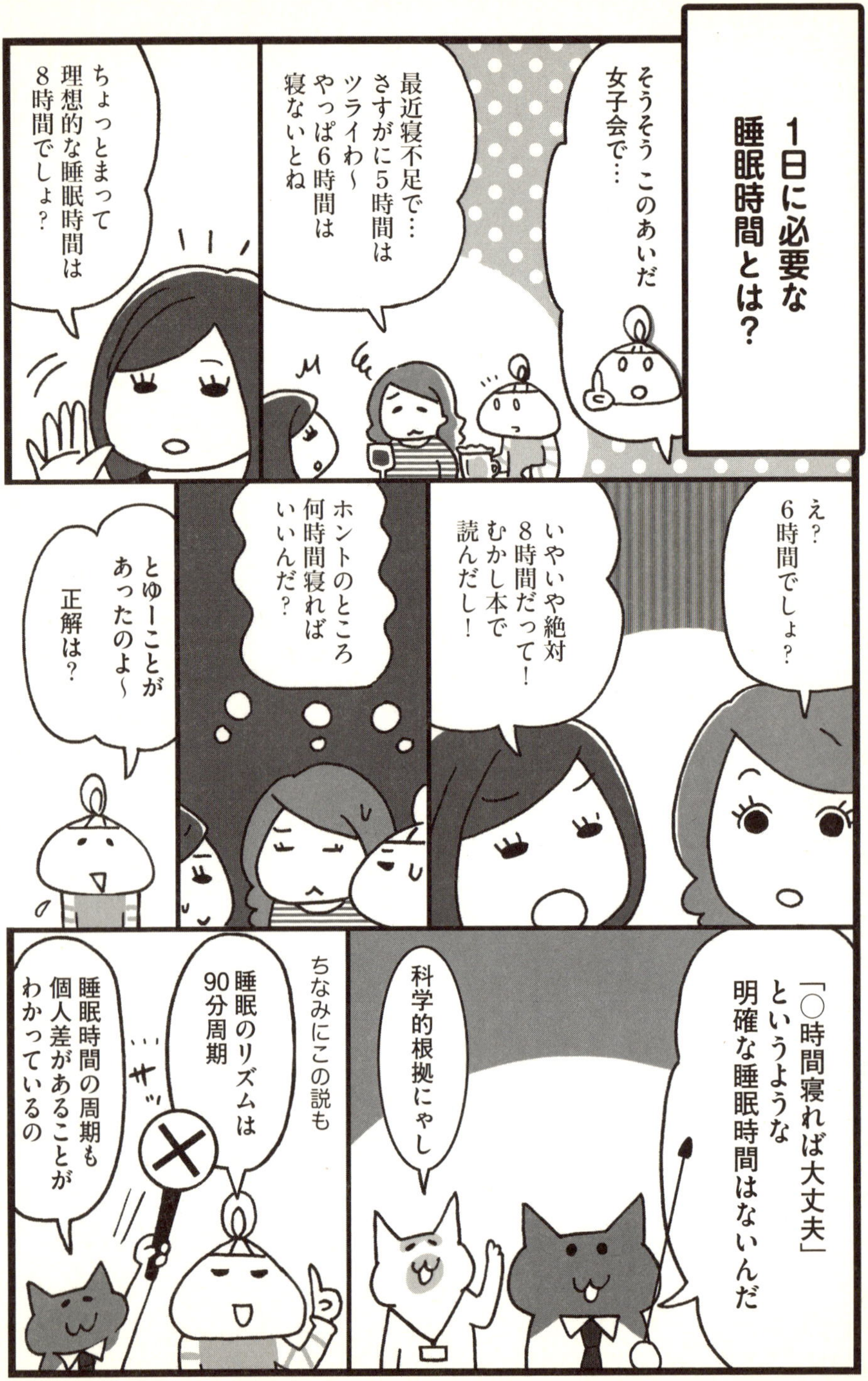
1日に必要な睡眠時間とは?
そうそう このあいだ女子会で…
最近寝不足で…さすがに5時間はツライわ〜 やっぱ6時間は寝ないとね
ちょっとまって 理想的な8時間でしょ?
え? 6時間でしょ?
いやいや絶対8時間だって! むかし本で読んだし!
ホントのところ何時間寝ればいいんだ?
とゆーことがあったのよ〜 正解は?
「○時間寝れば大丈夫」というような明確な睡眠時間はないんだ
科学的根拠にゃし
ちなみにこの説も
睡眠のリズムは90分周期
サッ
睡眠時間の周期も個人差があることがわかっているの

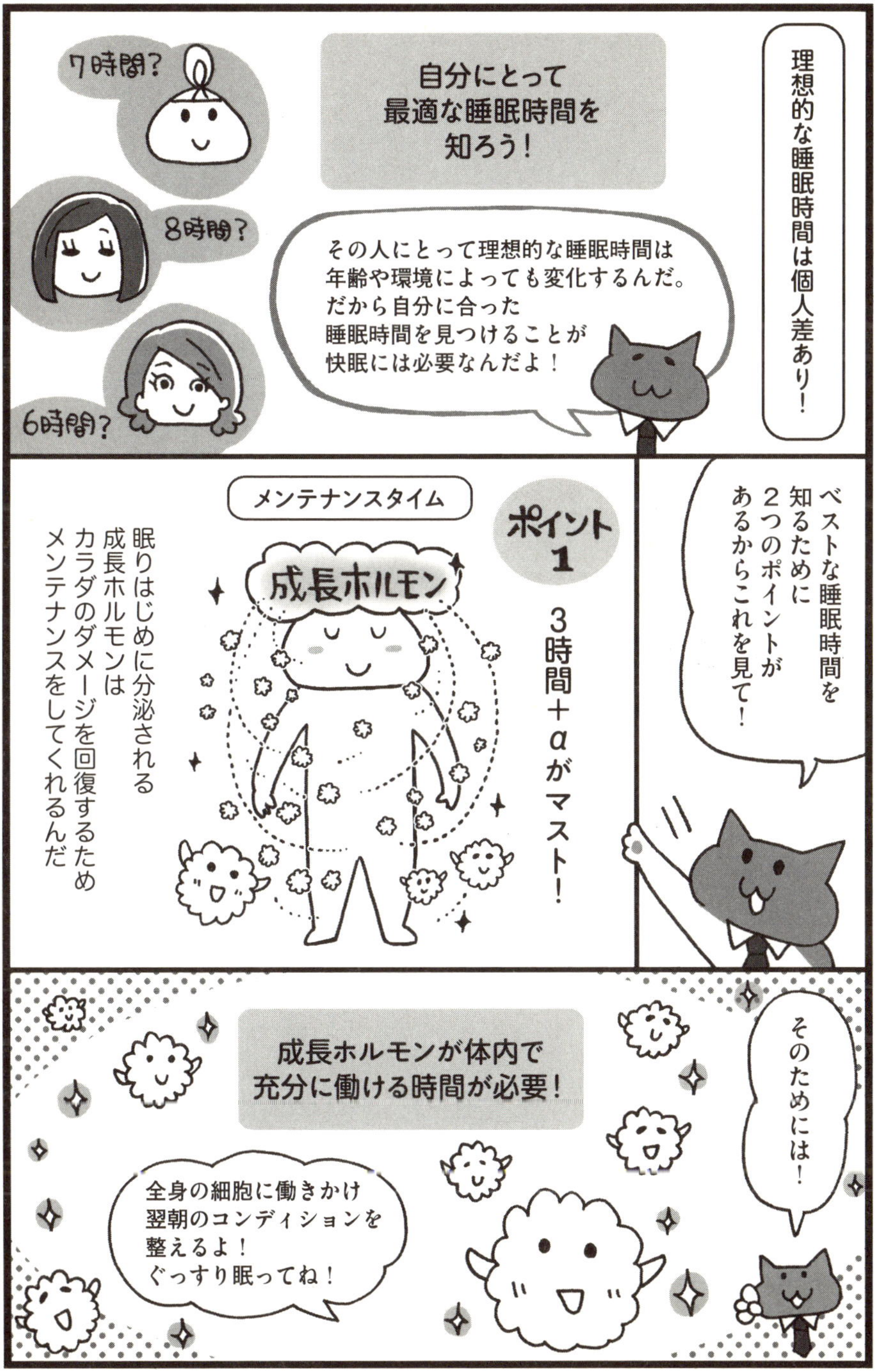
理想的な睡眠時間は個人差あり！
自分にとって
最適な睡眠時間を
知ろう！
その人にとって理想的な睡眠時間は
年齢や環境によっても変化するんだ。
だから自分に合った
睡眠時間を見つけることが
快眠には必要なんだよ！
7時間？
8時間？
6時間？
ベストな睡眠時間を
知るために
２つのポイントが
あるからこれを見て！
ポイント１
3時間＋αがマスト！
メンテナンスタイム
成長ホルモン
眠りはじめに分泌される
成長ホルモンは
カラダのダメージを回復するため
メンテナンスをしてくれるんだ
そのためには！
成長ホルモンが体内で
充分に働ける時間が必要！
全身の細胞に働きかけ
翌朝のコンディションを
整えるよ！
ぐっすり眠ってね！

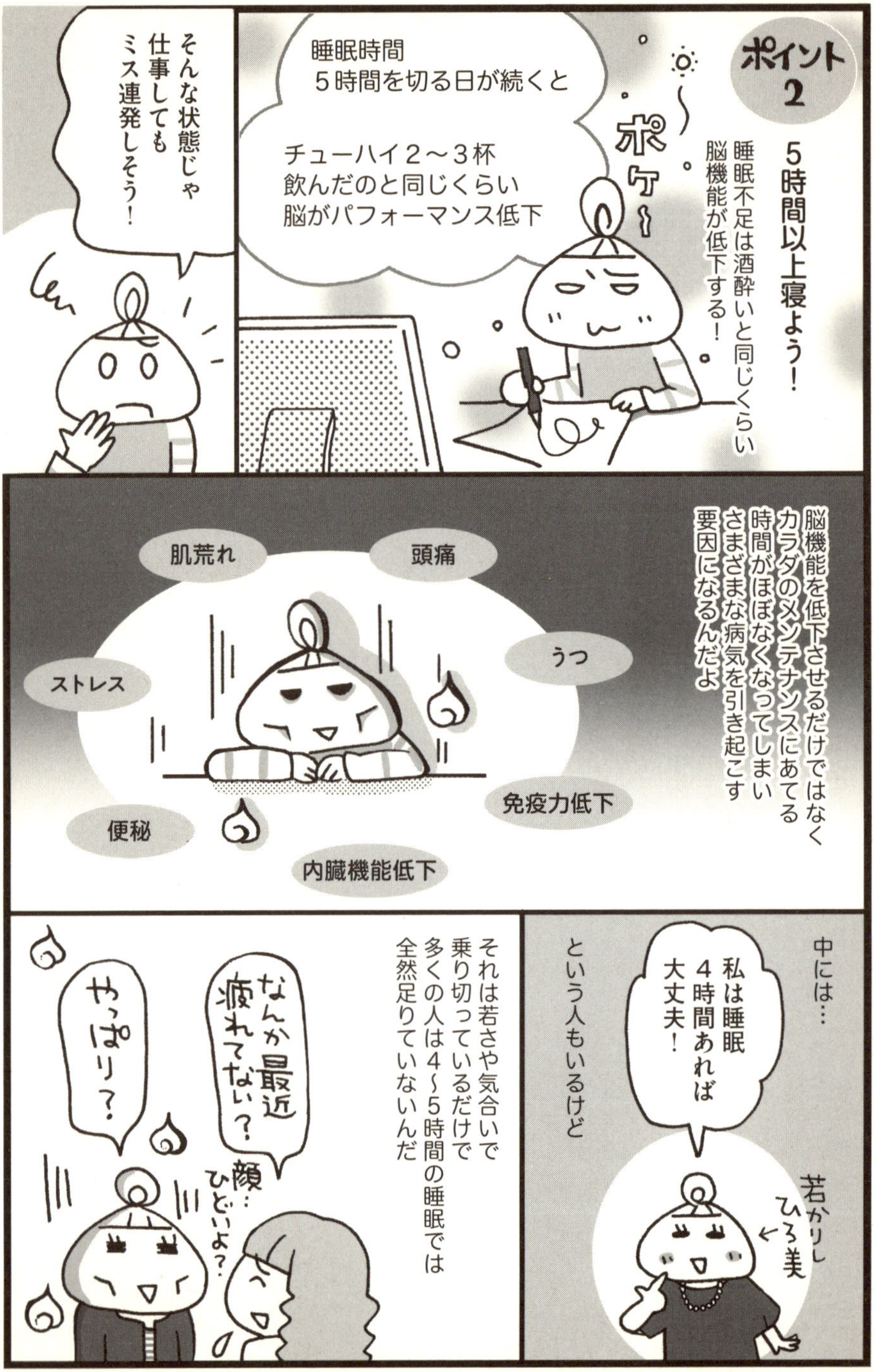
ポイント2
5時間以上寝よう!
睡眠不足は酒酔いと同じくらい脳機能が低下する!
ポケ〜
睡眠時間 5時間を切る日が続くと
チューハイ2〜3杯 飲んだのと同じくらい 脳がパフォーマンス低下
そんな状態じゃ仕事してもミス連発しそう!
脳機能を低下させるだけではなくカラダのメンテナンスにあてる時間がほぼなくなってしまいさまざまな病気を引き起こす要因になるんだよ
頭痛
肌荒れ
うつ
ストレス
免疫力低下
便秘
内臓機能低下
中には…
私は睡眠4時間あれば大丈夫!
若かりしひろ美
という人もいるけど
それは若さや気合いで乗り切っているだけで多くの人は4〜5時間の睡眠では全然足りていないんだ
なんか最近疲れてない?
やっぱり?
顔…ひどいよ?

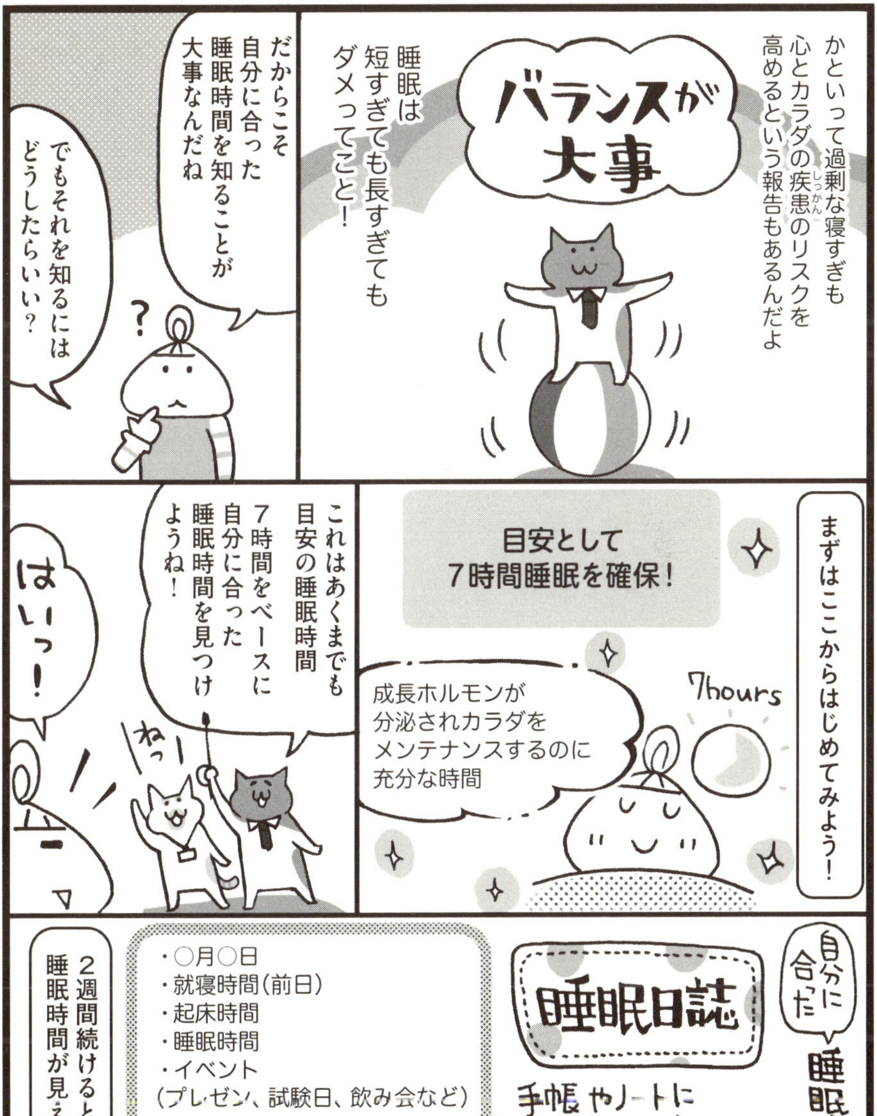
かといって過剰な寝すぎも心とカラダの疾患《しっかん》のリスクを高めるという報告もあるんだよ
バランスが大事
睡眠は短すぎても長すぎてもダメってこと！
だからこそ自分に合った睡眠時間を知ることが大事なんだね
でもそれを知るにはどうしたらいい？
？
まずはここからはじめてみよう！
目安として
7時間睡眠を確保！
7hours
成長ホルモンが
分泌されカラダを
メンテナンスするのに
充分な時間
これはあくまでも目安の睡眠時間7時間をベースに自分に合った睡眠時間を見つけようね！
ねっ
はいっ！
自分に合った
睡眠時間を知る方法
睡眠日誌
手帳やノートに
記録するだけ！
DIARY
Note
・○月○日
・就寝時間（前日）
・起床時間
・睡眠時間
・イベント
（プレゼン、試験日、飲み会など）
睡眠に関係するメモ
・どんな気分で起きたか
・生理○日目
・体調（風邪、頭痛など）
目覚めがいいのはどんな時か
探ってみよう！
２週間続けると自分に合った睡眠時間が見えてくるよ！

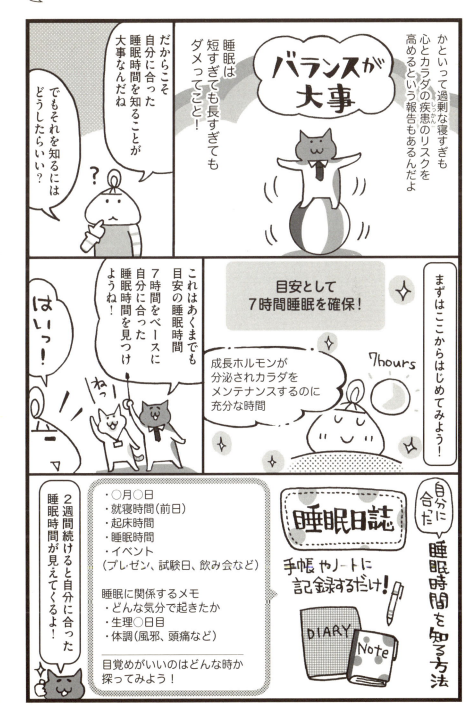

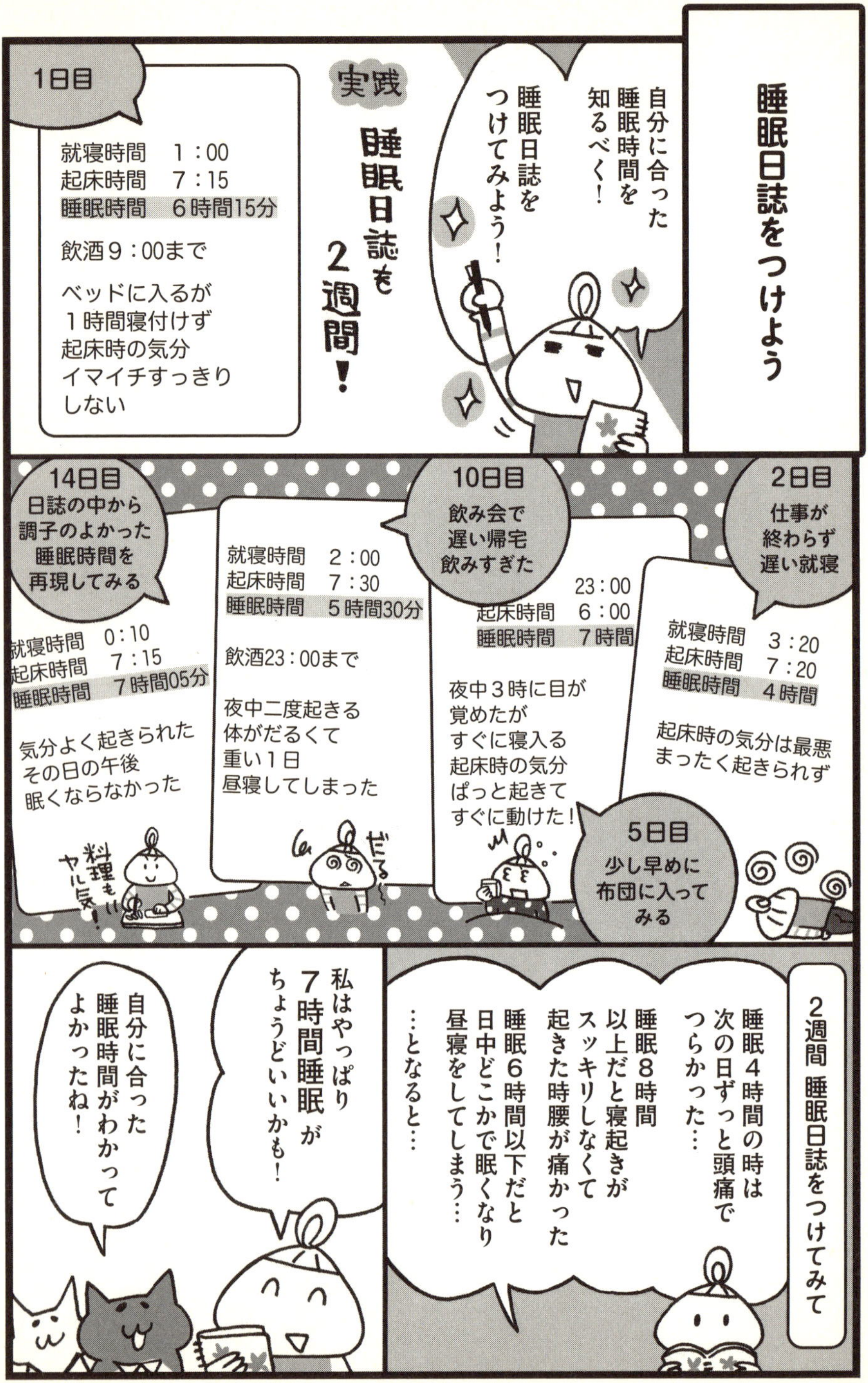

睡眠日誌をつけよう
自分に合った睡眠時間を知るべく！睡眠日誌をつけてみよう！
実践
睡眠日誌を2週間！
1日目
就寝時間　1：00
起床時間　7：15
睡眠時間　6時間15分
飲酒9：00まで
ベッドに入るが1時間寝付けず起床時の気分イマイチすっきりしない
2日目
仕事が終わらず遅い就寝
就寝時間　3：20
起床時間　7：20
睡眠時間　4時間
起床時の気分は最悪まったく起きられず
5日目
少し早めに布団に入ってみる
23：00
起床時間　6：00
睡眠時間　7時間
夜中3時に目が覚めたがすぐに寝入る起床時の気分ぱっと起きてすぐに動けた！
10日目
飲み会で遅い帰宅飲みすぎた
就寝時間　2：00
起床時間　7：30
睡眠時間　5時間30分
飲酒23：00まで
夜中二度起きる体がだるくて重い1日昼寝してしまった
だる〜
14日目
日誌の中から調子のよかった睡眠時間を再現してみる
就寝時間　0：10
起床時間　7：15
睡眠時間　7時間05分
気分よく起きられたその日の午後眠くならなかった
料理もヤル気！
2週間 睡眠日誌をつけてみて
睡眠4時間の時は次の日ずっと頭痛でつらかった…
睡眠8時間以上だと寝起きがスッキリしなくて起きた時腰が痛かった
睡眠6時間以下だと日中どこかで眠くなり昼寝をしてしまう…
…となると…
私はやっぱり7時間睡眠がちょうどいいかも！
自分に合った睡眠時間がわかってよかったね！

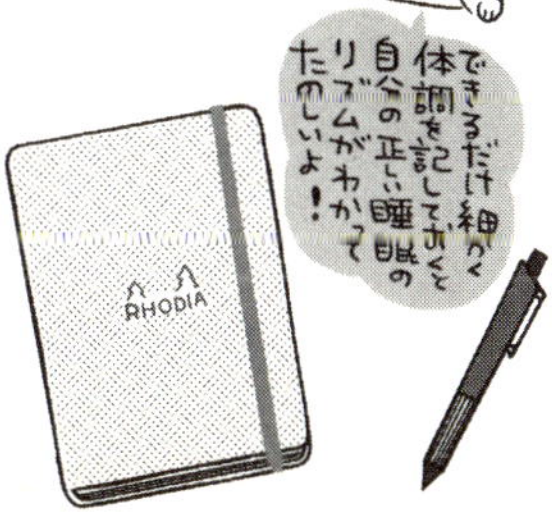
できるだけ細かく体調を記しておくと自分の正しい睡眠のリズムがわかってたのしいよ！
RHODIA

寝る時間・起きる時間を決めよう

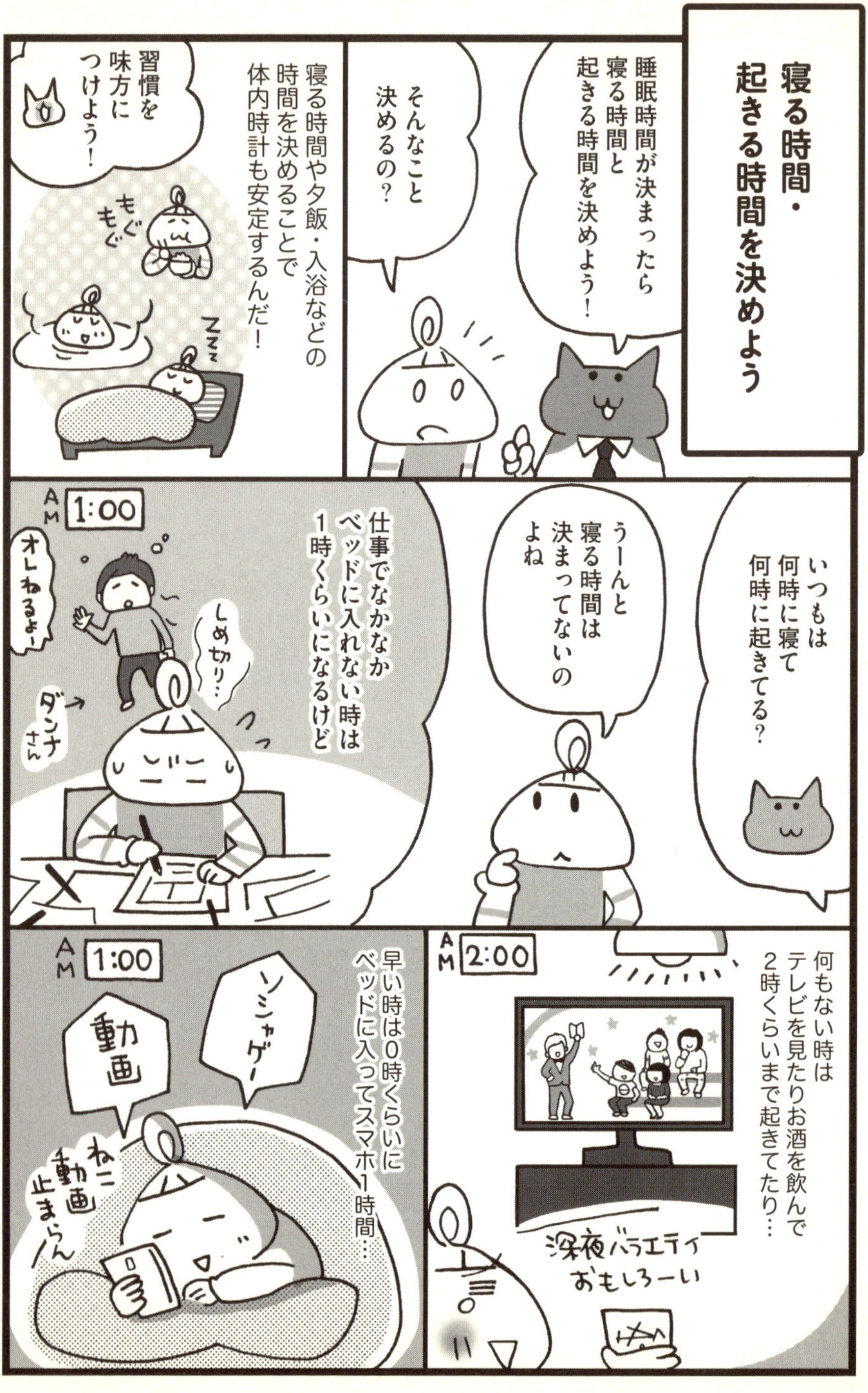
睡眠時間が決まったら寝る時間と起きる時間を決めよう！
そんなこと決めるの？
寝る時間や夕飯・入浴などの時間を決めることで体内時計も安定するんだ！
習慣を味方につけよう！
もぐもぐ
ZZZ
いつもは何時に寝て何時に起きてる？
うーんと寝る時間は決まってないのよね
仕事でなかなかベッドに入れない時は1時くらいになるけど
AM 1:00
オレねるよ！
しめ切り…
ダンナさん
何もない時はテレビを見たりお酒を飲んで2時くらいまで起きてたり…
AM 2:00
深夜バラエティおもしろーい
早い時は0時くらいにベッドに入ってスマホ1時間…
AM 1:00
ソシャゲー
動画
ねこ動画止まらん

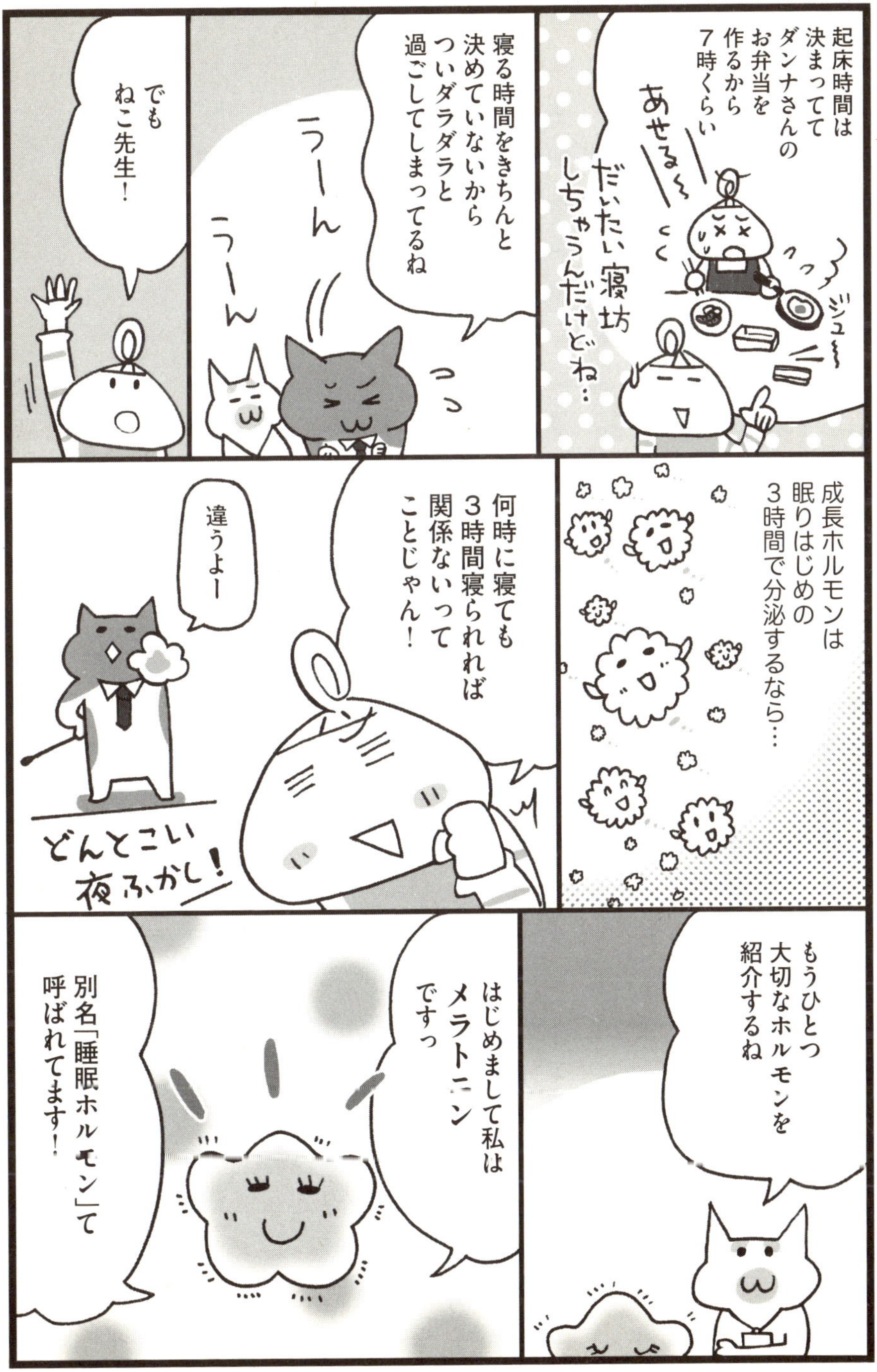

起床時間は決まっててダンナさんのお弁当を作るから7時くらい
あせる〜
だいたい寝坊しちゃうんだけどね…
ジュ〜
寝る時間をきちんと決めてていないからついダラダラと過ごしてしまってるね
うーん
うーん
でもねこ先生！
成長ホルモンは眠りはじめの3時間で分泌するなら…
何時に寝ても3時間寝られれば関係ないってことじゃん！
違うよー
どんとこい夜ふかし！
もうひとつ大切なホルモンを紹介するね
はじめまして私はメラトニンですっ
別名「睡眠ホルモン」て呼ばれてます！

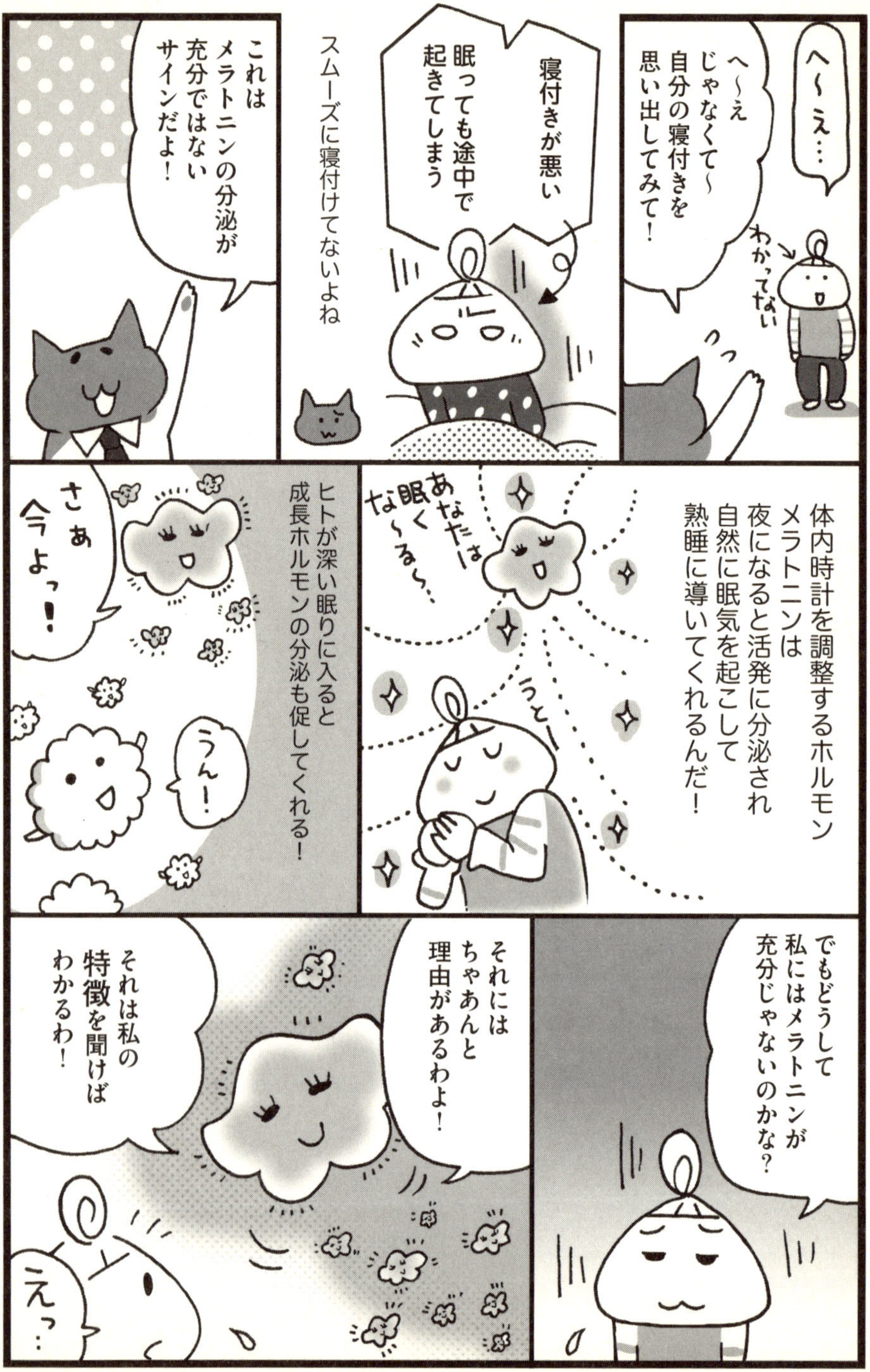
へ〜え…
へ〜え じゃなくて〜 自分の寝付きを 思い出してみて！
わかってない
寝付きが悪い
眠っても途中で 起きてしまう
スムーズに寝付けてないよね
これは メラトニンの分泌が 充分ではない サインだよ！
体内時計を調整するホルモン メラトニンは 夜になると活発に分泌され 自然に眠気を起こして 熟睡に導いてくれるんだ！
あなたは 眠く〜なる〜
うと〜
ヒトが深い眠りに入ると 成長ホルモンの分泌も促してくれる！
さぁ 今よっ！
うん！
でもどうして 私にはメラトニンが 充分じゃないのかな？
それには ちゃあんと 理由があるわよ！
それは私の 特徴を聞けば わかるわ！
えっ…

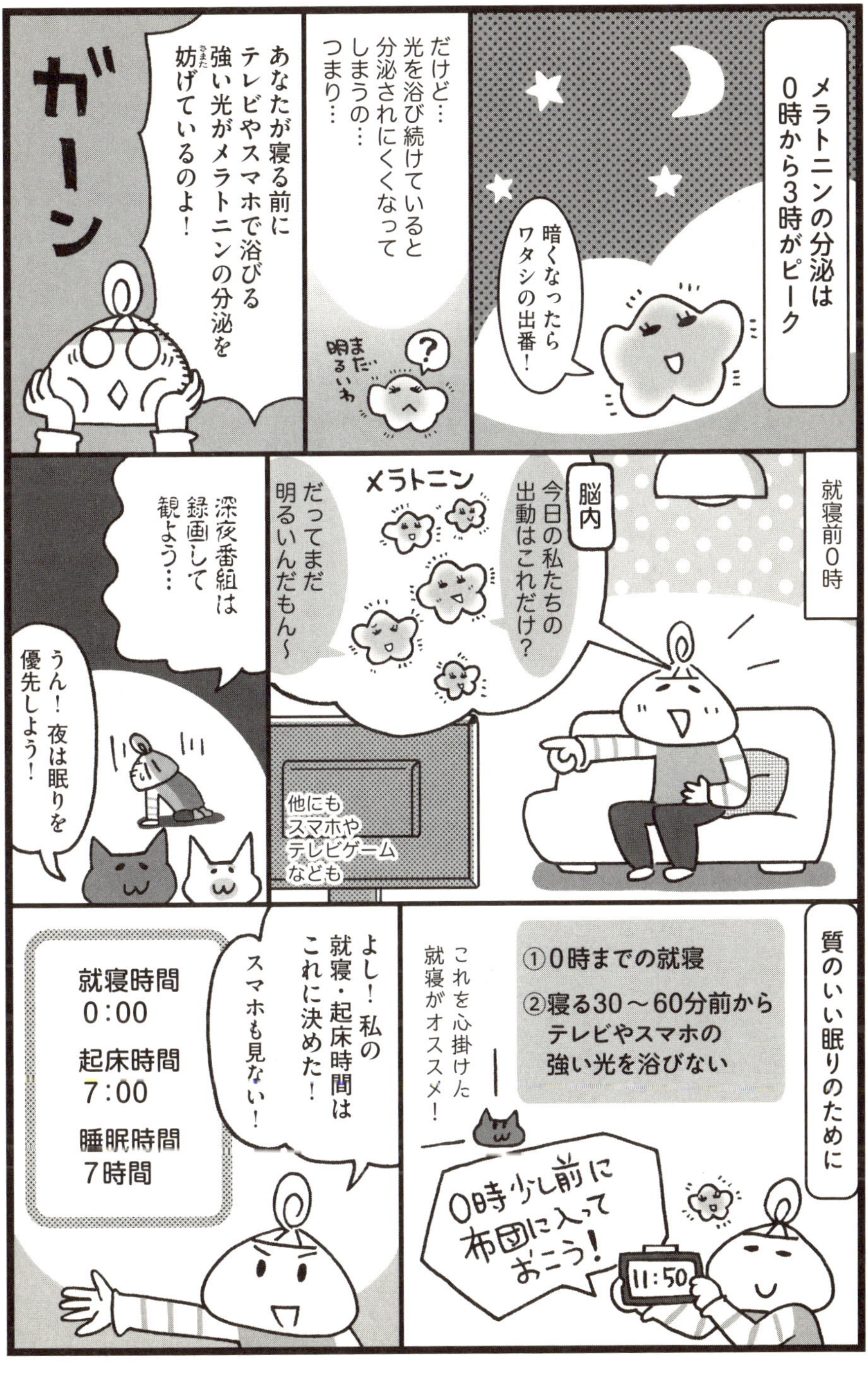
メラトニンの分泌は0時から3時がピーク
暗くなったらワタシの出番！
だけど…光を浴び続けていると分泌されにくくなってしまうの…つまり…
？
まだ明るいわ
あなたが寝る前にテレビやスマホで浴びる強い光がメラトニンの分泌を妨《さまた》げているのよ！
ガーン
就寝前0時
脳内
今日の私たちの出動はこれだけ？
メラトニン
だってまだ明るいんだもん～
他にもスマホやテレビゲームなども
深夜番組は録画して観よう…
うん！夜は眠りを優先しよう！
質のいい眠りのために
①0時までの就寝
②寝る30～60分前からテレビやスマホの強い光を浴びない
これを心掛けた就寝がオススメ！
0時少し前に布団に入っておこう！
11:50
よし！私の就寝・起床時間はこれに決めた！
スマホも見ない！
就寝時間 0:00
起床時間 7:00
睡眠時間 7時間

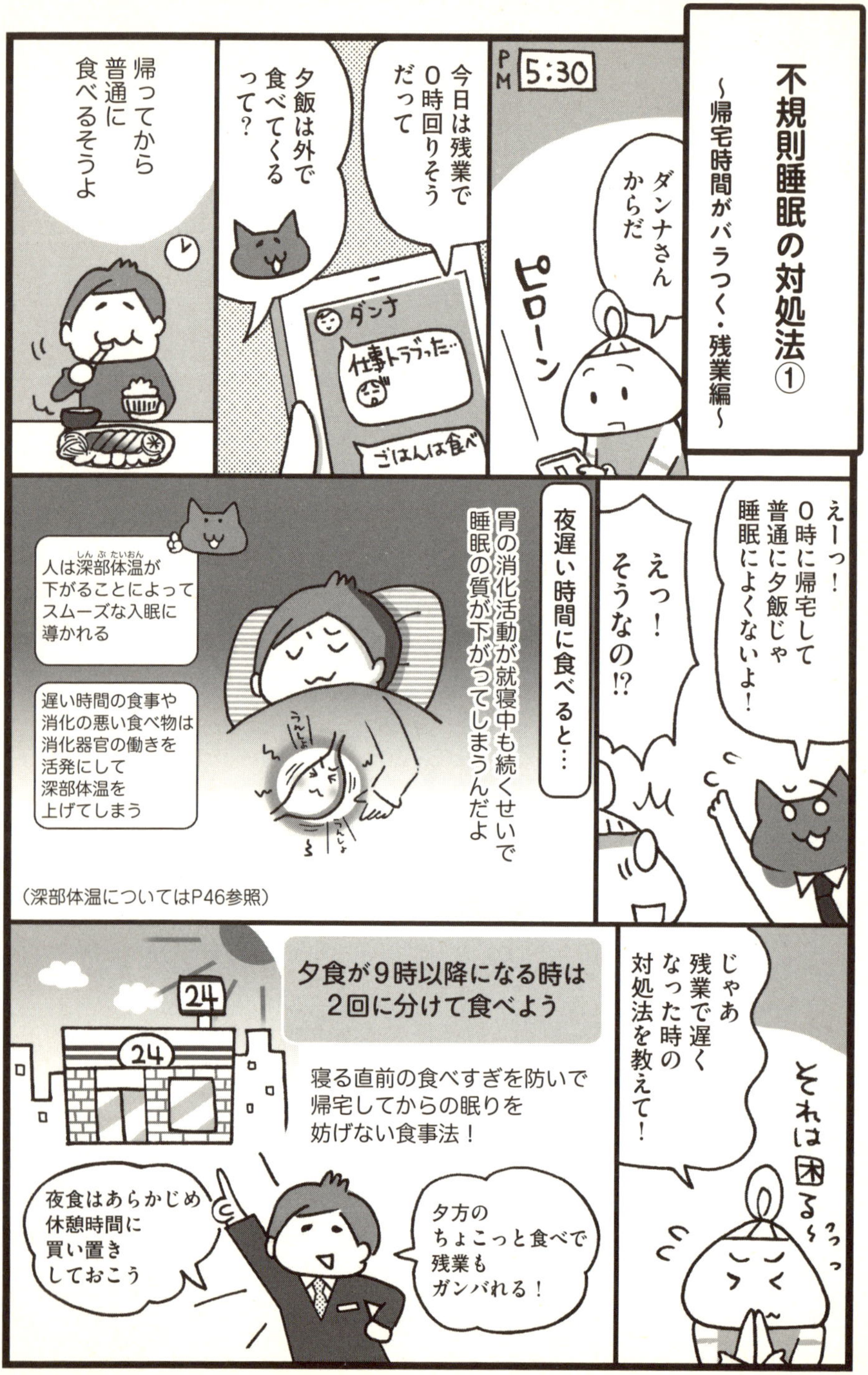
不規則睡眠の対処法①
～帰宅時間がバラつく・残業編～
PM 5:30
ダンナさんからだ
ピローン
ダンナ
仕事トラブった…
ごはんは食べ
今日は残業で0時回りそうだって
夕飯は外で食べてくるって？
帰ってから普通に食べるそうよ
えーっ！0時に帰宅して普通に夕飯じゃ睡眠によくないよ！
えっ！そうなの!?
夜遅い時間に食べると…
胃の消化活動が就寝中も続くせいで睡眠の質が下がってしまうんだよ
人は深《しん》部《ぶ》体温《たいおん》が下がることによってスムーズな入眠に導かれる
遅い時間の食事や消化の悪い食べ物は消化器官の働きを活発にして深部体温を上げてしまう
うんしょ
うんしょ
（深部体温についてはP46参照）
じゃあ残業で遅くなった時の対処法を教えて！
それは困る
夕食が9時以降になる時は2回に分けて食べよう
寝る直前の食べすぎを防いで帰宅してからの眠りを妨げない食事法！
24
24
夜食はあらかじめ休憩時間に買い置きしておこう
夕方のちょこっと食べで残業もガンバれる！

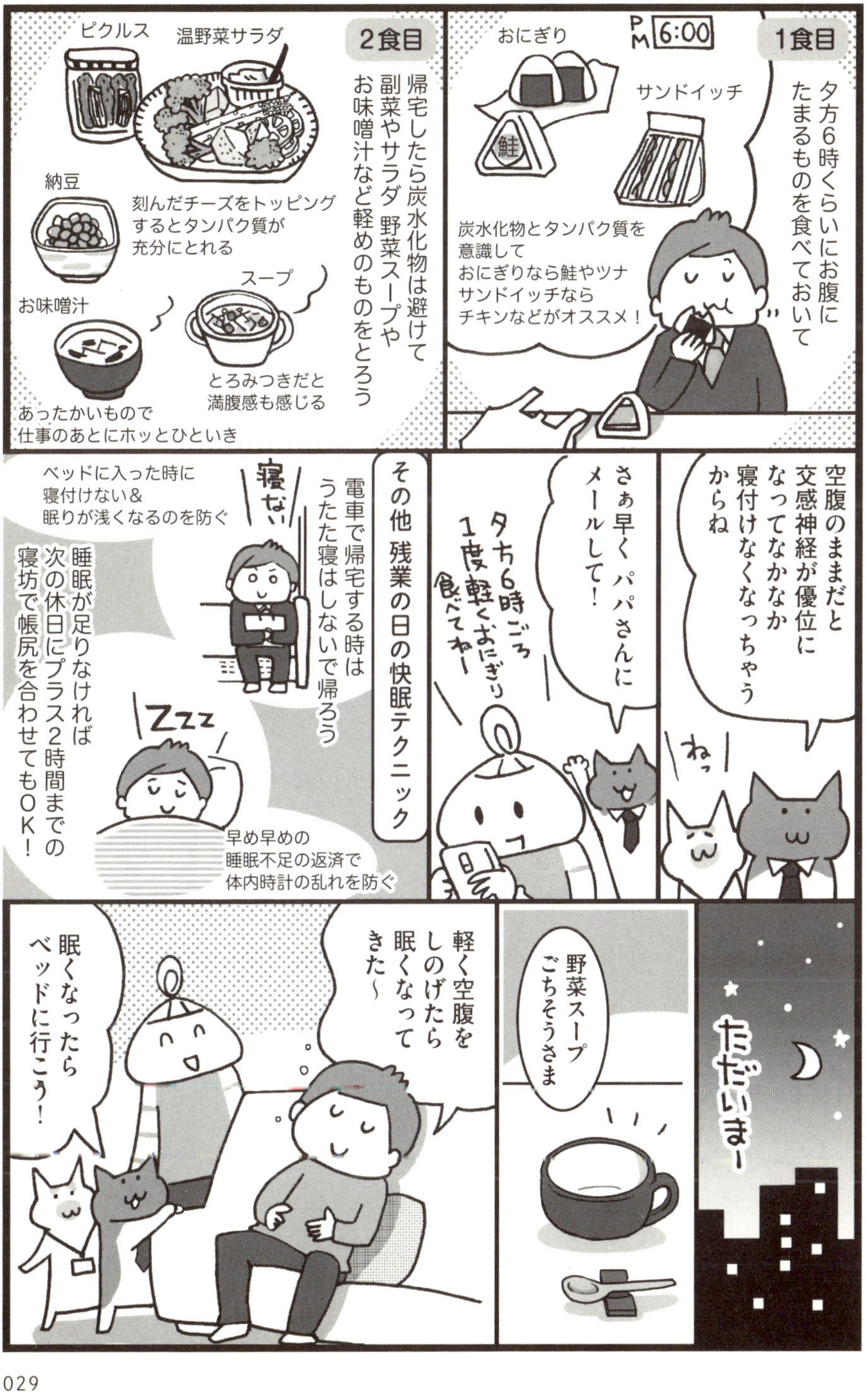
1食目
PM 6:00
夕方6時くらいにたまるものを食べておいて
おにぎり
鮭
サンドイッチ
炭水化物とタンパク質を意識して
おにぎりなら鮭やツナ
サンドイッチなら
チキンなどがオススメ!
2食目
帰宅したら炭水化物は避けて副菜やサラダ 野菜スープやお味噌汁など軽めのものをとろう
ピクルス
温野菜サラダ
納豆
刻んだチーズをトッピングするとタンパク質が充分にとれる
スープ
お味噌汁
とろみつきだと満腹感も感じる
あったかいもので仕事のあとにホッとひといき
空腹のままだと交感神経が優位になってなかなか寝付けなくなっちゃうからね
ねっ
さぁ早くパパさんにメールして!
夕方6時ごろ1度軽くおにぎり食べてねー
その他 残業の日の快眠テクニック
電車で帰宅する時はうたた寝はしないで帰ろう
寝ない
ベッドに入った時に寝付けない&眠りが浅くなるのを防ぐ
睡眠が足りなければ次の休日にプラス2時間までの寝坊で帳尻を合わせてもOK!
Zzz
早め早めの睡眠不足の返済で体内時計の乱れを防ぐ
ただいまー
野菜スープごちそうさま
軽く空腹をしのげたら眠くなってきた～
眠くなったらベッドに行こう!

不規則睡眠の対処法②
～帰宅時間がバラつく・朝帰り編～

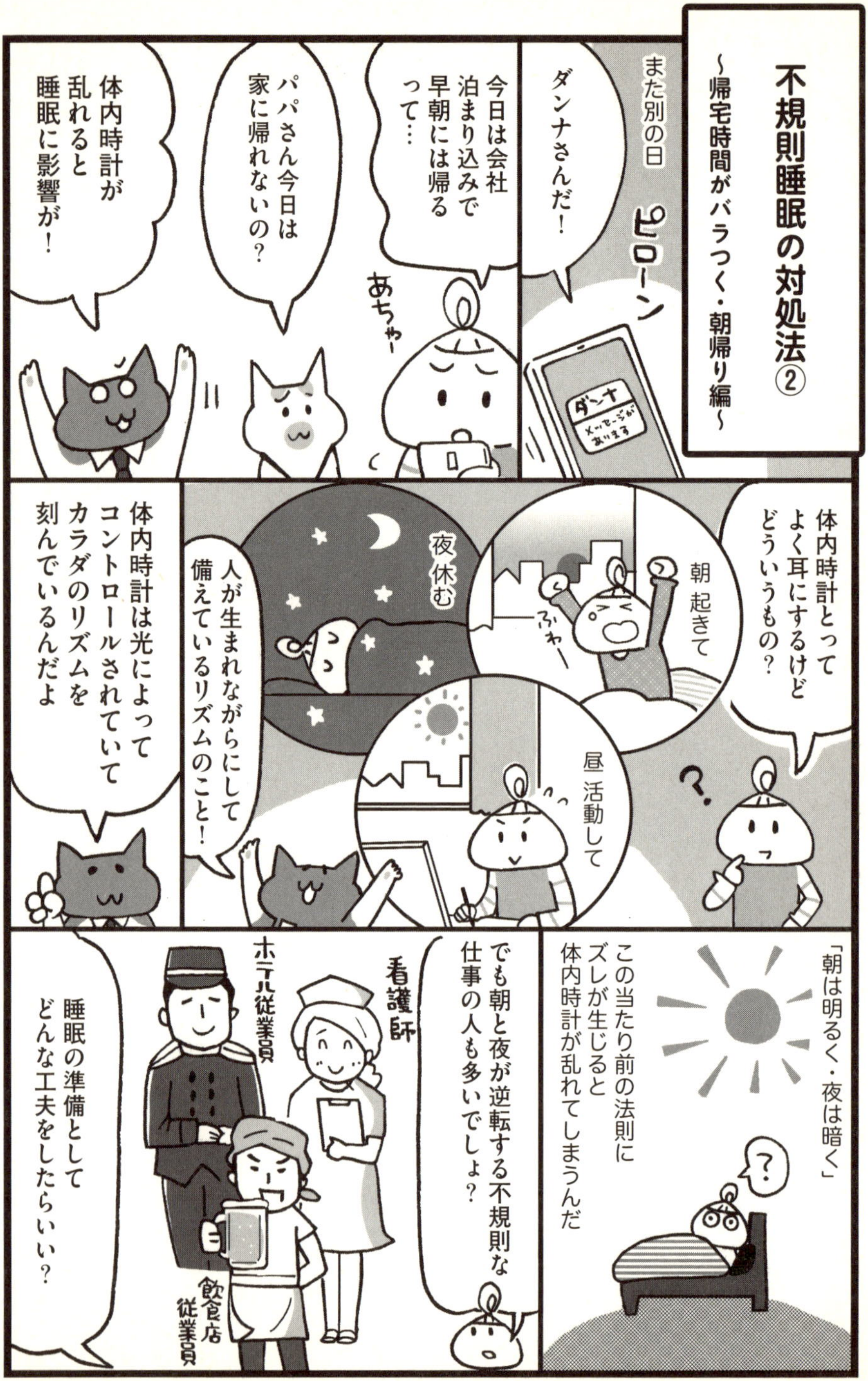

また別の日
ピローン
ダンナさんだ!
ダンナ
メッセージがあります
今日は会社泊まり込みで早朝には帰るって…
あちゃー
パパさん今日は家に帰れないの?
体内時計が乱れると睡眠に影響が!
体内時計とってよく耳にするけどどういうもの?
?
朝起きて
ふわー
昼活動して
夜休む
人が生まれながらにして備えているリズムのこと!
体内時計は光によってコントロールされていてカラダのリズムを刻んでいるんだよ
「朝は明るく・夜は暗く」
?
この当たり前の法則にズレが生じると体内時計が乱れてしまうんだ
でも朝と夜が逆転する不規則な仕事の人も多いでしょ?
看護師
ホテル従業員
飲食店従業員
睡眠の準備としてどんな工夫をしたらいい?

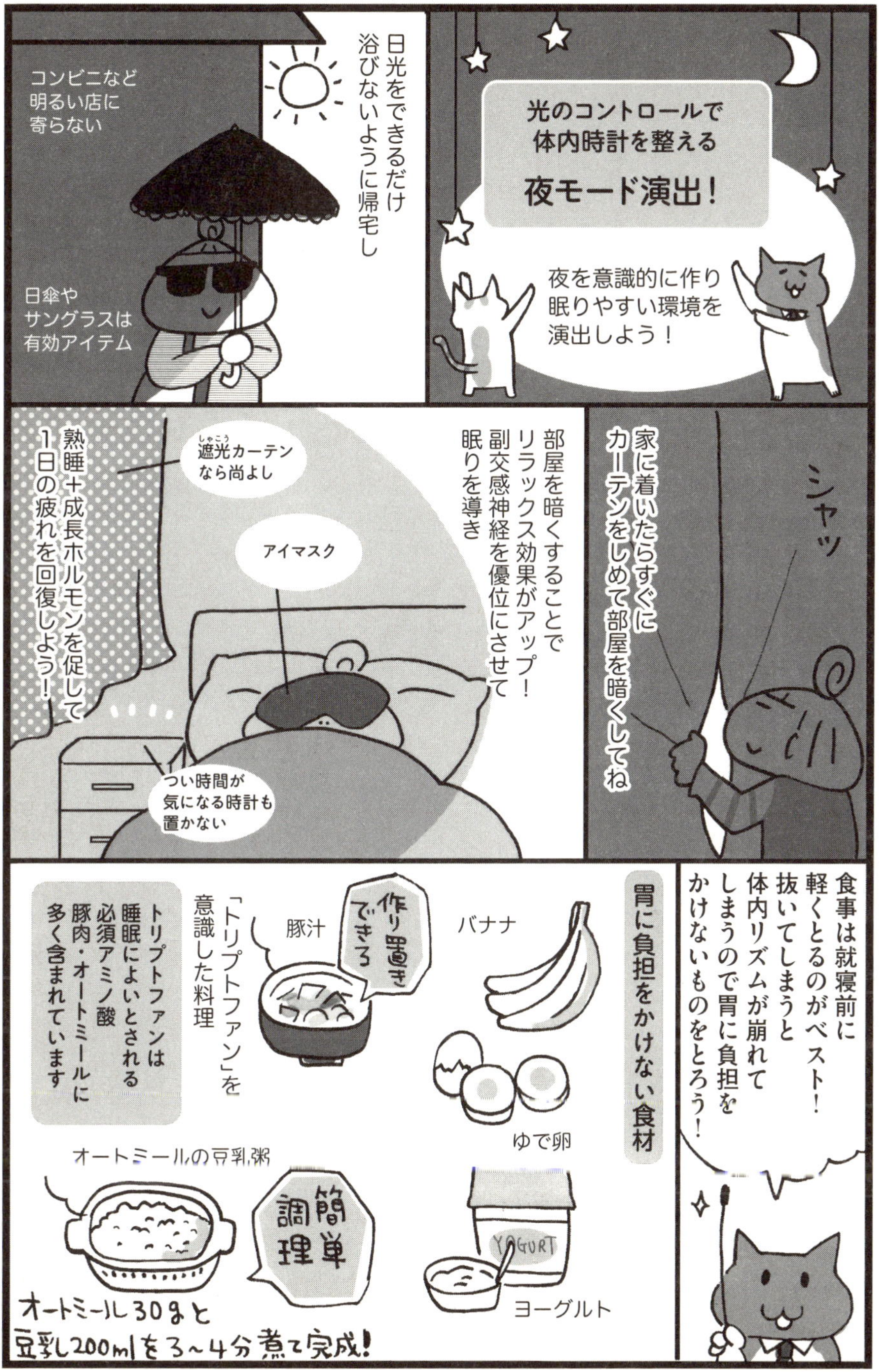

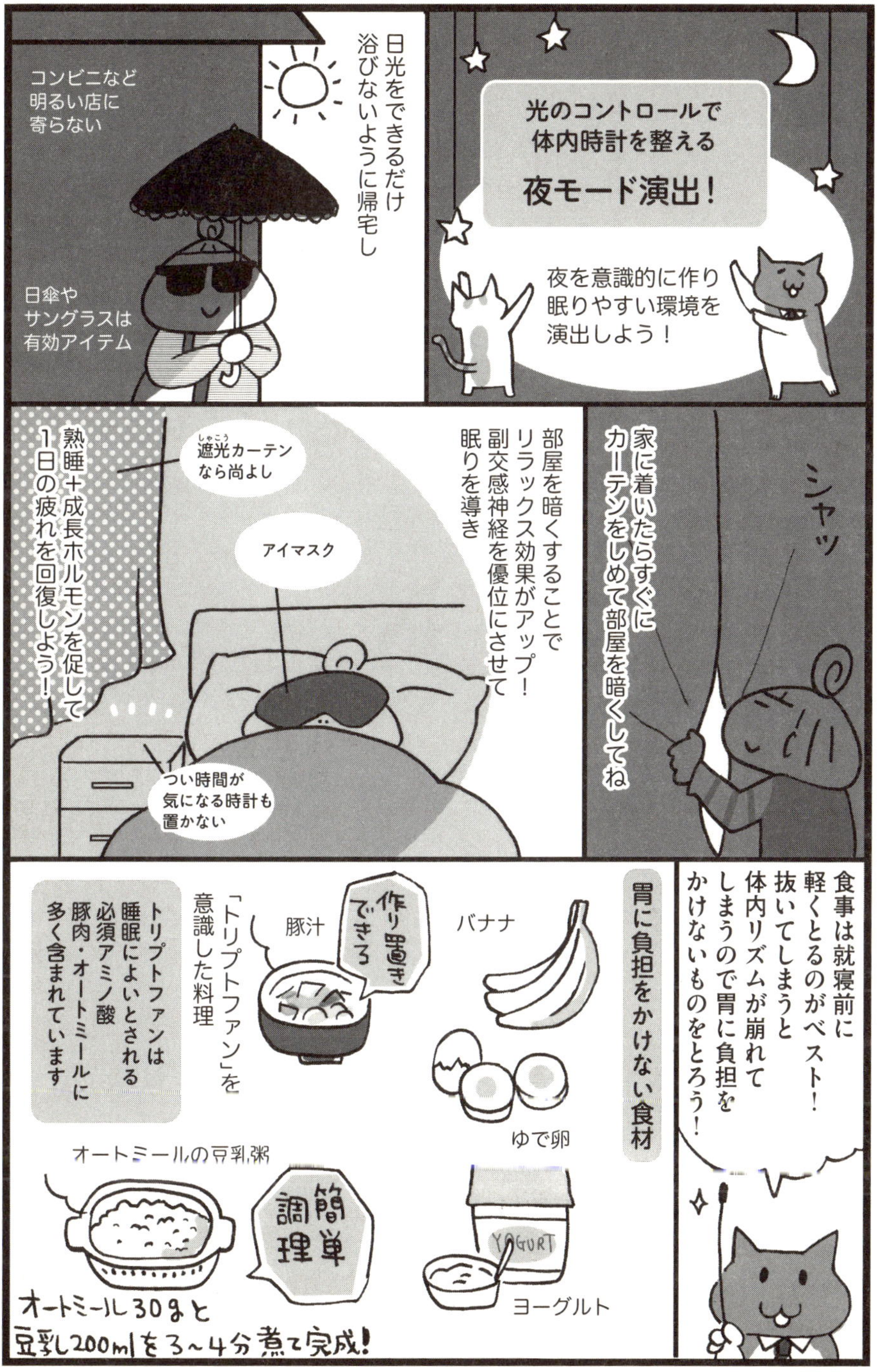

（トリプトファンについてはP105参照）

不規則睡眠の対処法③
～起床時間がバラつく・変則シフト編～

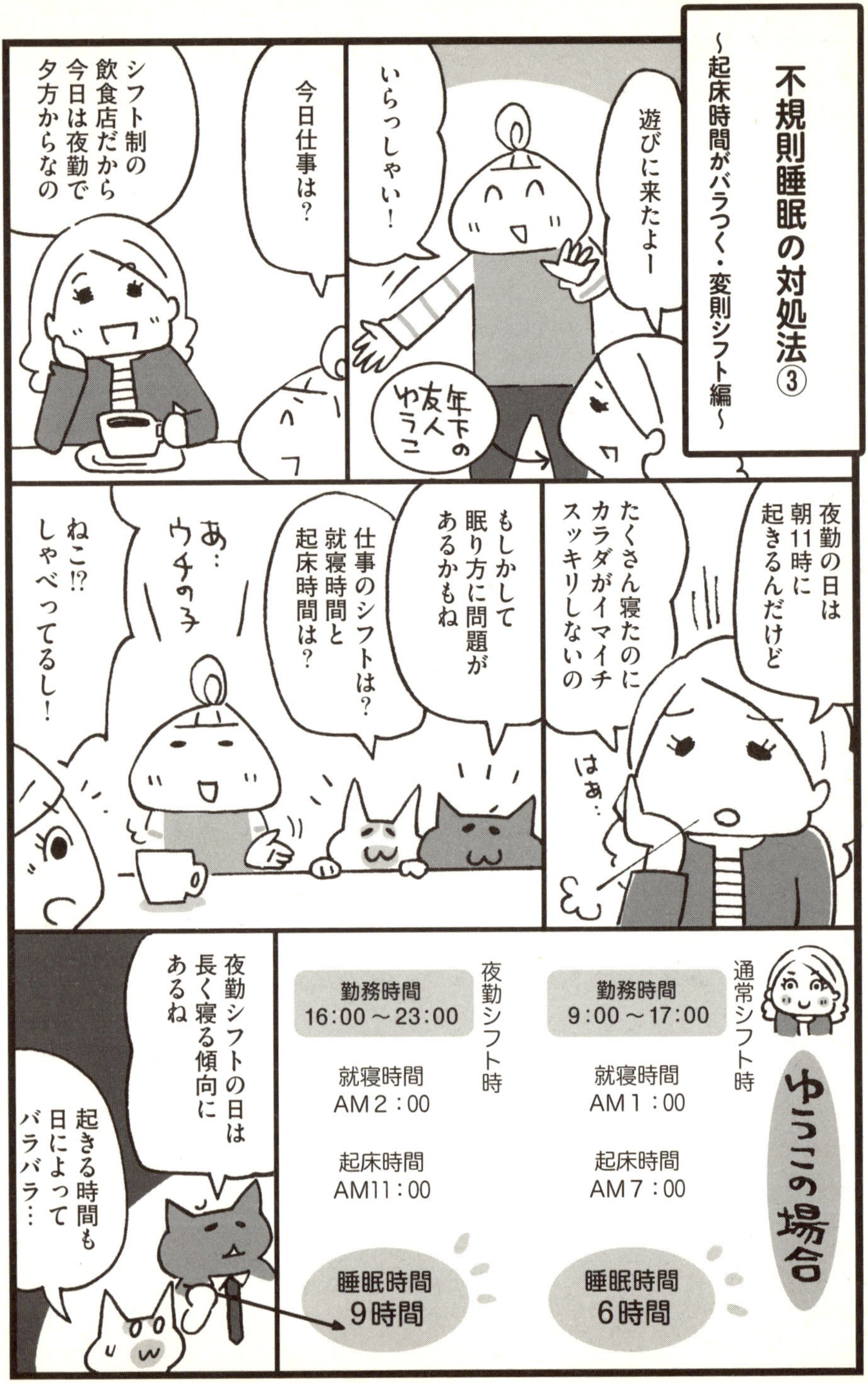

遊びに来たよー
いらっしゃい！
年下の友人ゆうこ
今日仕事は？
シフト制の飲食店だから今日は夜勤で夕方からなの
夜勤の日は朝11時に起きるんだけど
たくさん寝たのにカラダがイマイチスッキリしないの
はあ…
もしかして眠り方に問題があるかもね
仕事のシフトは？就寝時間と起床時間は？
あ…ウチの子
ねこ!? しゃべってるし！
ゆうこの場合
通常シフト時
勤務時間 9:00～17:00
就寝時間 AM1:00
起床時間 AM7:00
睡眠時間 6時間
夜勤シフト時
勤務時間 16:00～23:00
就寝時間 AM2:00
起床時間 AM11:00
睡眠時間 9時間
夜勤シフトの日は長く寝る傾向にあるね
起きる時間も日によってバラバラ…

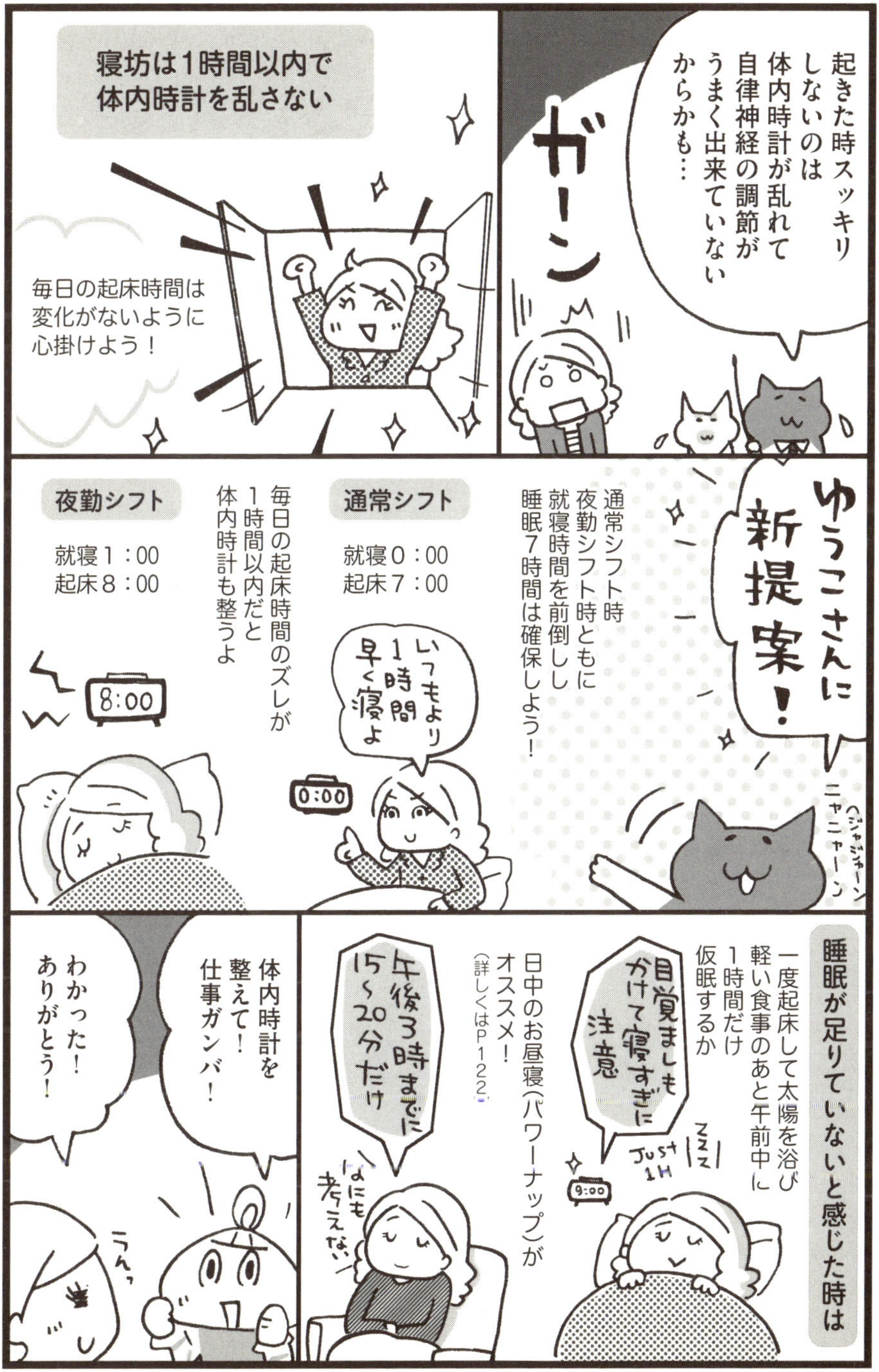
起きた時スッキリしないのは体内時計が乱れて自律神経の調節がうまく出来ていないからかも…
ガーン
寝坊は1時間以内で体内時計を乱さない
毎日の起床時間は変化がないように心掛けよう！
ゆうこさんに新提案！
ジャジャーン
ニャニャーン
通常シフト時夜勤シフト時ともに就寝時間を前倒しし睡眠7時間は確保しよう！
通常シフト
就寝0：00
起床7：00
いつもより1時間早く寝よ
0:00
毎日の起床時間のズレが1時間以内だと体内時計も整うよ
夜勤シフト
就寝1：00
起床8：00
8:00
睡眠が足りていないと感じた時は
一度起床して太陽を浴び軽い食事のあと午前中に1時間だけ仮眠するか
目覚ましもかけて寝すぎに注意
JUST 1H
ZZZ
9:00
日中のお昼寝（パワーナップ）がオススメ！
（詳しくはP122）
午後3時までに15～20分だけ
なにも考えない
体内時計を整えて！仕事ガンバ！
わかった！ありがとう！
うんっ

友野先生の 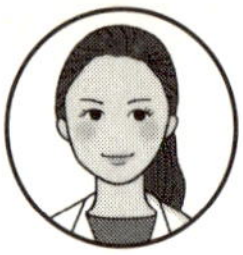 コラム 1

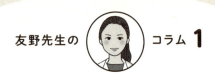

寝ても寝ても寝たりないわけ

こんにちは、睡眠コンサルタントの友野なおと申します。私自身、ひろ美さんと同じように眠れない日々を過ごしていたときがありました。自身で研究をして睡眠を改善した経験を元に、本書ではコラムで解説をさせていただきます。

さて、１日の疲労を翌日に持ち越さず、健康や綺麗を育てる「いい眠り」のためには、適切な睡眠の「量」と「質」の両方が必要です。量は時間を指しますが、質とは一言でいうと「熟睡感《じゅくすいかん》」のこと。睡眠には性質の異なる「レム睡眠」と「ノンレム睡眠」の２種類があります。

まず、レム睡眠はとても重要な脳の「情報処理タイム」として知られており、情報の整理や記憶の定着を強化してくれる働きがあるのです。

一方ノンレム睡眠は、３つ、ないし４つのステージに分かれており、ステージ数が大きくなるほど深い睡眠を示します。深い睡眠時には「成長ホルモン」が集中的に分泌されるため、ノンレム睡眠は「脳とカラダのリカバリー」において非常に重要なのです。

人は入眠後、まずはノンレム睡眠ステージ１からスタート。その後、ステージ２を経て深い睡眠へと入っていき、再びステージ２、ステージ１をたどってレム睡眠へと入るという睡眠周期を一晩に４～５回繰り返します。睡眠の前半には深い睡眠がまとまって出現し、朝方にかけて出現しなくなる一方、レム睡眠は朝方にかけて多く出現するというリズムの特徴をもっているのです。このようなメリハリのあるリズムをたどることが熟睡感を上げるうえで大事なポイントになります。現代人はストレスや自律神経の乱れから、メリハリのない、いわゆる質の悪い睡眠の方が多く、睡眠の時間を確保できていても疲れがとれないという方が増えているのです。

NAO TOMONO's Column Vol.1

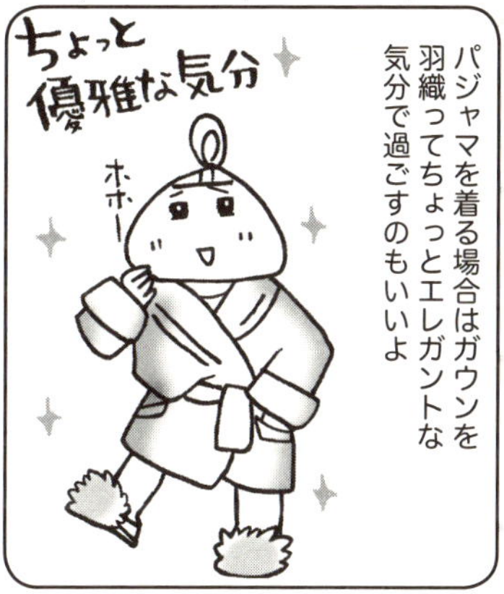
ちょっと優雅な気分
ホホー
パジャマを着る場合はガウンを羽織ってちょっとエレガントな気分で過ごすのもいいよ

第2章
入眠までのルーティン

睡眠にいい夕食のとり方

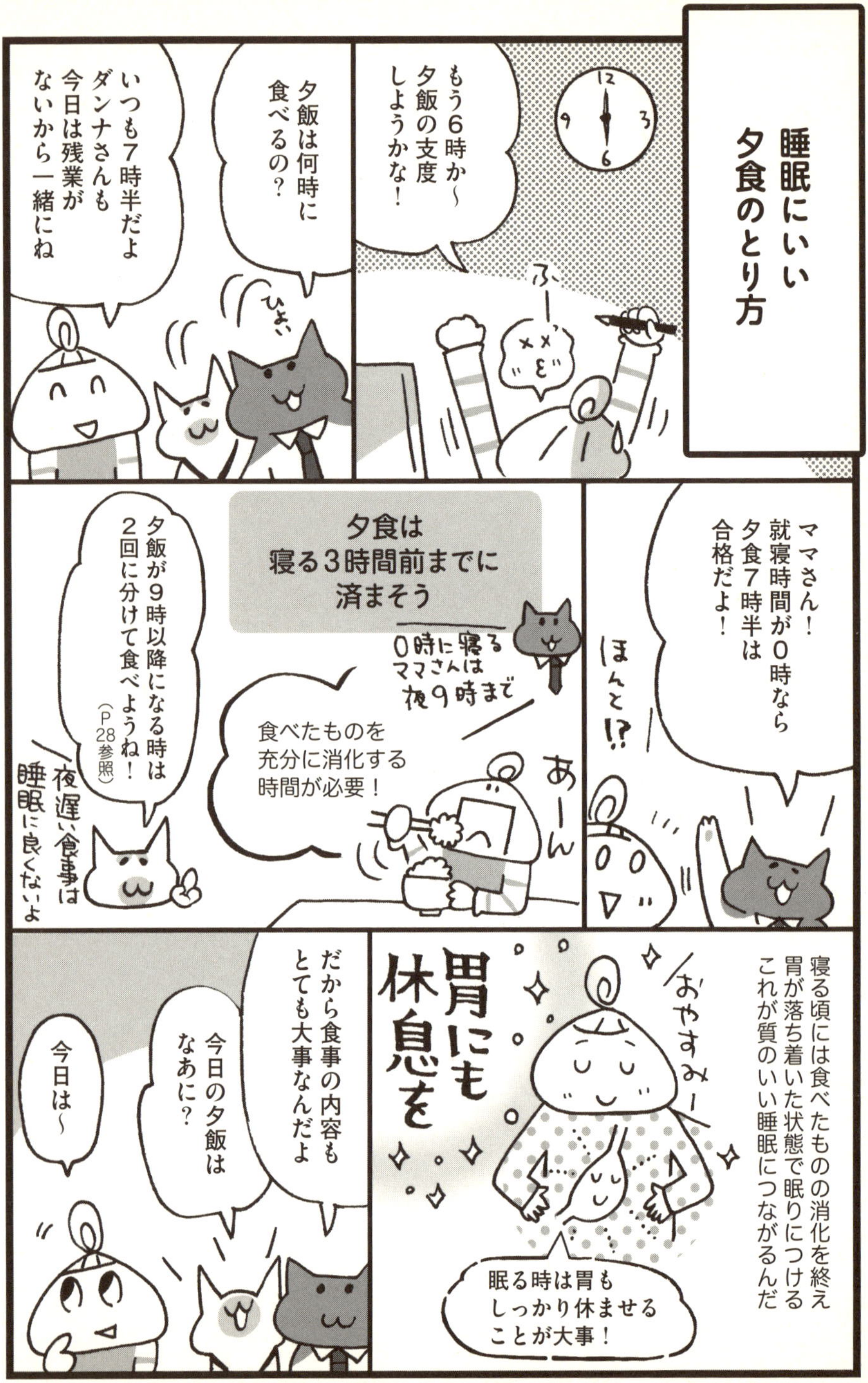

ふー
もう6時か〜 夕飯の支度しようかな!
ひょい
夕飯は何時に食べるの?
いつも7時半だよ ダンナさんも今日は残業がないから一緒にね
ママさん! 就寝時間が0時なら夕食7時半は合格だよ!
ほんと!?
夕食は寝る3時間前までに済まそう
0時に寝るママさんは夜9時まで
食べたものを充分に消化する時間が必要!
あーん
夕飯が9時以降になる時は2回に分けて食べようね!(P28参照)
夜遅い食事は睡眠に良くないよ
寝る頃には食べたものの消化を終え胃が落ち着いた状態で眠りにつけるこれが質のいい睡眠につながるんだ
おやすみー
胃にも休息を
眠る時は胃もしっかり休ませることが大事!
だから食事の内容もとても大事なんだよ
今日の夕飯はなあに?
今日は〜

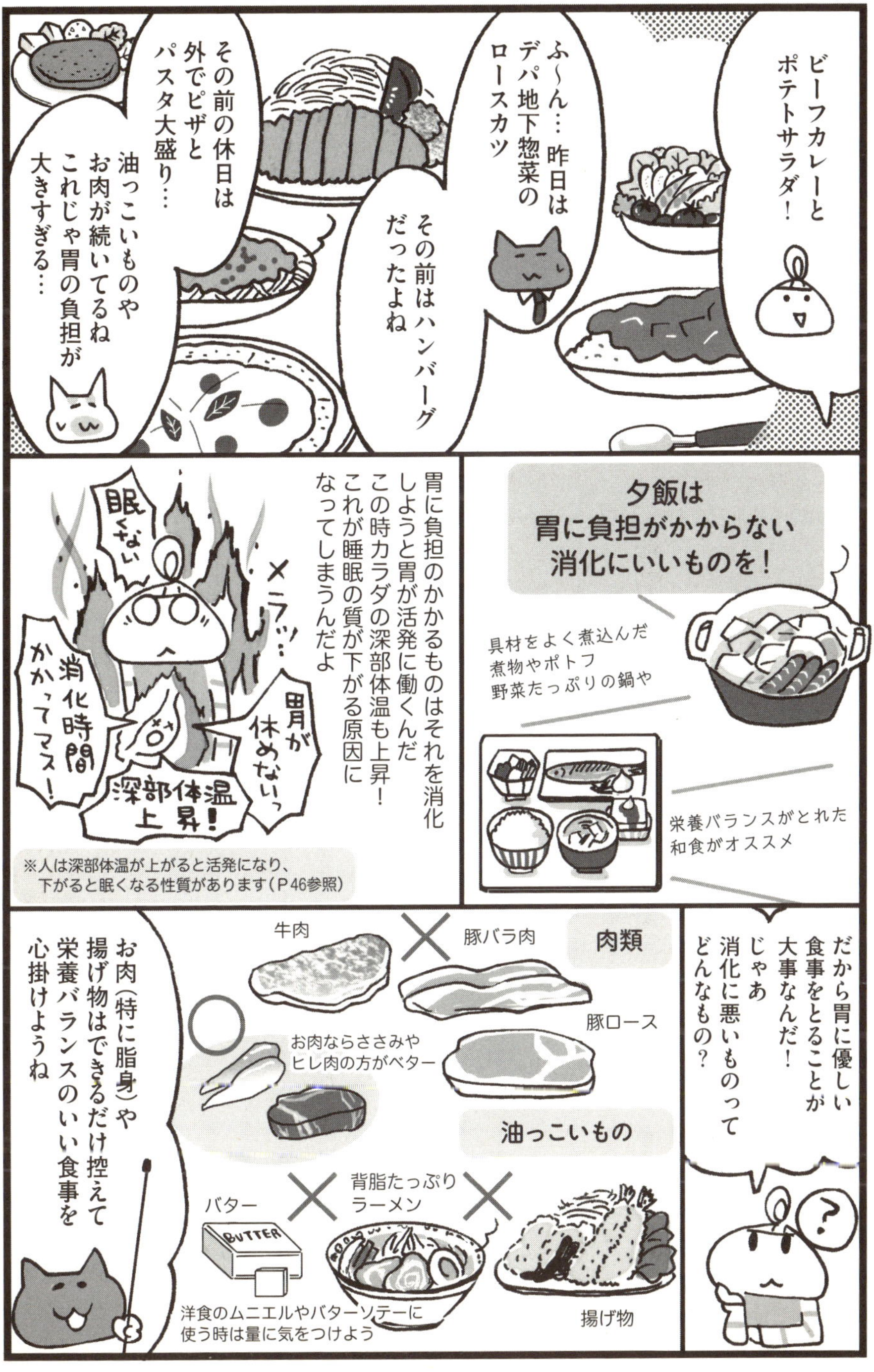

ビーフカレーとポテトサラダ！
ふ～ん… 昨日はデパ地下惣菜のロースカツ
その前はハンバーグだったよね
その前の休日は外でピザとパスタ大盛り…
油っこいものやお肉が続いてるねこれじゃ胃の負担が大きすぎる…
夕飯は胃に負担がかからない消化にいいものを！
具材をよく煮込んだ煮物やポトフ野菜たっぷりの鍋や
栄養バランスがとれた和食がオススメ
胃に負担のかかるものはそれを消化しようと胃が活発に働くんだこの時カラダの深部体温も上昇！これが睡眠の質が下がる原因になってしまうんだよ
眠くない
メラッ…！
胃が休めないっ
消化時間かかってマス！
深部体温上昇！
※人は深部体温が上がると活発になり、下がると眠くなる性質があります（P46参照）
だから胃に優しい食事をとることが大事なんだ！じゃあ消化に悪いものってどんなもの？
?
肉類
牛肉
豚バラ肉
豚ロース
お肉ならささみやヒレ肉の方がベター
油っこいもの
背脂たっぷりラーメン
バター
BUTTER
揚げ物
洋食のムニエルやバターソテーに使う時は量に気をつけよう
お肉（特に脂身）や揚げ物はできるだけ控えて栄養バランスのいい食事を心掛けようね

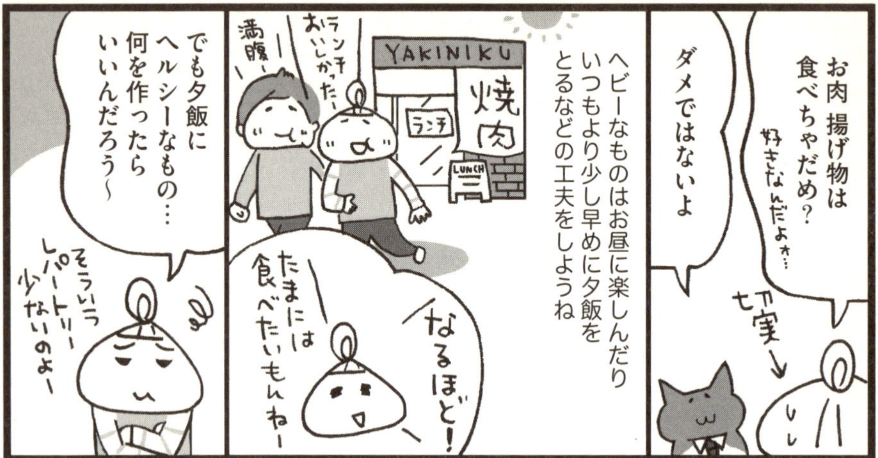

眠りにいい
夜ご飯習慣その①

睡眠に効果的な3つの野菜
アロマベジタブル！

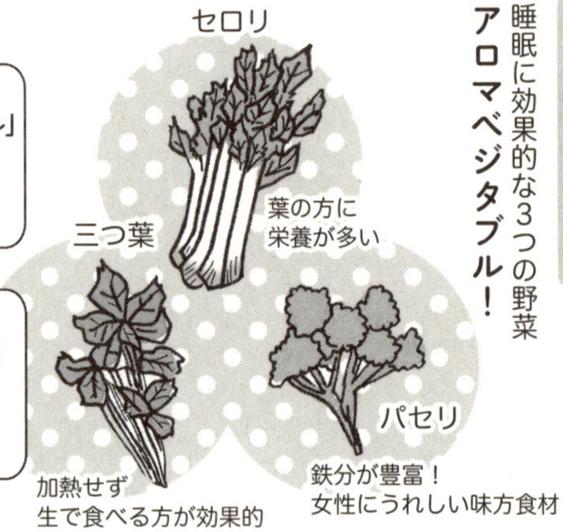

【成分と効果】

セロリの「アピイン」
パセリの「アピオール」

精神安定
不眠症改善

三つ葉の
「クリプトテーネン」

鎮静・不眠症
ストレス解消

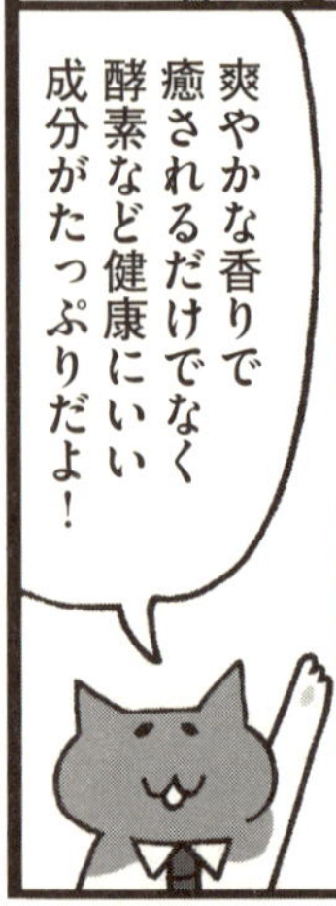

アロマベジタブルレシピ

三つ葉のカンタン白和え

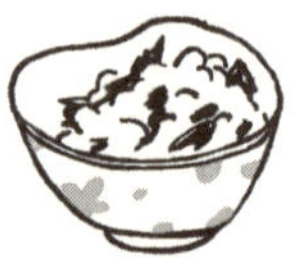

水切りした豆腐と、生の三つ葉を白ごま・しょうゆ・砂糖で和える

豆腐も高タンパク・低カロリーで夕飯におすすめの食材

パセリと鶏つくねハンバーグ

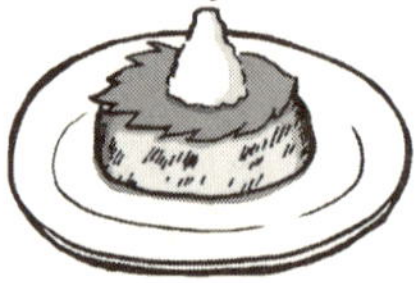

パセリのみじん切りをたっぷり入れた鶏ひき肉のタネを、ハンバーグの要領で形成し、こんがり焼いたら出来上がり♪

高タンパク・低カロリーの鶏のむね肉には疲労回復の作用があります

セロリとトマトのマリネ

セロリの茎と葉、ひと口大に切ったトマトを加え、オリーブオイル、レモン汁、塩で仕上げる

トマトに含まれるGABAは興奮状態を抑え眠りやすくする効果があります

※レシピはP138にあります

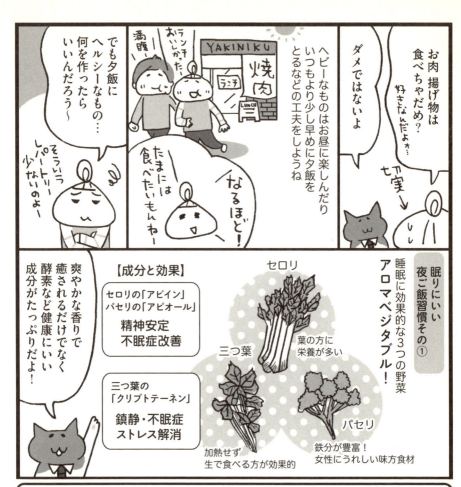

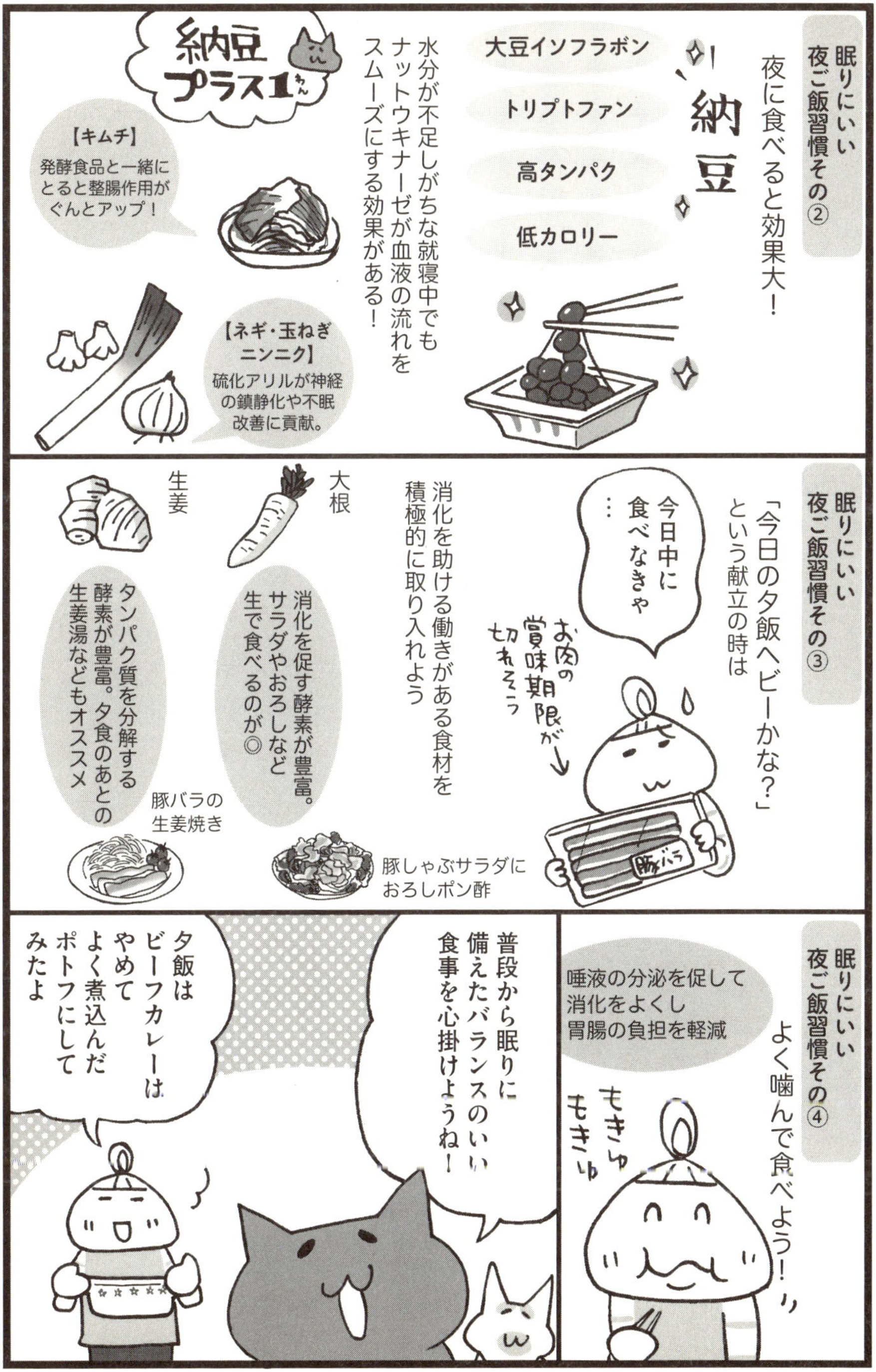
眠りにいい夜ご飯習慣その②
夜に食べると効果大！
納豆
大豆イソフラボン
トリプトファン
高タンパク
低カロリー
水分が不足しがちな就寝中でもナットウキナーゼが血液の流れをスムーズにする効果がある！
納豆プラス1《わん》
【キムチ】
発酵食品と一緒にとると整腸作用がぐんとアップ！
【ネギ・玉ねぎ ニンニク】
硫化アリルが神経の鎮静化や不眠改善に貢献。
眠りにいい夜ご飯習慣その③
「今日の夕飯ヘビーかな？」という献立の時は
今日中に食べなきゃ…
お肉の賞味期限が切れそう
豚バラ
消化を助ける働きがある食材を積極的に取り入れよう
大根
消化を促す酵素が豊富。サラダやおろしなど生で食べるのが◎
生姜
タンパク質を分解する酵素が豊富。夕食のあとの生姜湯などもオススメ
豚しゃぶサラダにおろしポン酢
豚バラの生姜焼き
眠りにいい夜ご飯習慣その④
よく噛んで食べよう！
唾液の分泌を促して消化をよくし胃腸の負担を軽減
もきゅもきゅ
普段から眠りに備えたバランスのいい食事を心掛けようね！
夕飯はビーフカレーはやめてよく煮込んだポトフにしてみたよ

つい食べたくなる夜のおやつ

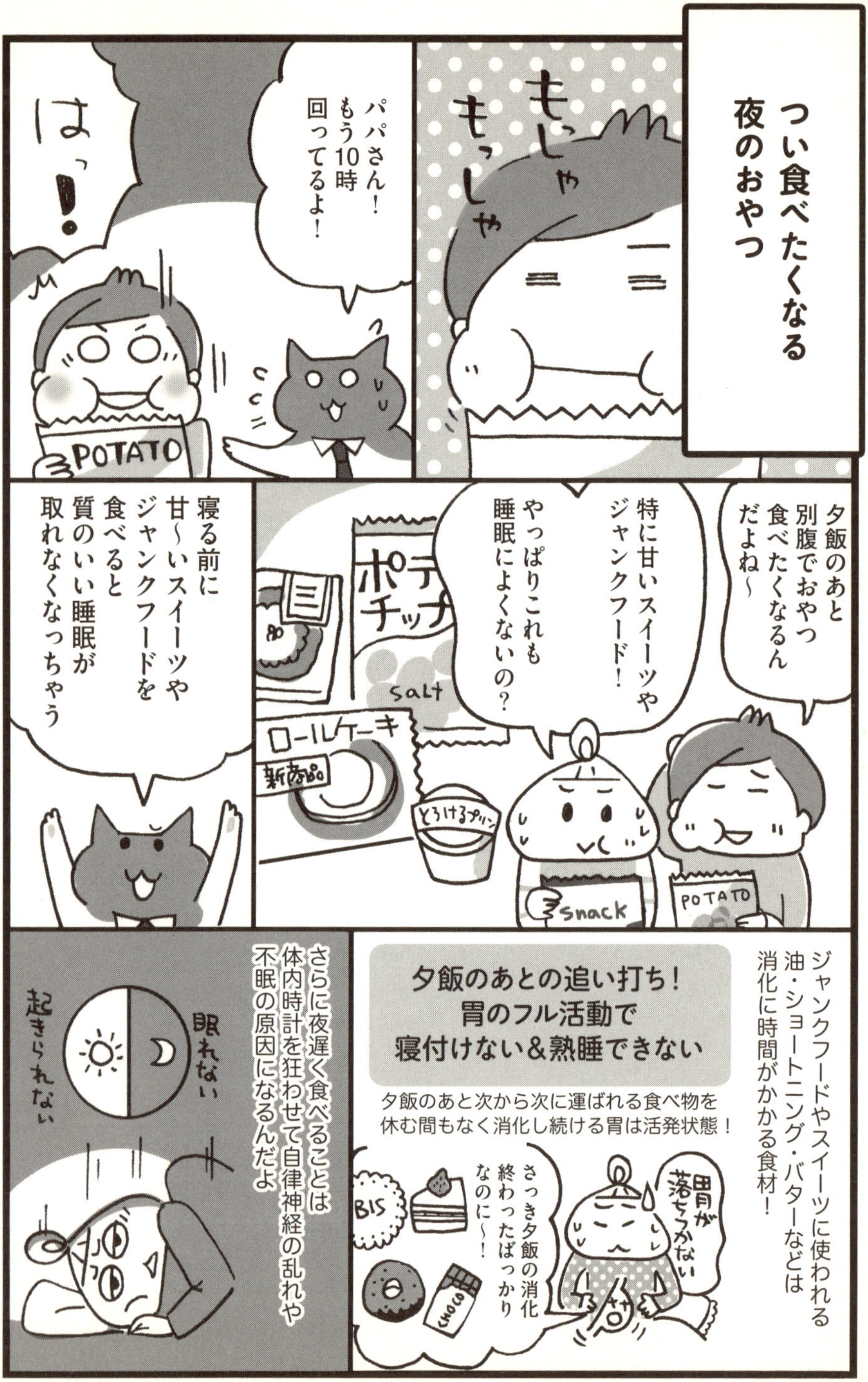

もっしゃもっしゃ
パパさん！もう10時回ってるよ！
はっ！
POTATO
夕飯のあと別腹でおやつ食べたくなるんだよね～
特に甘いスイーツやジャンクフード！やっぱりこれも睡眠によくないの？
ポテチップ
salt
ロールケーキ
新商品
とろけるプリン
snack
POTATO
寝る前に甘～いスイーツやジャンクフードを食べると質のいい睡眠が取れなくなっちゃう
ジャンクフードやスイーツに使われる油・ショートニング・バターなどは消化に時間がかかる食材！
夕飯のあとの追い打ち！
胃のフル活動で
寝付けない＆熟睡できない
夕飯のあと次から次に運ばれる食べ物を
休む間もなく消化し続ける胃は活発状態！
胃が落ちつかない
さっき夕飯の消化終わったばっかりなのに～！
BIS
CHOCO
さらに夜遅く食べることは体内時計を狂わせて自律神経の乱れや不眠の原因になるんだよ
眠れない
起きられない

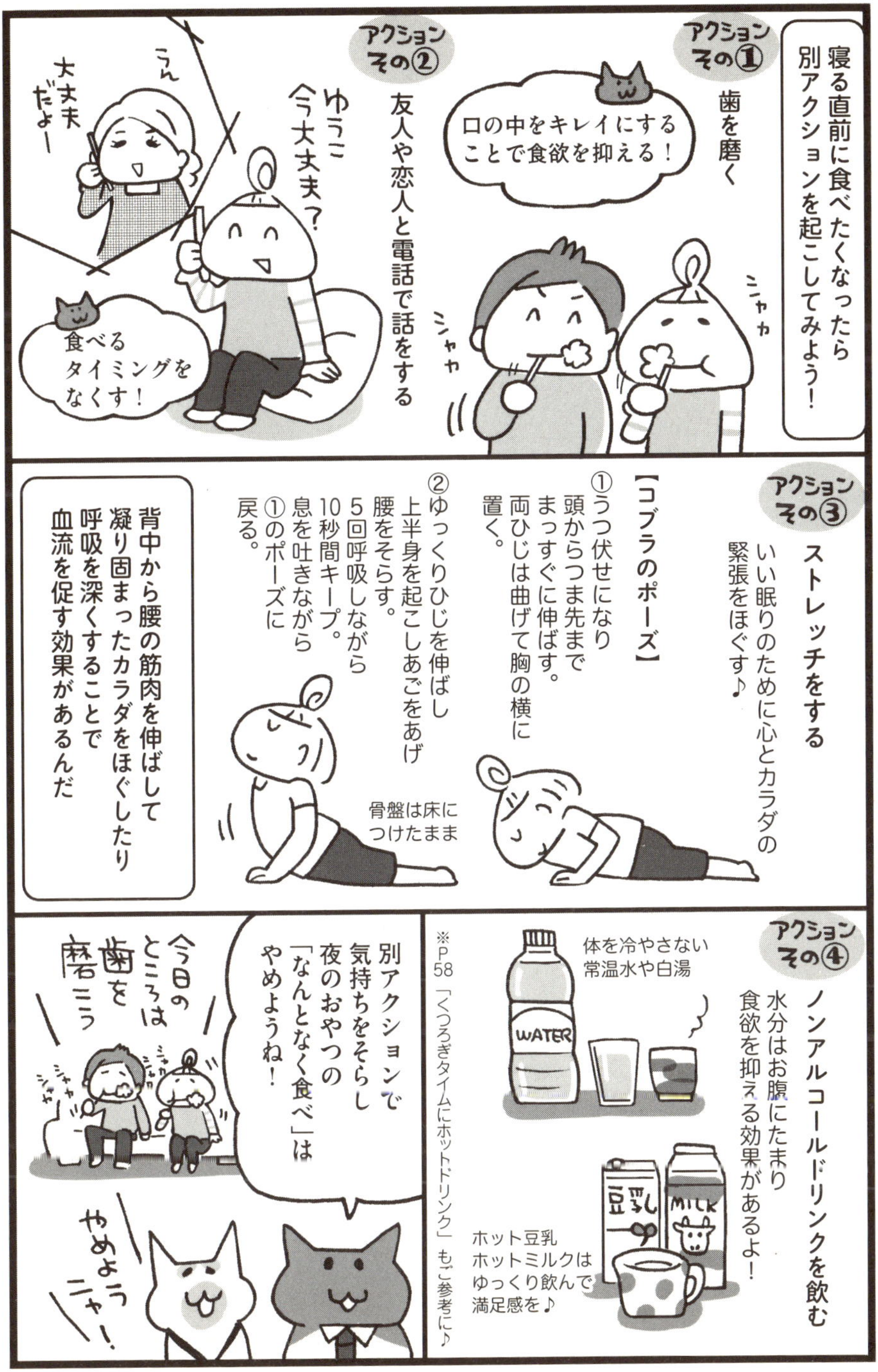
寝る直前に食べたくなったら別アクションを起こしてみよう!
アクションその①
歯を磨く
口の中をキレイにすることで食欲を抑える!
シャカ
シャカ
アクションその②
友人や恋人と電話で話をする
ゆうこ今大丈夫?
うん
大丈夫だよー
食べるタイミングをなくす!
アクションその③
ストレッチをする
いい眠りのために心とカラダの緊張をほぐす♪
【コブラのポーズ】
①うつ伏せになり頭からつま先までまっすぐに伸ばす。両ひじは曲げて胸の横に置く。
②ゆっくりひじを伸ばし上半身を起こしあごをあげ腰をそらす。5回呼吸しながら10秒間キープ。息を吐きながら①のポーズに戻る。
骨盤は床につけたまま
背中から腰の筋肉を伸ばして凝り固まったカラダをほぐしたり呼吸を深くすることで血流を促す効果があるんだ
アクションその④
ノンアルコールドリンクを飲む
水分はお腹にたまり食欲を抑える効果があるよ!
体を冷やさない常温水や白湯
WATER
豆乳
MILK
ホット豆乳ホットミルクはゆっくり飲んで満足感を♪
※P58「くつろぎタイムにホットドリンク」もご参考に♪
別アクションで気持ちをそらし夜のおやつの「なんとなく食べ」はやめようね!
今日のところは歯を磨こう
やめようニャー!

どうしてもおやつが食べたくなったら
でも どーしても 食べたく なったら どうしたら いい？
おしえて〜
う〜ん 食べられないストレスも 睡眠にはよくないいん だよね〜
出来ることから 始めてみようか…
これだけは守ろう！
おやつを食べるなら 寝る3時間前までに
おやつの選び方
いい眠りのために少しでも胃に 負担をかけないものを選ぼう
夜には避けたいお菓子
カフェイン を含む チョコレート
油を使った スナック菓子
POTATO CHIPS
プリン
砂糖やバターをふんだんに 使った洋菓子
おやつの食べ方
よく味わってゆっくり食べよう
味・香り 食感を たのしむ
テレビやスマホを見ながらの 「ながら食べ」は満腹感を 得にくいのでNGだよ
夜のオススメおやつ
寒天ゼリー
寒天
こんにゃく ゼリー
こんにゃく ゼリー
水溶性食物繊維が豊富で ヘルシー！ 噛み応えがあるので 満足感あり！
ヨーグルト いろいろトッピング
YOGURT
ヨーグルトは 整腸作用・免疫力向上 美肌効果・生活習慣病予防など 健康に効果的な食べ物 さらにトッピングで スイーツ感を♪
＋
きな粉
きな粉
大豆イソフラボン 含有 美肌効果や 整腸作用も！
黒みつ
くろみつ
少なめでも満足感を得られ 濃厚な味わい！ 上白糖よりカロリーも低め
マヌカハニー
甘さにコクがあり 美肌効果も！ もちろん普通の はちみつでもOK

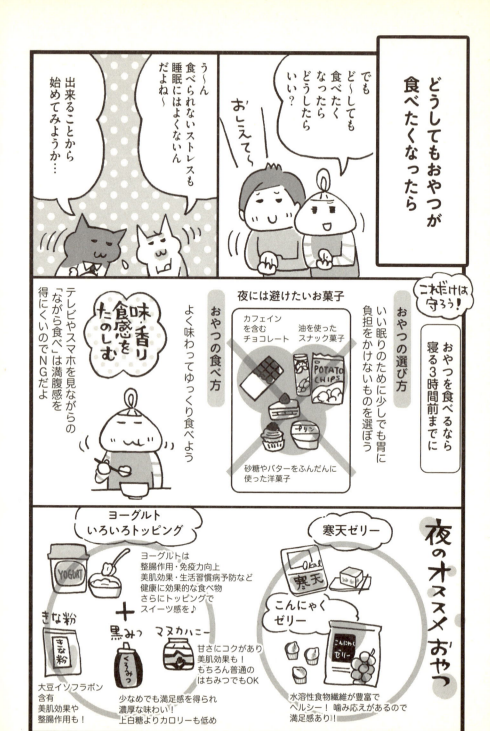

充分おいしそうなおやつだね！カラダにもよさそうだし！
でも…どうしてきちんと夕飯を食べたあとおやつを食べたくなっちゃうんだろう？
それは２つのホルモンが関係してるんだよ
食欲のコントロールが出来ない理由は睡眠不足だった！
睡眠不足の人の食欲はよく眠れている人の25％ UPという研究結果が！
ワタシは食欲を抑制するホルモン レプチン
ボクは食欲を促すホルモン グレリン
グレリンとレプチンは人が生きるために大切な役割を担うホルモン
バランスよく存在し人間のカラダを正常に保つ
睡眠不足によりホルモンバランスが崩れるとグレリンが急増して食欲が増進され
もっともっと食べたい！
まだイケる！
反対に食欲を抑えるレプチンが減少し満腹中枢への働きかけが減り食欲のブレーキが効かない状態に！
睡眠不足の無限ループ
睡眠不足
グレリン増加
食べろー
レプチンが少なすぎて抑えられない
胃の負担
もう食べないでー
夜のおやつはヘルシーなものを寝る３時間前までにね
そしてしっかりよく寝てホルモンバランスを整えよう！

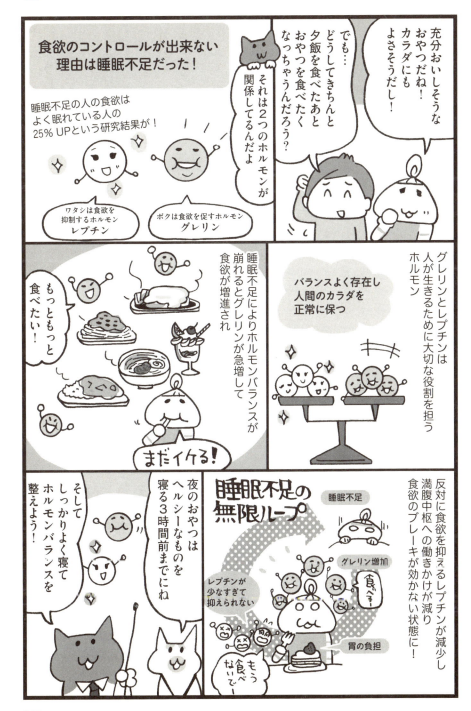

お酒は何時までOK?
夜のお酒は1日が終わった自分へのご褒美
プハー♥
うまーい
マイジョッキ家飲み用
疲れたカラダを癒してくれる最高のリラックスタイム!
本当にそれだけ?
?
お酒を飲むと寝付きがよくなるから飲んでるんじゃない?
ドキッ
アルコールは眠りを誘ってぐっすり眠れるように感じるけど肝臓ではアルコールの分解が大変!
Zzz
血流が肝臓に集まるから眠くなる
アルコール分解
働く働く!
さらにアルコールが分解されて血中アルコール濃度が下がると今度は眠りも浅くなり
お酒の利尿作用もあるので夜中に目が覚めるなど
トイレ!
WC
パチ
睡眠の質も下がってしまうんだ
寝酒はナイトキャップといって寝る前のお酒が習慣になること!
「お酒がないと眠れない」はアルコール依存症の危険
お酒…
不眠症 睡眠障害の人はかえって逆効果!
思わぬ睡眠障害を招くので量を守ることが大切だよ

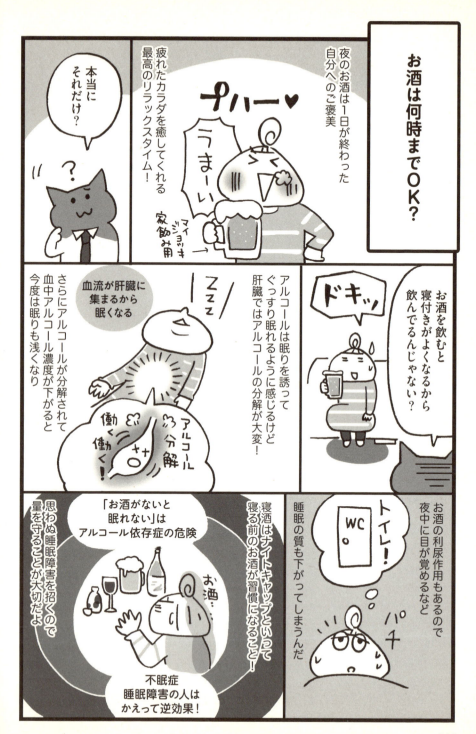

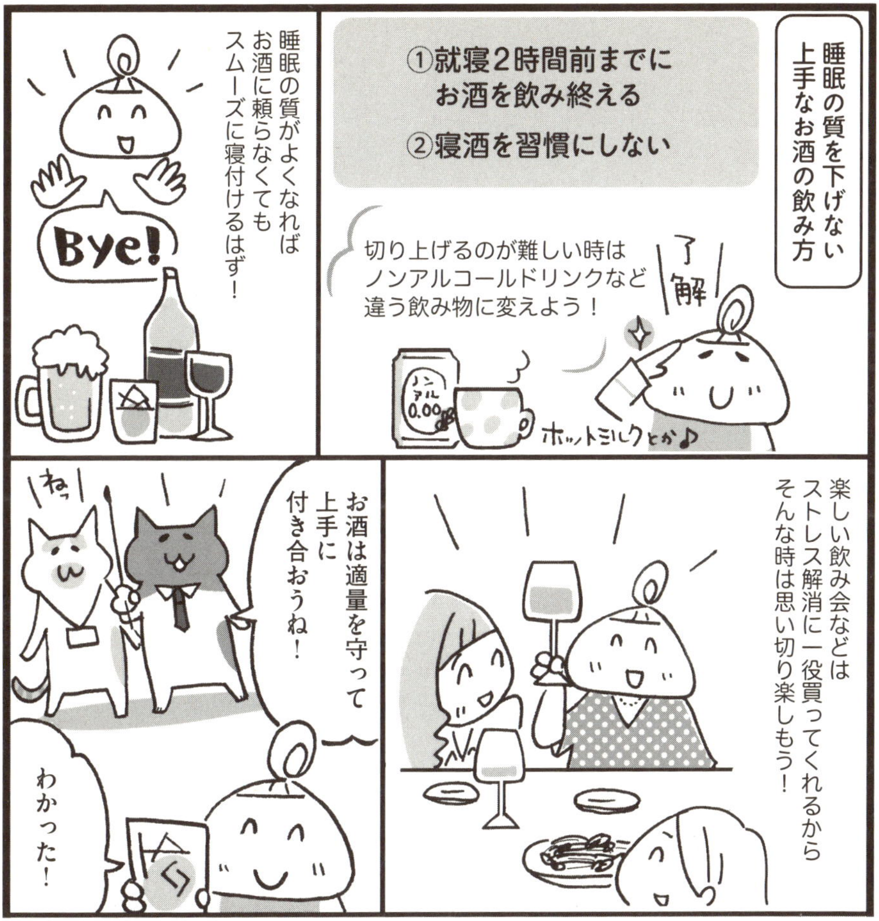

楽しいお酒 睡眠を高めるおつまみ

さば缶と水菜のサラダ

さば缶とザク切りにした水菜を和えてドレッシングをかけていただきます
ポン酢や和風ドレッシングがオススメ！

サバに含まれるDHAは深い睡眠をもたらす効果があります

餃子の皮の納豆ピザ

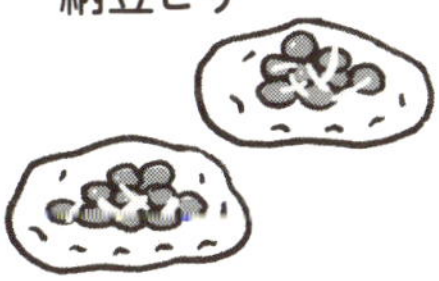

餃子の皮の上に付属のタレを絡めた納豆を乗せ
その上にとろけるチーズとネギをトッピングして
オーブントースターでチン♪

血流の流れをよくする納豆は睡眠中の血液を流れやすくしてくれます

サーモンとアボカドのピリ辛じょうゆ和え

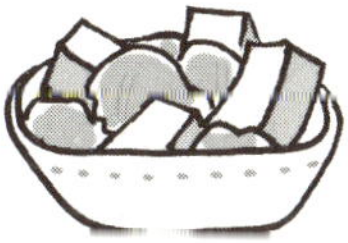

一口大のアボカドとサーモンの切り身を豆板醤と一味唐辛子、しょうゆで和えて♪

唐辛子のカプサイシンが深部体温を温めます

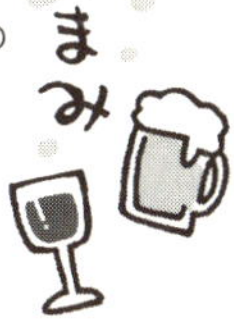

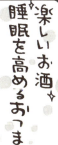

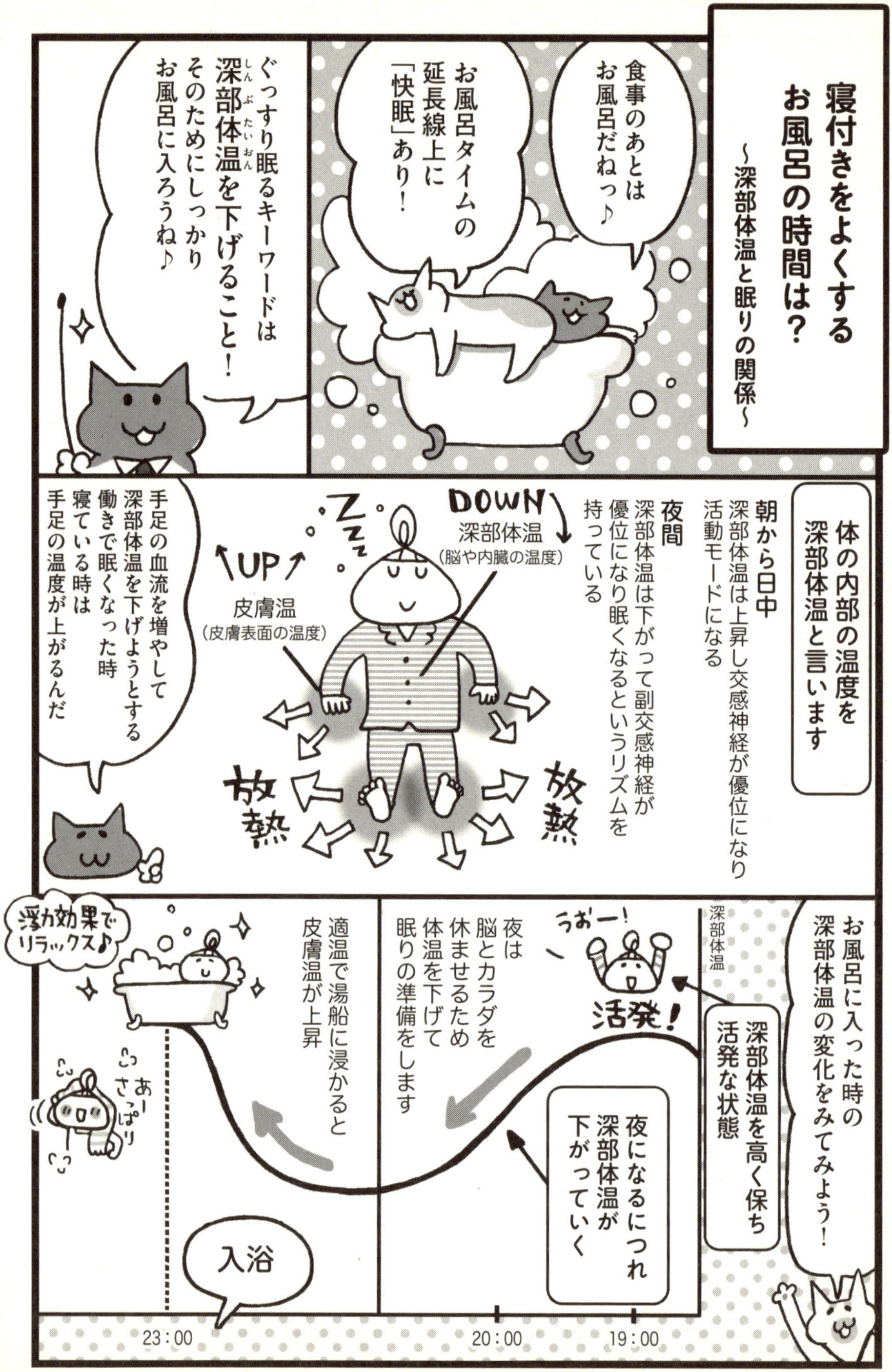
寝付きをよくするお風呂の時間は？
～深部体温と眠りの関係～
食事のあとはお風呂だねっ♪
お風呂タイムの延長線上に「快眠」あり！
ぐっすり眠るキーワードは深《しん》部《ぶ》体《たい》温《おん》を下げること！
そのためにしっかりお風呂に入ろうね♪
体の内部の温度を深部体温と言います
朝から日中
深部体温は上昇し交感神経が優位になり活動モードになる
夜間
深部体温は下がって副交感神経が優位になり眠くなるというリズムを持っている
DOWN
深部体温
（脳や内臓の温度）
ZZZ
UP
皮膚温
（皮膚表面の温度）
放熱
放熱
手足の血流を増やして深部体温を下げようとする働きで眠くなった時寝ている時は手足の温度が上がるんだ
お風呂に入った時の深部体温の変化をみてみよう！
深部体温
うぉー！
活発！
深部体温を高く保ち活発な状態
夜になるにつれ深部体温が下がっていく
夜は脳とカラダを休ませるため体温を下げて眠りの準備をします
適温で湯船に浸かると皮膚温が上昇
浮力効果でリラックス♪
あーさっぱり
入浴
19：00
20：00
23：00

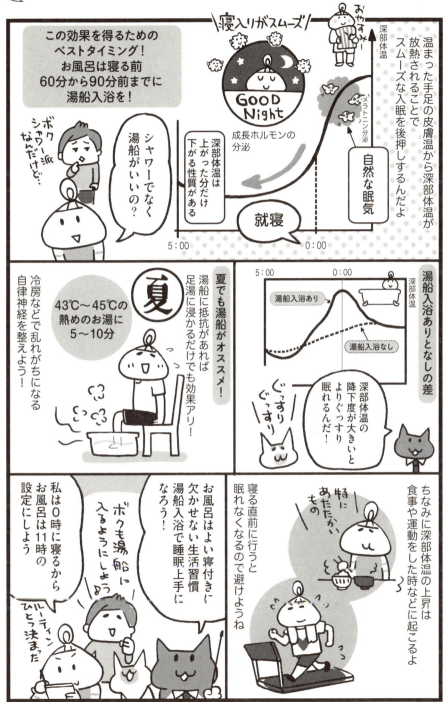

温まった手足の皮膚温から深部体温が放熱されることでスムーズな入眠を後押しするんだよ
おやすみー
深部体温
寝入りがスムーズ
メラトニン分泌
自然な眠気
GOOD Night
成長ホルモンの分泌
深部体温は上がった分だけ下がる性質がある
就寝
5:00
0:00
この効果を得るためのベストタイミング！お風呂は寝る前60分から90分前までに湯船入浴を！
シャワーでなく湯船がいいの？
ボクシャワー派なんだけど…
湯船入浴ありとなしの差
5:00
0:00
深部体温
湯船入浴あり
湯船入浴なし
深部体温の降下度が大きいとよりぐっすり眠れるんだ！
ぐっすりぐっすり
夏でも湯船がオススメ！
湯船に抵抗があれば足湯に浸かるだけでも効果アリ！
夏
43℃～45℃の熱めのお湯に5～10分
冷房などで乱れがちになる自律神経を整えよう！
ちなみに深部体温の上昇は食事や運動をした時などに起こるよ
特にあたたかいもの
寝る直前に行うと眠れなくなるので避けようね
お風呂はよい寝付きに欠かせない生活習慣湯船入浴で睡眠上手になろう！
ボクも湯船に入るようにしよう♪
私は0時に寝るからお風呂は11時の設定にしよう
ルーティンひとつ決まった

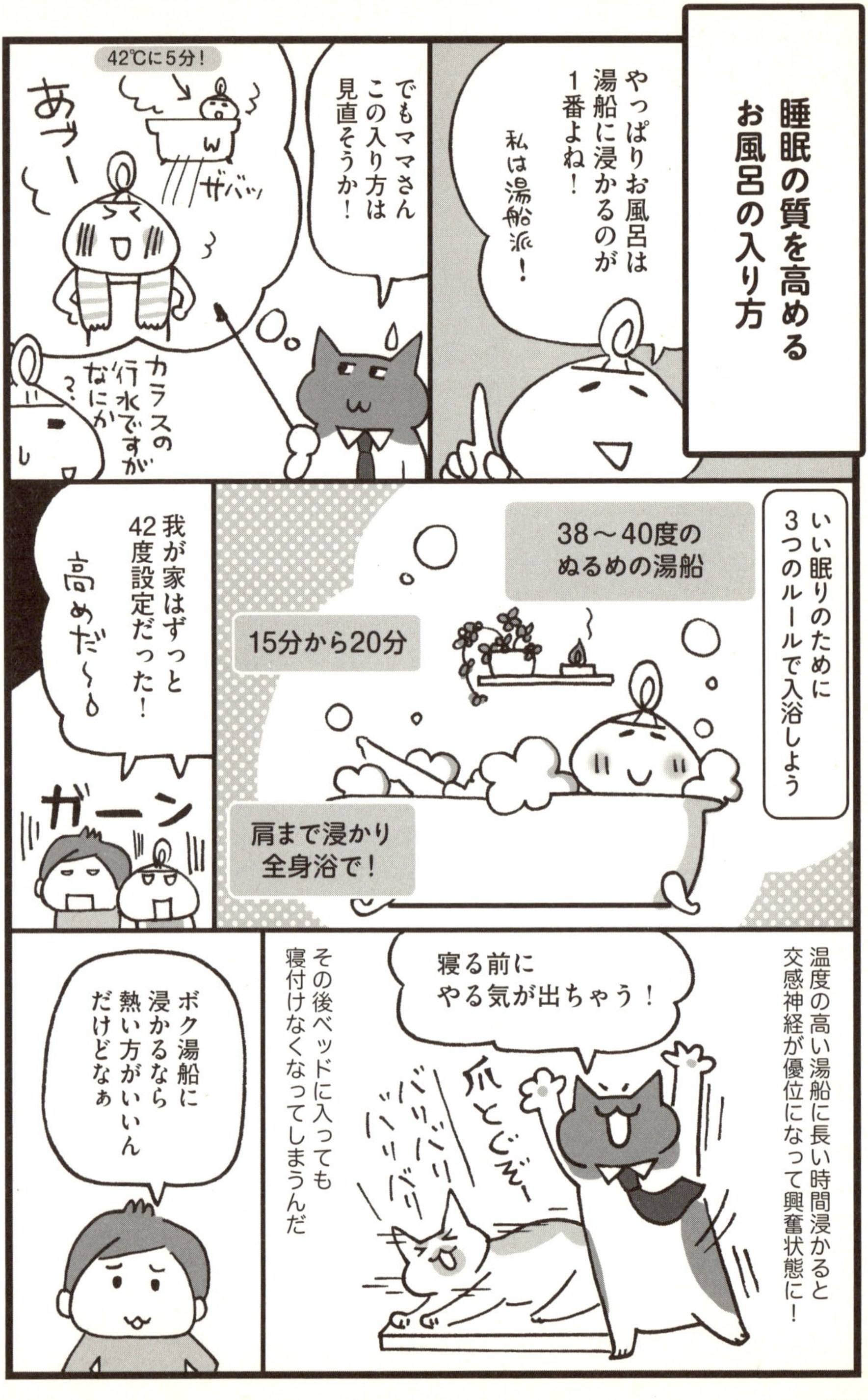
睡眠の質を高めるお風呂の入り方
やっぱりお風呂は湯船に浸かるのが1番よね！
私は湯船派！
でもママさんこの入り方は見直そうか！
42℃に5分！
ザバッ
あづー
カラスの行水ですがなにか
？
いい眠りのために3つのルールで入浴しよう
38～40度のぬるめの湯船
15分から20分
肩まで浸かり全身浴で！
我が家はずっと42度設定だった！
高めだ～
ガーン
温度の高い湯船に長い時間浸かると交感神経が優位になって興奮状態に！
寝る前にやる気が出ちゃう！
爪とぐぞ～
バリバリ
バリバリ
その後ベッドに入っても寝付けなくなってしまうんだ
ボク湯船に浸かるなら熱い方がいいんだけどなぁ

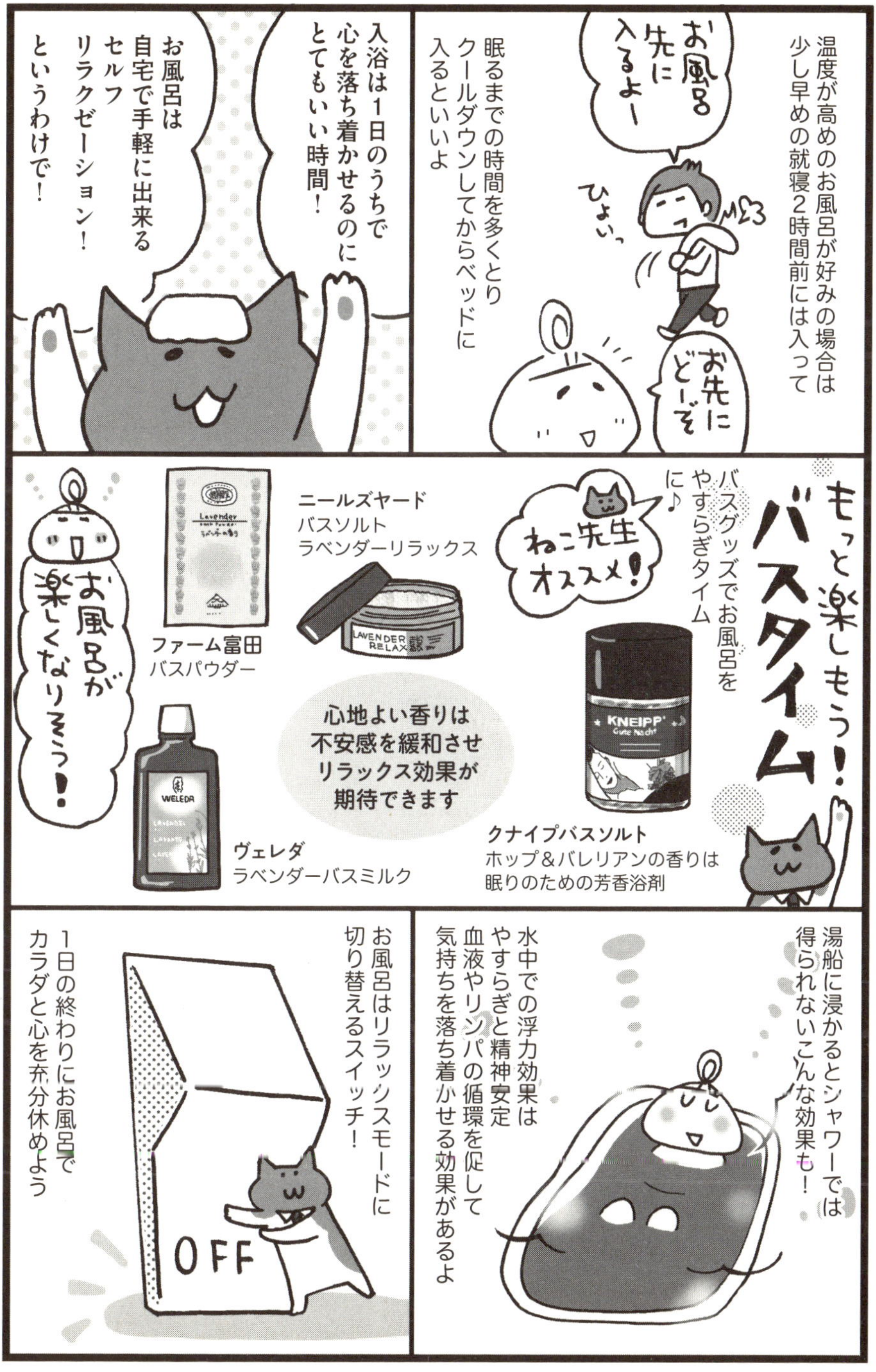
温度が高めのお風呂が好みの場合は少し早めの就寝2時間前には入って
お風呂先に入るよー
ひょいっ
お先にどーぞ
眠るまでの時間を多くとりクールダウンしてからベッドに入るといいよ
入浴は1日のうちで心を落ち着かせるのにとてもいい時間！
お風呂は自宅で手軽に出来るセルフリラクゼーション！
というわけで！
もっと楽しもう！バスタイム
バスグッズでお風呂をやすらぎタイムに♪
ねこ先生オススメ！
ニールズヤード
バスソルト
ラベンダーリラックス
LAVENDER RELAX
KNEIPP
Gute Nacht
クナイプバスソルト
ホップ＆バレリアンの香りは
眠りのための芳香浴剤
心地よい香りは不安感を緩和させリラックス効果が期待できます
Lavender
ファーム富田
バスパウダー
WELEDA
ヴェレダ
ラベンダーバスミルク
お風呂が楽しくなりそう！
湯船に浸かるとシャワーでは得られないこんな効果も！
水中での浮力効果はやすらぎと精神安定
血液やリンパの循環を促して気持ちを落ち着かせる効果があるよ
お風呂はリラックスモードに切り替えるスイッチ！
OFF
1日の終わりにお風呂でカラダと心を充分休めよう

睡眠の質を下げるブルーライトの影響

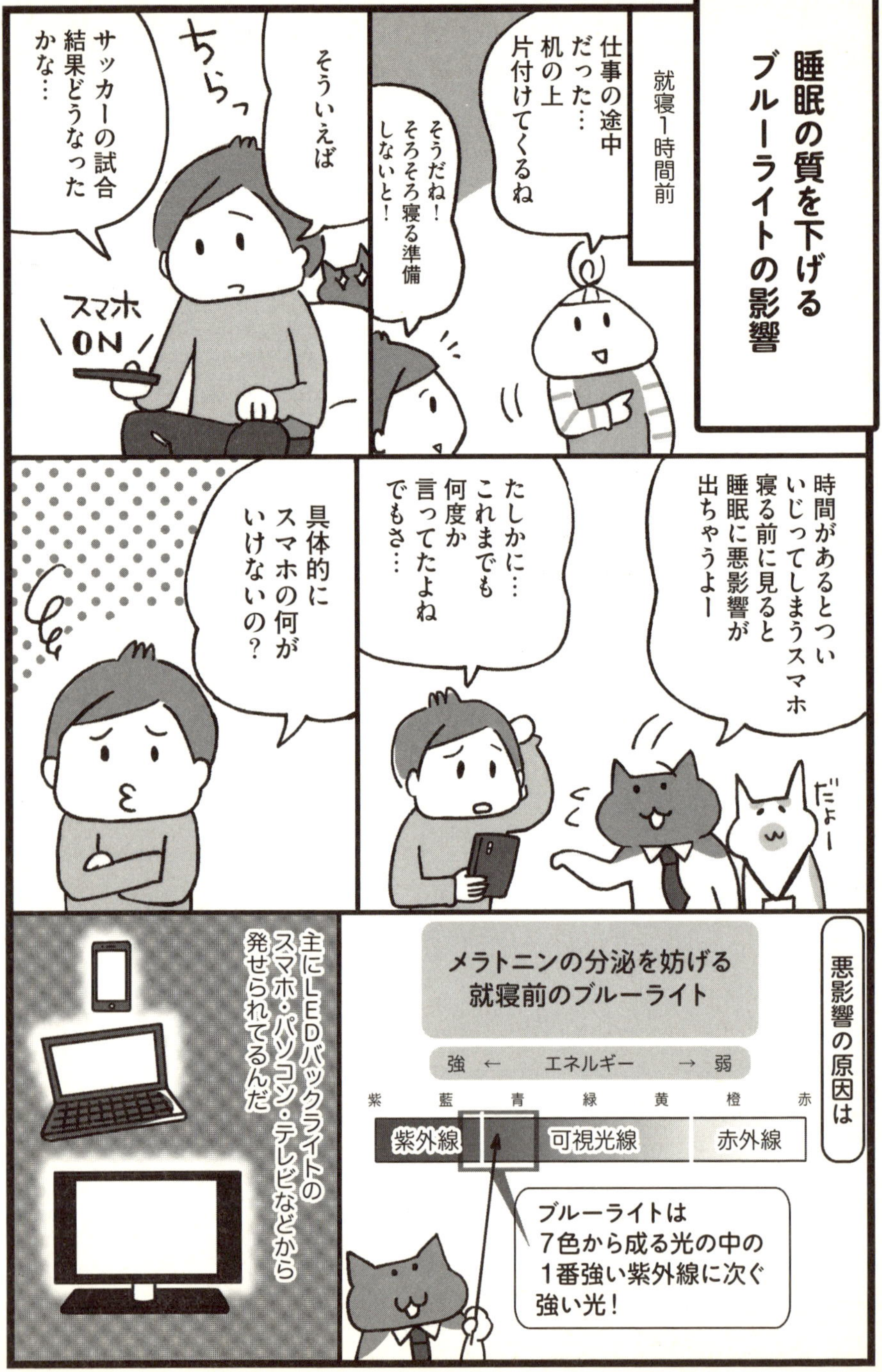
就寝1時間前
仕事の途中だった…机の上片付けてくるね
そうだね！そろそろ寝る準備しないと！
そういえば
ちらっ
サッカーの試合結果どうなったかな…
スマホ ON
時間があるとついいじってしまうスマホ寝る前に見ると睡眠に悪影響が出ちゃうよー
だよー
たしかに…これまでも何度か言ってたよねでもさ…
具体的にスマホの何がいけないの？
悪影響の原因は
メラトニンの分泌を妨げる就寝前のブルーライト
強 ← エネルギー → 弱
紫 藍 青 緑 黄 橙 赤
紫外線 可視光線 赤外線
ブルーライトは7色から成る光の中の1番強い紫外線に次ぐ強い光！
主にLEDバックライトのスマホ・パソコン・テレビなどから発せられてるんだ

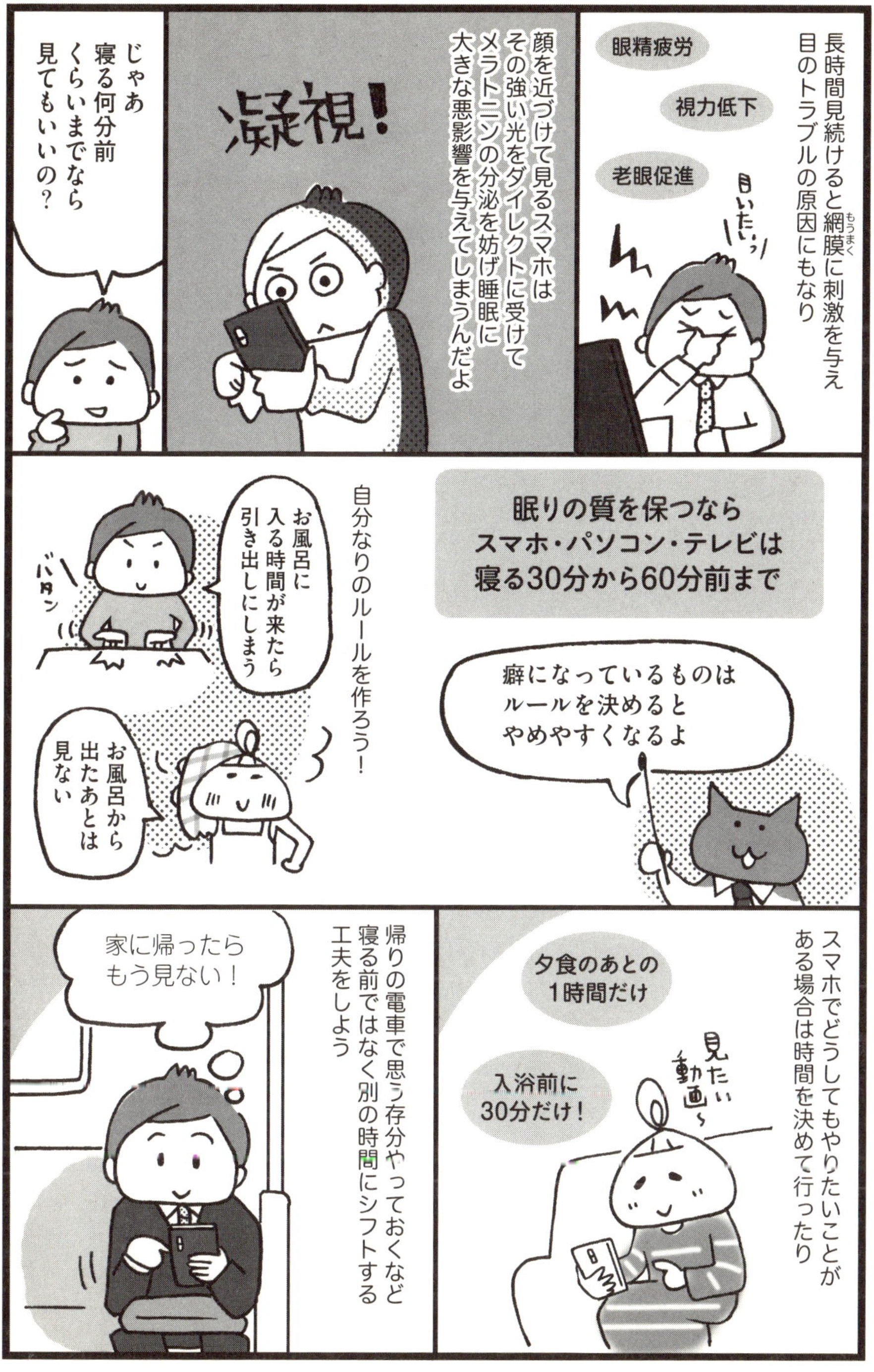
長時間見続けると網膜《もうまく》に刺激を与え
目のトラブルの原因にもなり
眼精疲労
視力低下
老眼促進
目いたいっ
凝視！
顔を近づけて見るスマホは
その強い光をダイレクトに受けて
メラトニンの分泌を妨げ睡眠に
大きな悪影響を与えてしまうんだよ
じゃあ
寝る何分前
くらいまでなら
見てもいいの？
眠りの質を保つなら
スマホ・パソコン・テレビは
寝る30分から60分前まで
癖になっているものは
ルールを決めると
やめやすくなるよ
自分なりのルールを作ろう！
お風呂に
入る時間が来たら
引き出しにしまう
バタン
お風呂から
出たあとは
見ない
スマホでどうしてもやりたいことが
ある場合は時間を決めて行ったり
夕食のあとの
1時間だけ
入浴前に
30分だけ！
見たい
動画～
帰りの電車で思う存分やっておくなど
寝る前ではなく別の時間にシフトする
工夫をしよう
家に帰ったら
もう見ない！

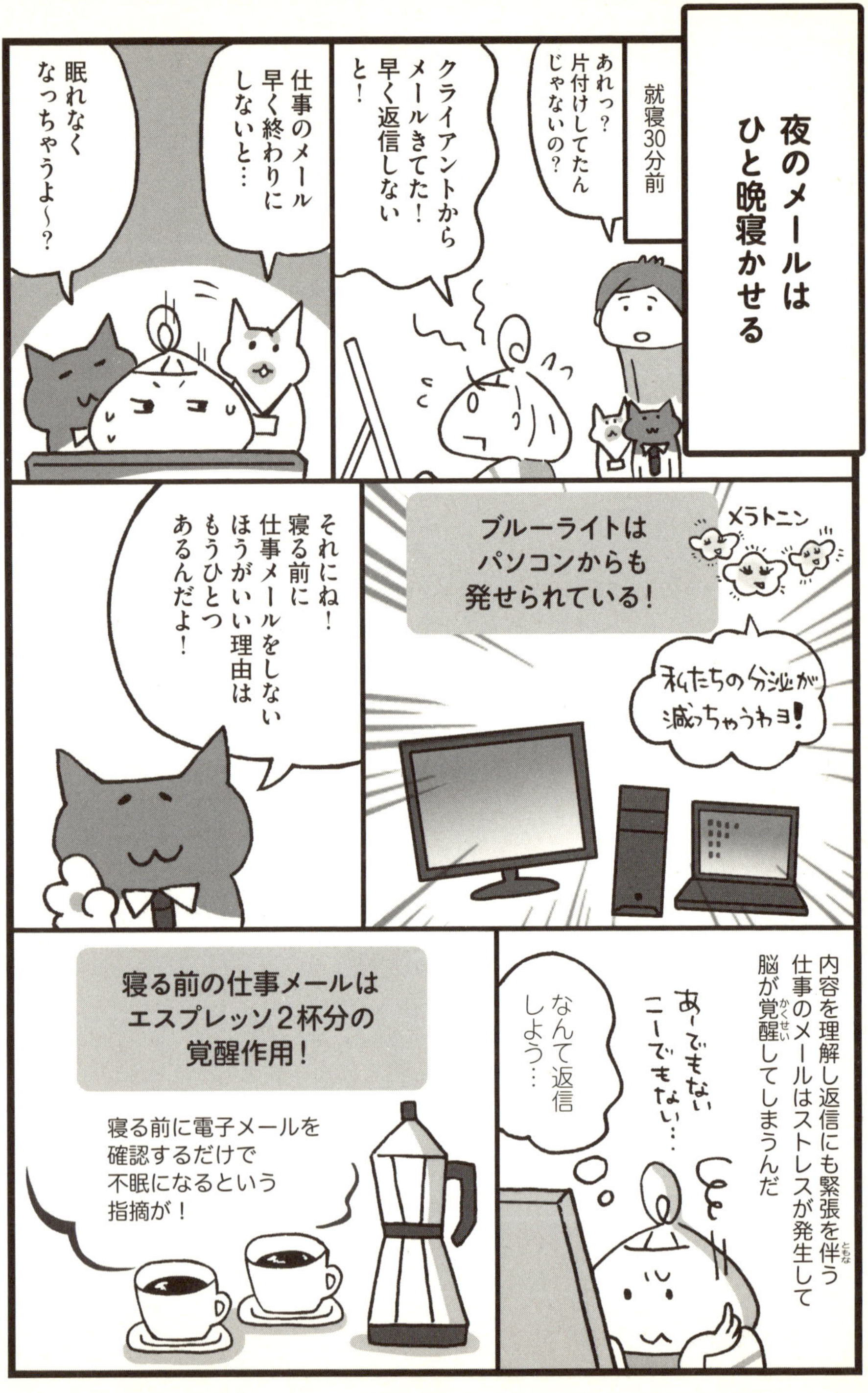
夜のメールは
ひと晩寝かせる
就寝30分前
あれっ? 片付けしてたんじゃないの?
クライアントからメールきてた! 早く返信しないと!
仕事のメール早く終わりにしないと…
眠れなくなっちゃうよ～?
ブルーライトはパソコンからも発せられている!
メラトニン
私たちの分泌が減っちゃうわヨ!
それにね! 寝る前に仕事メールをしないほうがいい理由はもうひとつあるんだよ!
内容を理解し返信にも緊張を伴《ともな》う仕事のメールはストレスが発生して脳が覚醒《かくせい》してしまうんだ
あーでもないこーでもない…
なんて返信しよう…
寝る前の仕事メールはエスプレッソ2杯分の覚醒作用!
寝る前に電子メールを確認するだけで不眠になるという指摘が!

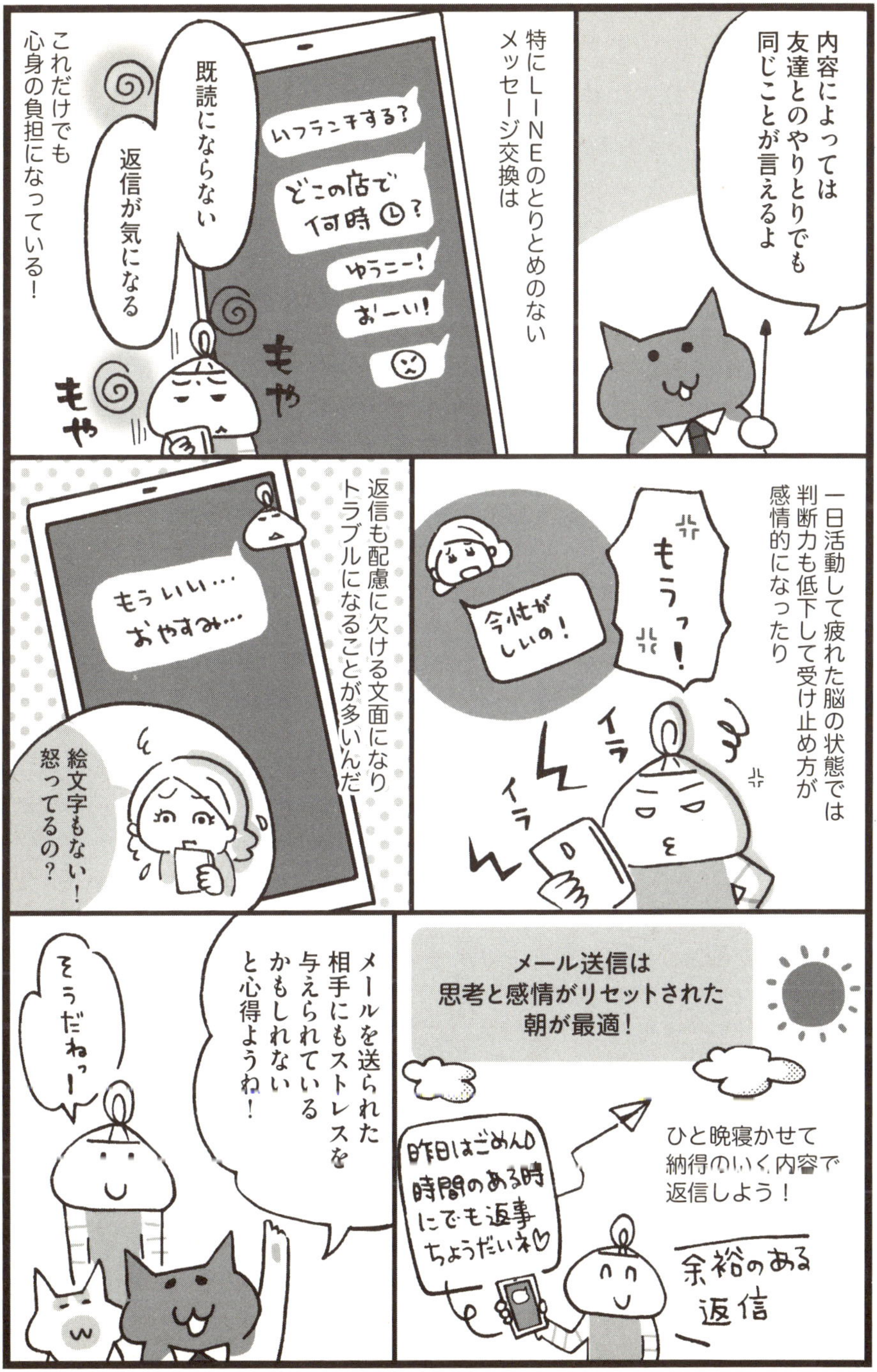
内容によっては
友達とのやりとりでも
同じことが言えるよ
特にLINEのとりとめのない
メッセージ交換は
いつランチする？
どこの店で
何時？
ゆうこー！
おーい！
既読にならない
返信が気になる
もや
もや
これだけでも
心身の負担になっている！
一日活動して疲れた脳の状態では
判断力も低下して受け止め方が
感情的になったり
もうっ！
今忙がしいの！
イラ
イラ
返信も配慮に欠ける文面になり
トラブルになることが多いんだ
もういい…
おやすみ…
絵文字もない！
怒ってるの？
メール送信は
思考と感情がリセットされた
朝が最適！
昨日はごめん
時間のある時
にでも返事
ちょうだいネ♡
ひと晩寝かせて
納得のいく内容で
返信しよう！
余裕のある
返信
メールを送られた
相手にもストレスを
与えられているかも
しれないと心得ようね！
そうだねっ！

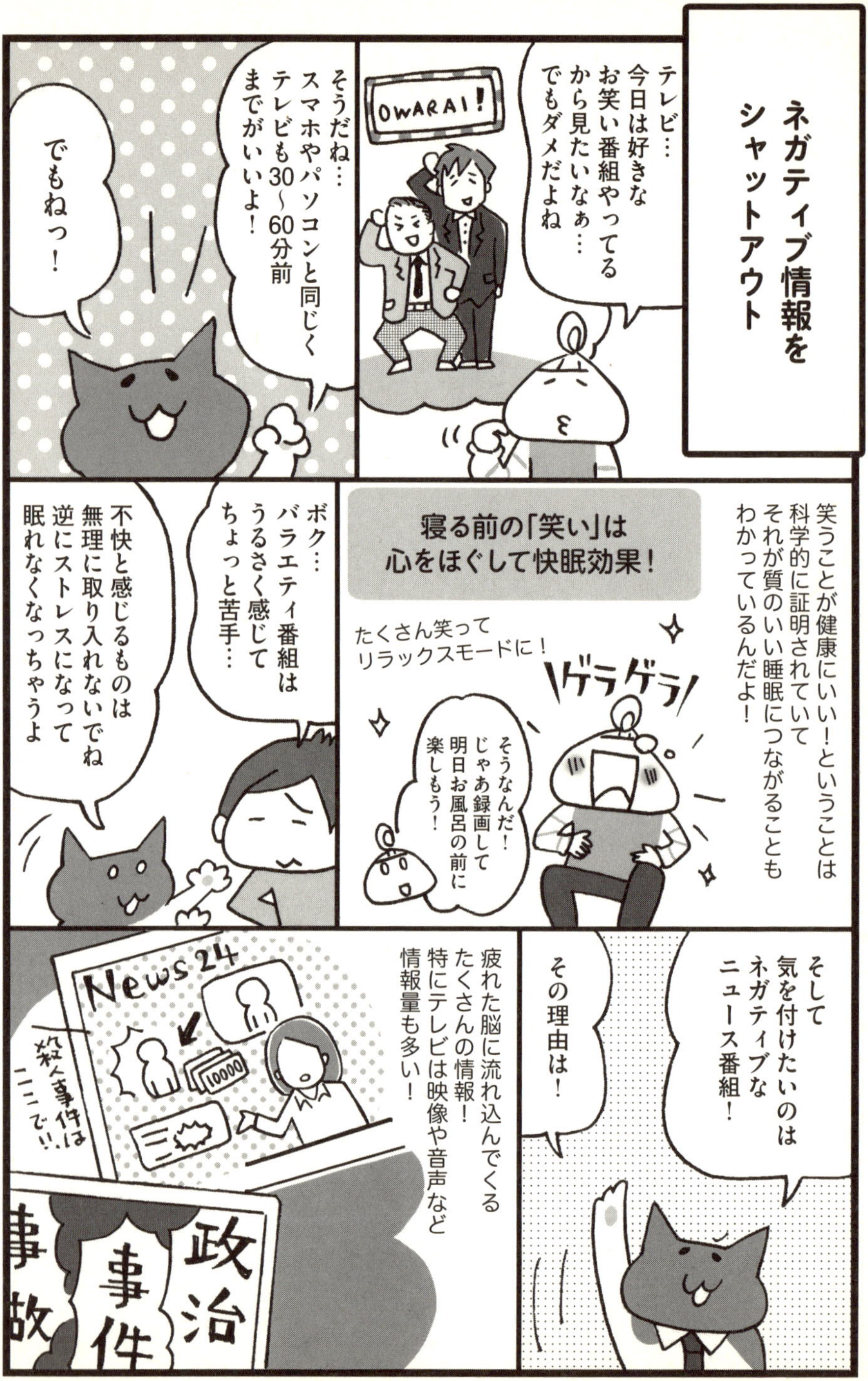
ネガティブ情報をシャットアウト
テレビ…今日は好きなお笑い番組やってるから見たいなぁ…でもダメだよね
OWARAI!
そうだね…スマホやパソコンと同じくテレビも30～60分前までがいいよ!
でもねっ!
笑うことが健康にいい!ということは科学的に証明されていてそれが質のいい睡眠につながることもわかっているんだよ!
寝る前の「笑い」は心をほぐして快眠効果!
たくさん笑ってリラックスモードに!
ゲラゲラ
そうなんだ!じゃあ録画して明日お風呂の前に楽しもう!
ボク…バラエティ番組はうるさく感じてちょっと苦手…
不快と感じるものは無理に取り入れないでね逆にストレスになって眠れなくなっちゃうよ
そして気を付けたいのはネガティブなニュース番組!
その理由は!
疲れた脳に流れ込んでくるたくさんの情報!特にテレビは映像や音声など情報量も多い!
News24
殺人事件はここで!!
10000
政治
事件
事故

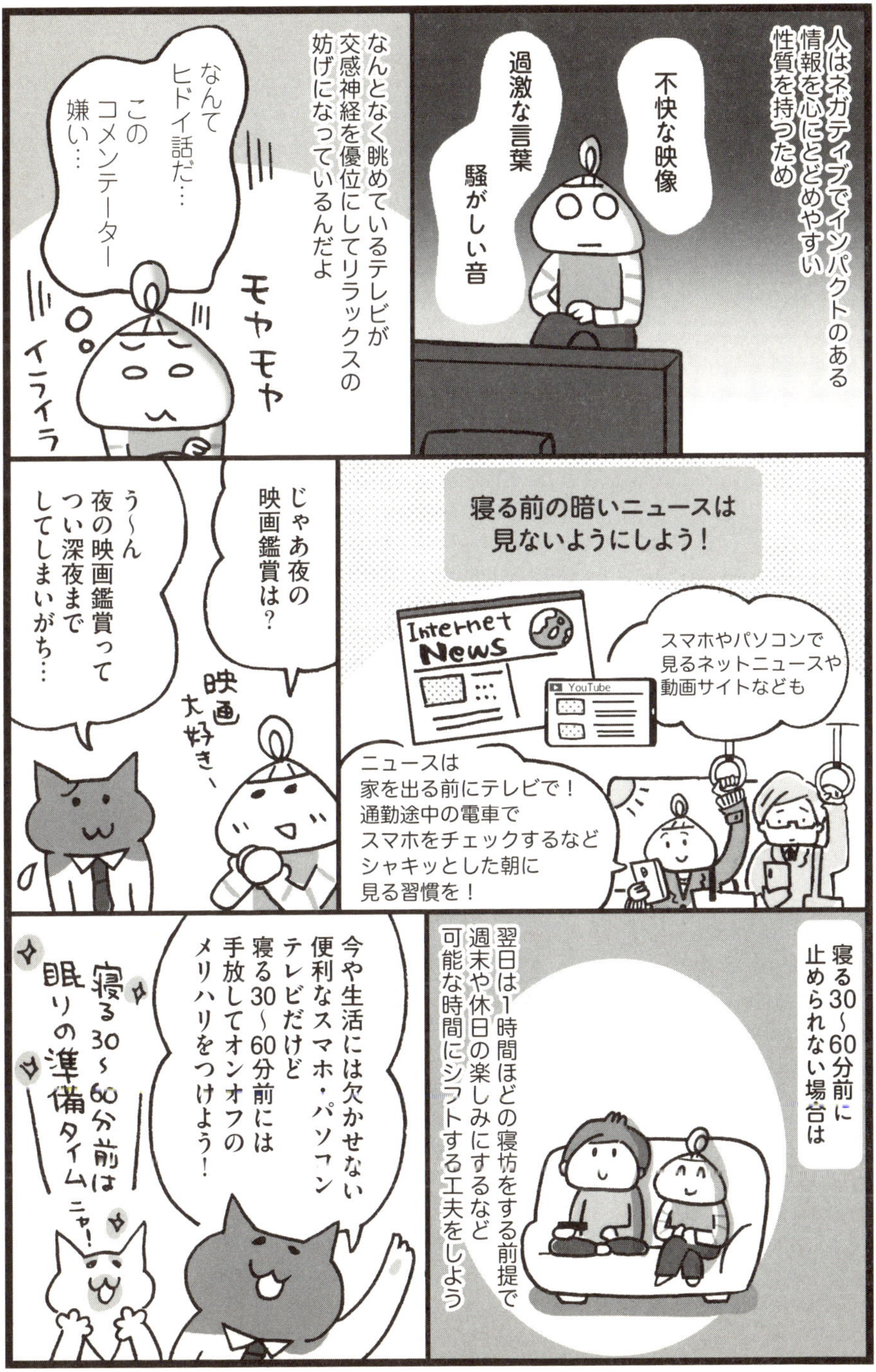
人はネガティブでインパクトのある
情報を心にとどめやすい
性質を持つため
不快な映像
過激な言葉
騒がしい音
なんとなく眺めているテレビが
交感神経を優位にしてリラックスの
妨げになっているんだよ
モヤモヤ
なんて
ヒドイ話だ…
この
コメンテーター
嫌い…
イライラ
寝る前の暗いニュースは
見ないようにしよう！
Internet
News
YouTube
スマホやパソコンで
見るネットニュースや
動画サイトなども
ニュースは
家を出る前にテレビで！
通勤途中の電車で
スマホをチェックするなど
シャキッとした朝に
見る習慣を！
じゃあ夜の
映画鑑賞は？
映画
大好き～
う～ん
夜の映画鑑賞って
つい深夜まで
してしまいがち…
寝る30～60分前に
止められない場合は
翌日は1時間ほどの寝坊をする前提で
週末や休日の楽しみにするなど
可能な時間にシフトする工夫をしよう
今や生活には欠かせない
便利なスマホ・パソコン
テレビだけど
寝る30～60分前には
手放してオンオフの
メリハリをつけよう！
寝る30～60分前は
眠りの準備タイム
ニャ！

入浴後～就寝前の眠活

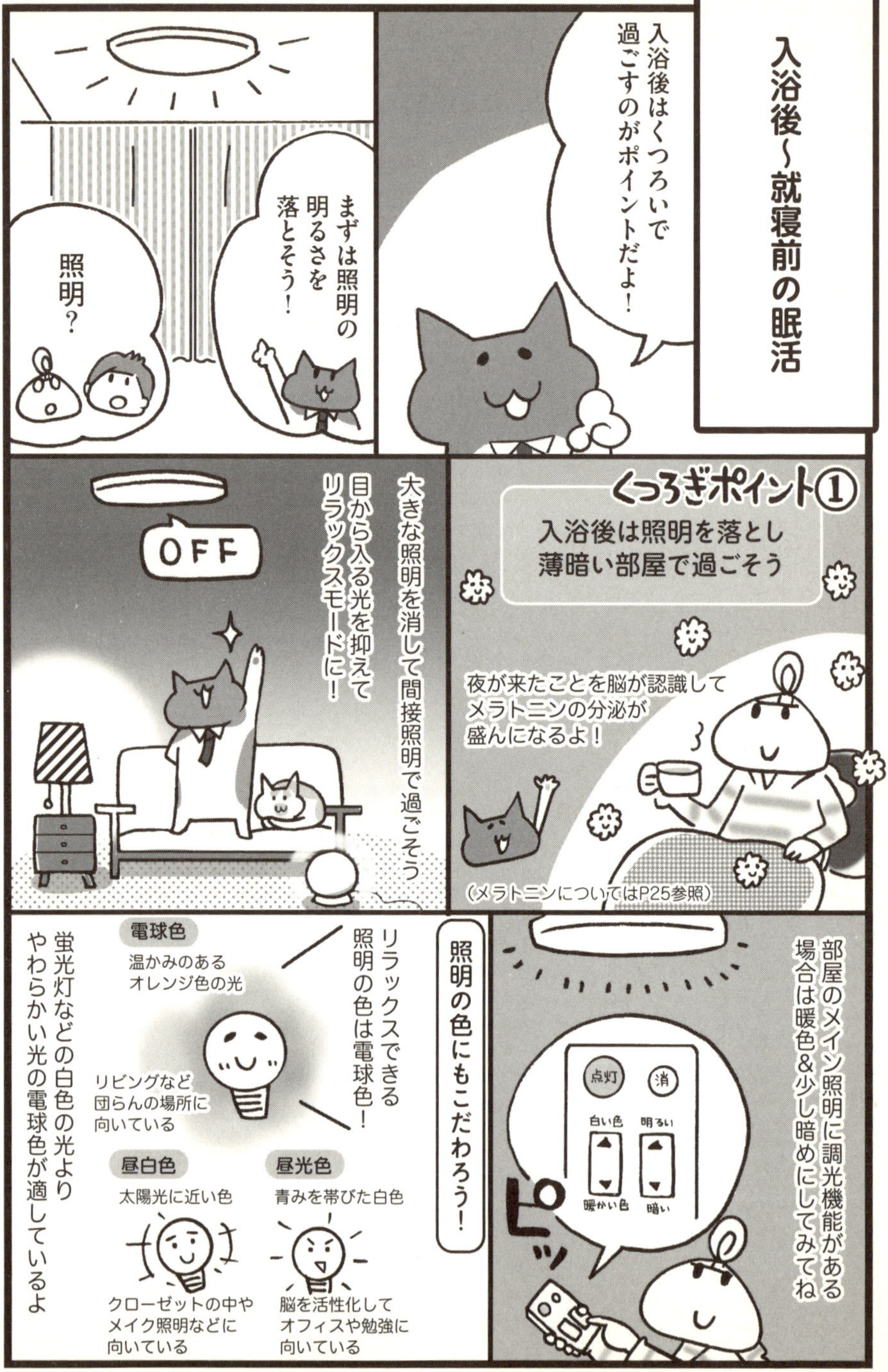
入浴後はくつろいで過ごすのがポイントだよ！
まずは照明の明るさを落とそう！
照明？
くつろぎポイント①
入浴後は照明を落とし薄暗い部屋で過ごそう
夜が来たことを脳が認識してメラトニンの分泌が盛んになるよ！
（メラトニンについてはP25参照）
大きな照明を消して間接照明で過ごそう
目から入る光を抑えてリラックスモードに！
OFF
部屋のメイン照明に調光機能がある場合は暖色&少し暗めにしてみてね
点灯
消
白い色
明るい
暖かい色
暗い
ピッ
照明の色にもこだわろう！
リラックスできる照明の色は電球色！
電球色
温かみのあるオレンジ色の光
リビングなど団らんの場所に向いている
昼白色
太陽光に近い色
クローゼットの中やメイク照明などに向いている
昼光色
青みを帯びた白色
脳を活性化してオフィスや勉強に向いている
蛍光灯などの白色の光よりやわらかい光の電球色が適しているよ

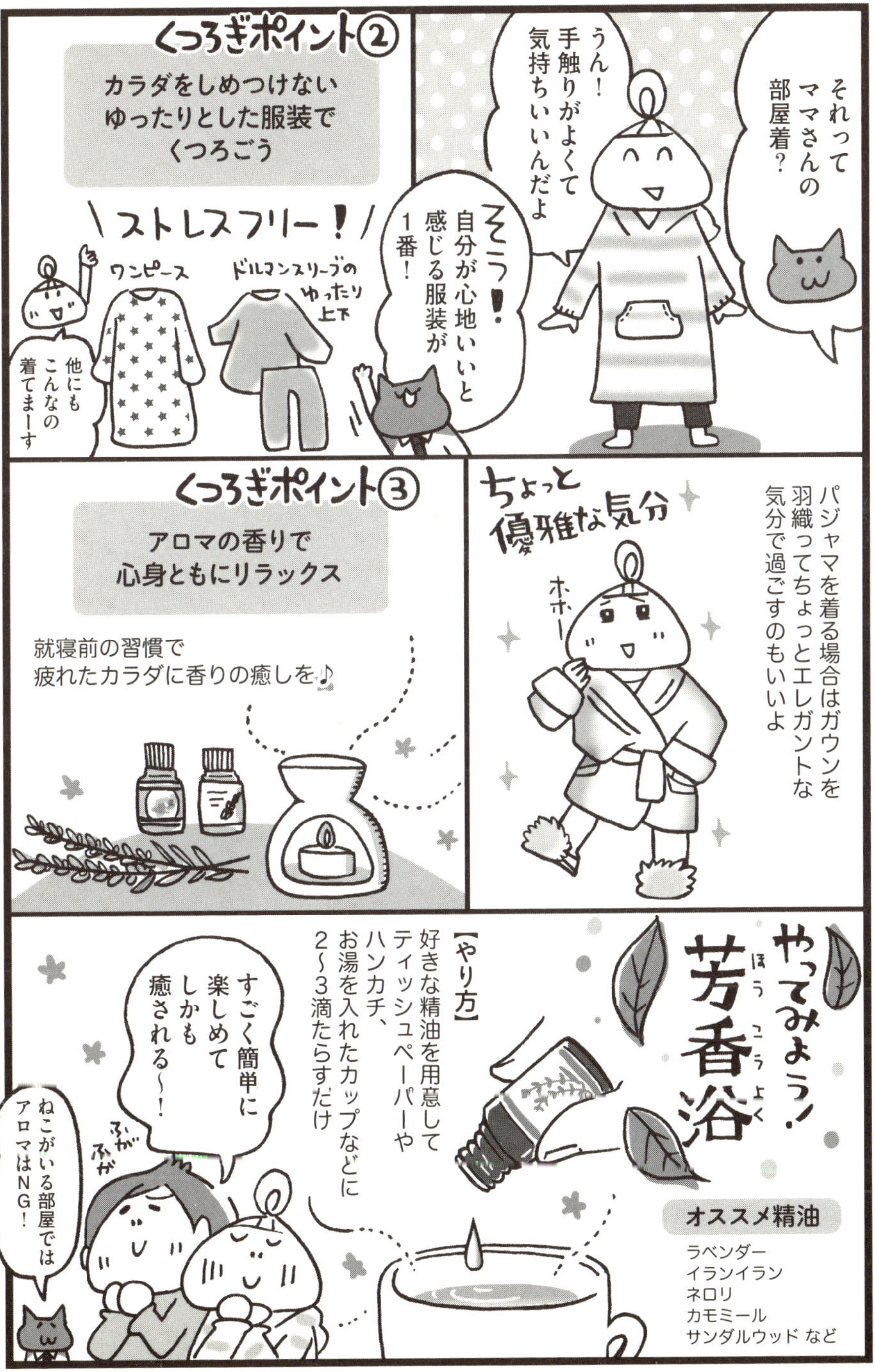
それってママさんの部屋着?
うん!手触りがよくて気持ちいいんだよ
くつろぎポイント②
カラダをしめつけない
ゆったりとした服装で
くつろごう
そう!自分が心地いいと感じる服装が1番!
ストレスフリー!
ワンピース
ドルマンスリーブのゆったり上下
他にもこんなの着てまーす
ちょっと優雅な気分
パジャマを着る場合はガウンを羽織ってちょっとエレガントな気分で過ごすのもいいよ
ホホー
くつろぎポイント③
アロマの香りで
心身ともにリラックス
就寝前の習慣で
疲れたカラダに香りの癒しを♪
やってみよう!
芳《ほう》香《こう》浴《よく》
オススメ精油
ラベンダー
イランイラン
ネロリ
カモミール
サンダルウッド など
【やり方】
好きな精油を用意して
ティッシュペーパーや
ハンカチ、
お湯を入れたカップなどに
2～3滴たらすだけ
すごく簡単に楽しめてしかも癒される～!
ふが ふが
ねこがいる部屋ではアロマはNG!

(安眠効果のある香りについてはP65参照)

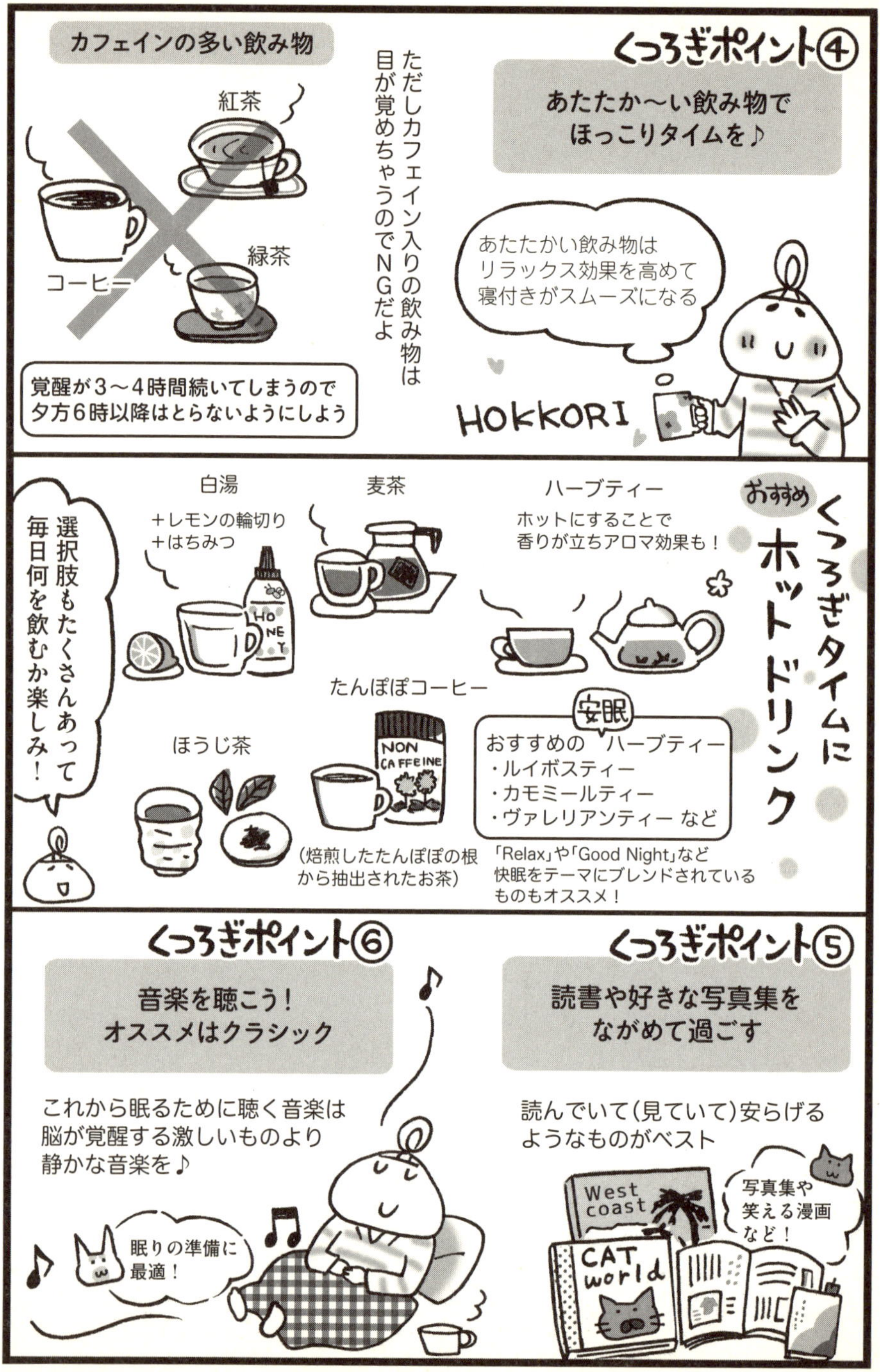
くつろぎポイント④
あたたか〜い飲み物で
ほっこりタイムを♪
あたたかい飲み物は
リラックス効果を高めて
寝付きがスムーズになる
HOKKORI
ただしカフェイン入りの飲み物は
目が覚めちゃうのでNGだよ
カフェインの多い飲み物
紅茶
コーヒー
緑茶
覚醒が3〜4時間続いてしまうので
夕方6時以降はとらないようにしよう
くつろぎタイムに
おすすめ
ホットドリンク
ハーブティー
ホットにすることで
香りが立ちアロマ効果も！
麦茶
白湯
＋レモンの輪切り
＋はちみつ
HONEY
選択肢もたくさんあって
毎日何を飲むか楽しみ！
安眠
おすすめの ハーブティー
・ルイボスティー
・カモミールティー
・ヴァレリアンティー など
「Relax」や「Good Night」など
快眠をテーマにブレンドされている
ものもオススメ！
たんぽぽコーヒー
NON CAFFEINE
（焙煎したたんぽぽの根
から抽出されたお茶）
ほうじ茶
くつろぎポイント⑤
読書や好きな写真集を
ながめて過ごす
読んでいて（見ていて）安らげる
ようなものがベスト
写真集や
笑える漫画
など！
West coast
CAT world
くつろぎポイント⑥
音楽を聴こう！
オススメはクラシック
これから眠るために聴く音楽は
脳が覚醒する激しいものより
静かな音楽を♪
眠りの準備に
最適！

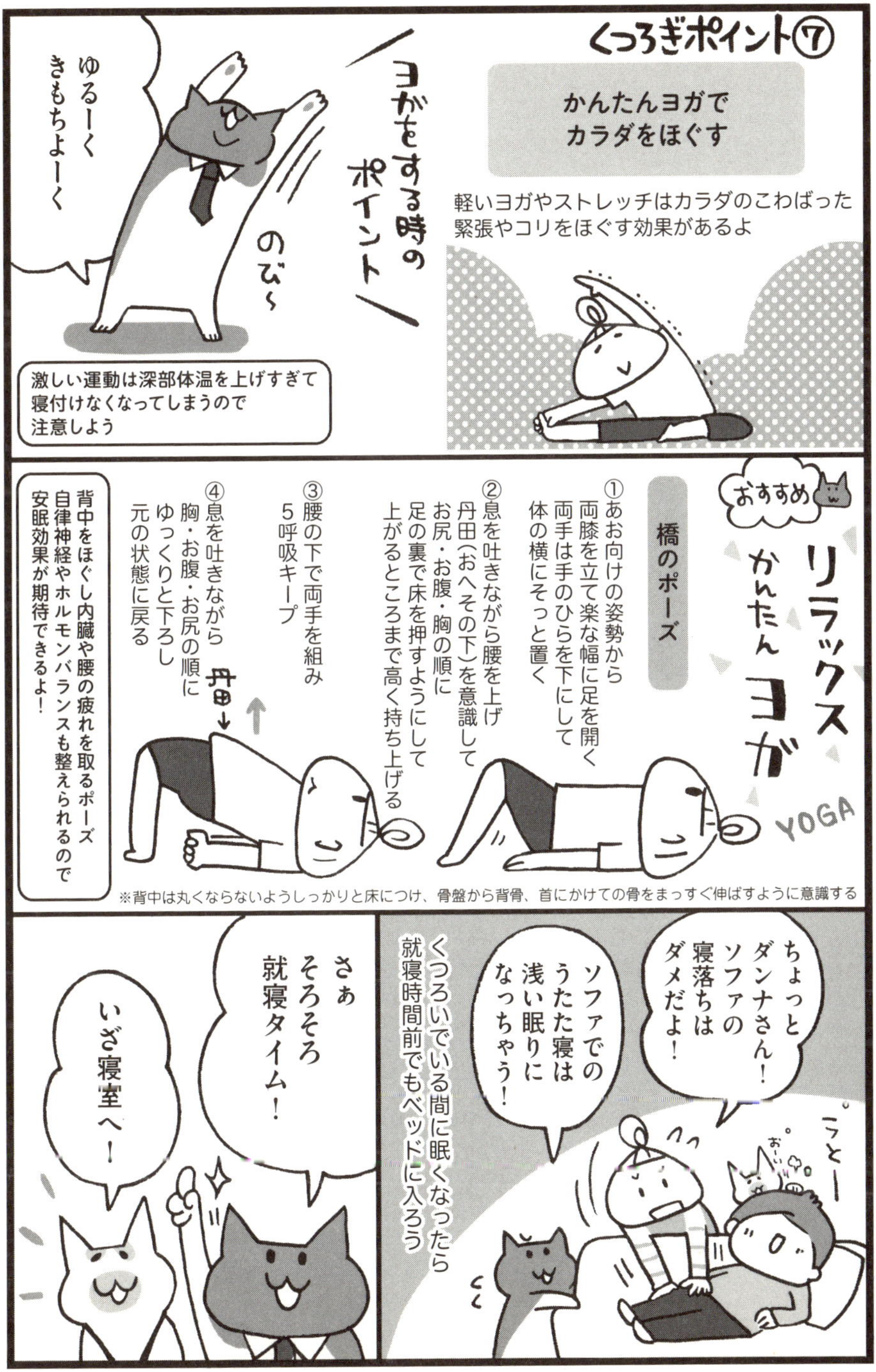
くつろぎポイント⑦
かんたんヨガでカラダをほぐす
軽いヨガやストレッチはカラダのこわばった緊張やコリをほぐす効果があるよ
ヨガをする時のポイント
のび～
ゆるーくきもちよーく
激しい運動は深部体温を上げすぎて寝付けなくなってしまうので注意しよう
おすすめ
リラックスかんたんヨガ
YOGA
橋のポーズ
①あお向けの姿勢から両膝を立て楽な幅に足を開く両手は手のひらを下にして体の横にそっと置く
②息を吐きながら腰を上げ丹田(おへその下)を意識してお尻・お腹・胸の順に足の裏で床を押すようにして上がるところまで高く持ち上げる
③腰の下で両手を組み5呼吸キープ
④息を吐きながら胸・お腹・お尻の順にゆっくりと下ろし元の状態に戻る
丹田
背中をほぐし内臓や腰の疲れを取るポーズ自律神経やホルモンバランスも整えられるので安眠効果が期待できるよ！
※背中は丸くならないようしっかりと床につけ、骨盤から背骨、首にかけての骨をまっすぐ伸ばすように意識する
ちょっとダンナさん！ソファの寝落ちはダメだよ！
ソファでのうたた寝は浅い眠りになっちゃう！
くつろいでいる間に眠くなったら就寝時間前でもベッドに入ろう
ウとー
おーい
さぁそろそろ就寝タイム！
いざ寝室へ！

友野先生の 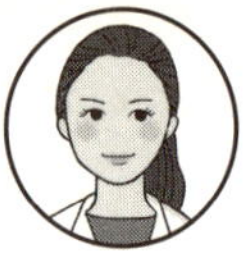 コラム 2

日本の女性はもっと眠るべき

日本は経済協力開発機構（OCED）の調査で、先進国26カ国中2番目に眠らない国であることが明らかになっています。さらに、2014年に行われた15～64歳女性の1日当たりの平均睡眠時間を比較した国際比較調査では、日本の女性の平均睡眠時間はOECD加盟国の中で最も短く、最も睡眠時間が長いスウェーデンと日本との時間差は、約1時間半もありました。

厚生労働省が睡眠6時間未満の20歳以上の男女1220人を対象として行った調査結果によると、睡眠時間が妨げられる原因として、男性の原因の1位はダントツで「仕事」、女性の原因の1位は「家事」という結果になっています。ただし、女性の場合は家事以外にも「育児」、「介護」なども理由としてあり、同時に、女性の社会進出は加速的に進んでいるため「仕事」も理由としてあがっています。

この結果からまだまだ日本の男性の家事参加率が低いことが伺え、女性は有職者であっても、主婦であっても家族の中心となって動いているということが想像できます。

このように、女性が睡眠時間を確保できない理由は複数にわたり、さらに毎月の月経や閉経に伴う更年期障害によって質のよい睡眠の確保が難しいことも考えられます。日々の生活で「やらなくていいこと」を決めて睡眠時間の確保を心がけ、質の高い睡眠を効率よくとることが、現代における忙しい女性が健康的に過ごすためのキーとなるのです。

NAO TOMONO's Column Vol.2

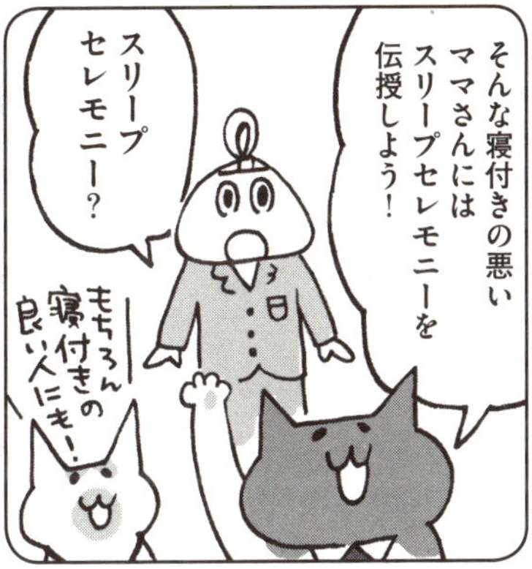
そんな寝付きの悪いママさんにはスリープセレモニーを伝授しよう！
スリープセレモニー？
もちろん寝付きの良い人にも！

第3章
さあ眠ろう！

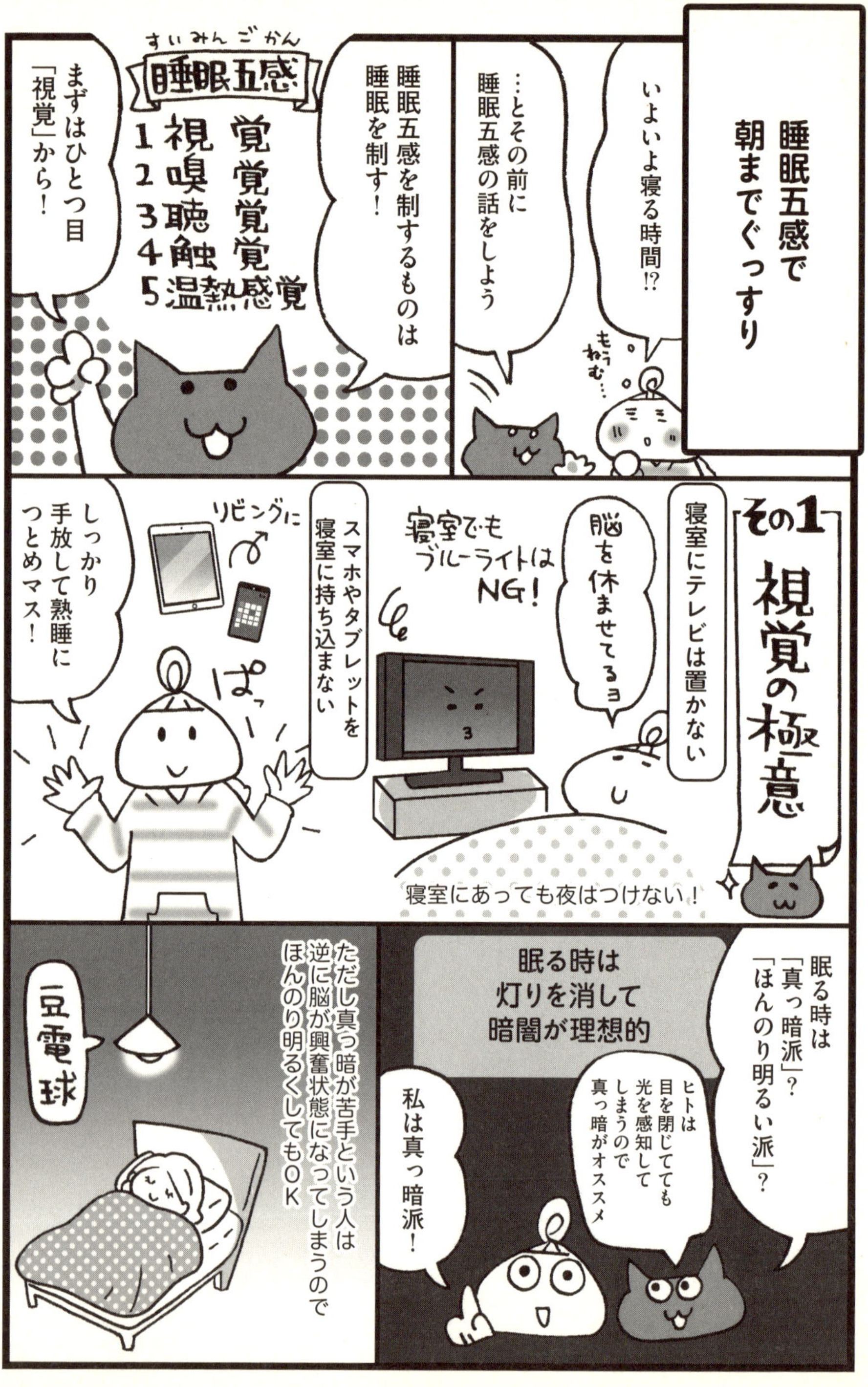
睡眠五感で朝までぐっすり
いよいよ寝る時間!?
もうねむ…
…とその前に睡眠五感の話をしよう
睡眠五感を制するものは睡眠を制す!
睡眠五感《すいみんごかん》
1 視覚
2 嗅覚
3 聴覚
4 触覚
5 温熱感覚
まずはひとつ目「視覚」から!
その1 視覚の極意
寝室にテレビは置かない
脳を休ませてるョ
寝室でもブルーライトはNG!
寝室にあっても夜はつけない!
スマホやタブレットを寝室に持ち込まない
リビングに
ぱっ
しっかり手放して熟睡につとめマス!
眠る時は「真っ暗派」?「ほんのり明るい派」?
眠る時は灯りを消して暗闇が理想的
ヒトは目を閉じてても光を感知してしまうので真っ暗がオススメ
私は真っ暗派!
ただし真っ暗が苦手という人は逆に脳が興奮状態になってしまうのでほんのり明るくしてもOK
豆電球

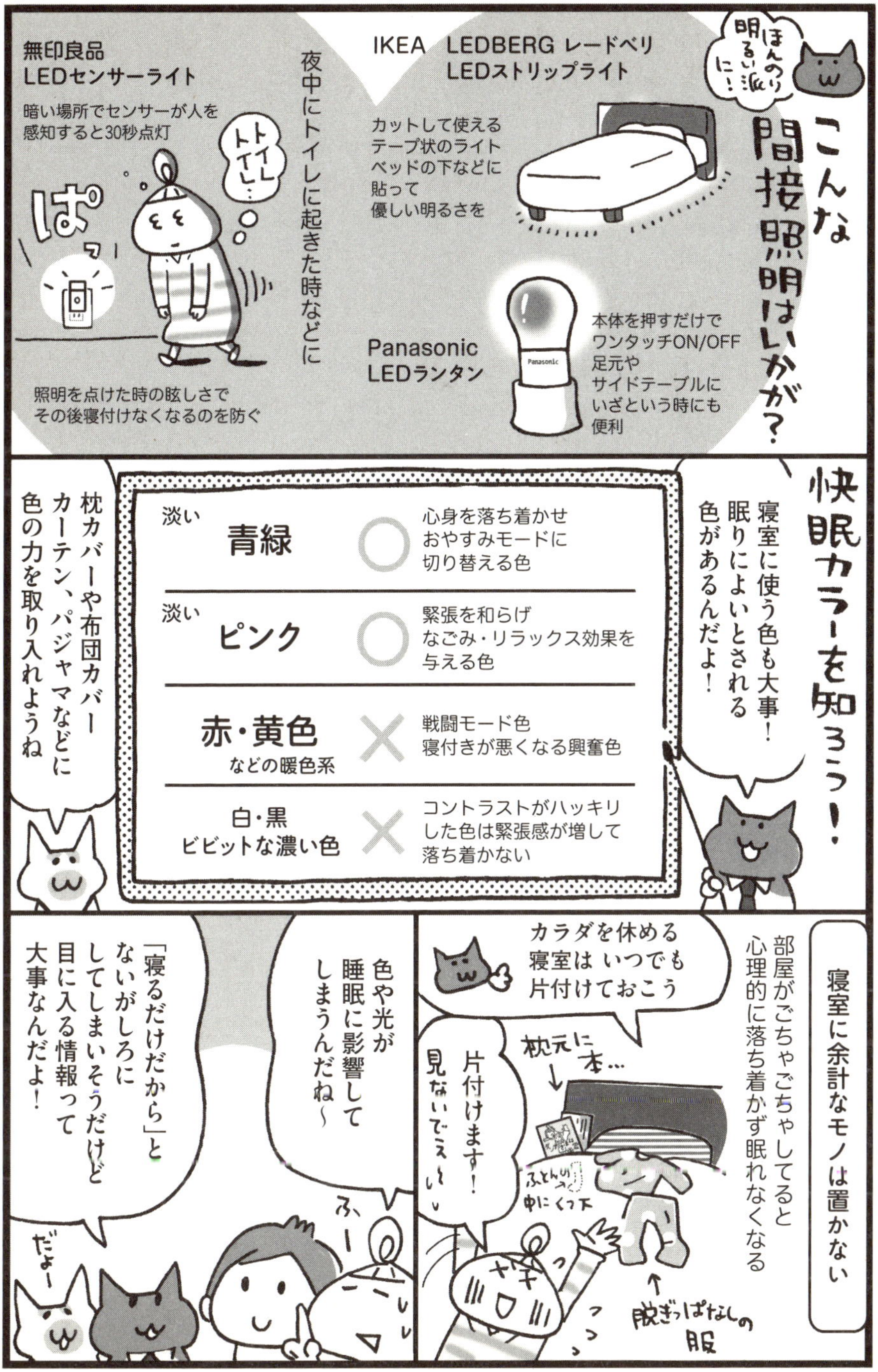

こんな間接照明はいかが?
ほんのり明るい派に!
IKEA　LEDBERG レードベリ
LEDストリップライト
カットして使える
テープ状のライト
ベッドの下などに
貼って
優しい明るさを
Panasonic
LEDランタン
本体を押すだけで
ワンタッチON/OFF
足元や
サイドテーブルに
いざという時にも
便利
夜中にトイレに起きた時などに
無印良品
LEDセンサーライト
暗い場所でセンサーが人を
感知すると30秒点灯
トイレトイレ…
ぱっ
照明を点けた時の眩しさで
その後寝付けなくなるのを防ぐ
快眠カラーを知ろう!
寝室に使う色も大事!
眠りによいとされる
色があるんだよ!
淡い 青緑　○　心身を落ち着かせ おやすみモードに 切り替える色
淡い ピンク　○　緊張を和らげ なごみ・リラックス効果を 与える色
赤・黄色 などの暖色系　×　戦闘モード色 寝付きが悪くなる興奮色
白・黒 ビビットな濃い色　×　コントラストがハッキリ した色は緊張感が増して 落ち着かない
枕カバーや布団カバー
カーテン、パジャマなどに
色の力を取り入れようね
寝室に余計なモノは置かない
部屋がごちゃごちゃしてると
心理的に落ち着かず眠れなくなる
カラダを休める
寝室は いつでも
片付けておこう
片付けます!
見ないでえ～い
枕元に本…
ふとんの中にくつ下
脱ぎっぱなしの服
色や光が
睡眠に影響して
しまうんだね～
ふー
「寝るだけだから」と
ないがしろに
してしまいそうだけど
目に入る情報って
大事なんだよ!
だよー

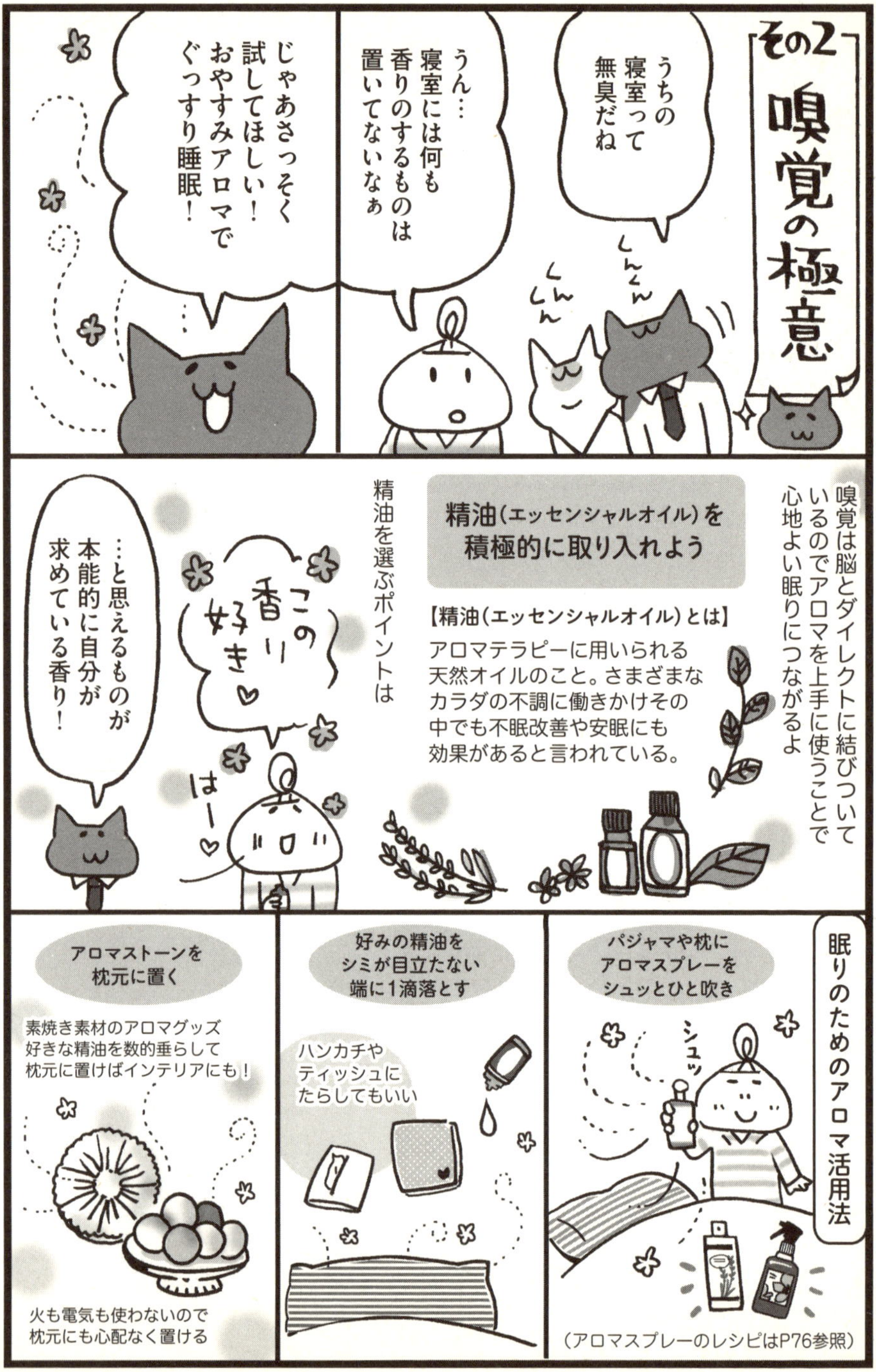

その2
嗅覚の極意
うちの寝室って無臭だね
くんくん
くんくん
うん…寝室には何も香りのするものは置いてないなぁ
じゃあさっそく試してほしい！おやすみアロマでぐっすり睡眠！
嗅覚は脳とダイレクトに結びついているのでアロマを上手に使うことで心地よい眠りにつながるよ
精油（エッセンシャルオイル）を積極的に取り入れよう
【精油（エッセンシャルオイル）とは】
アロマテラピーに用いられる天然オイルのこと。さまざまなカラダの不調に働きかけその中でも不眠改善や安眠にも効果があると言われている。
精油を選ぶポイントは
この香り好き♡
はー♡
…と思えるものが本能的に自分が求めている香り！
眠りのためのアロマ活用法
パジャマや枕にアロマスプレーをシュッとひと吹き
シュッ
（アロマスプレーのレシピはP76参照）
好みの精油をシミが目立たない端に1滴落とす
ハンカチやティッシュにたらしてもいい
アロマストーンを枕元に置く
素焼き素材のアロマグッズ好きな精油を数的垂らして枕元に置けばインテリアにも！
火も電気も使わないので枕元にも心配なく置ける

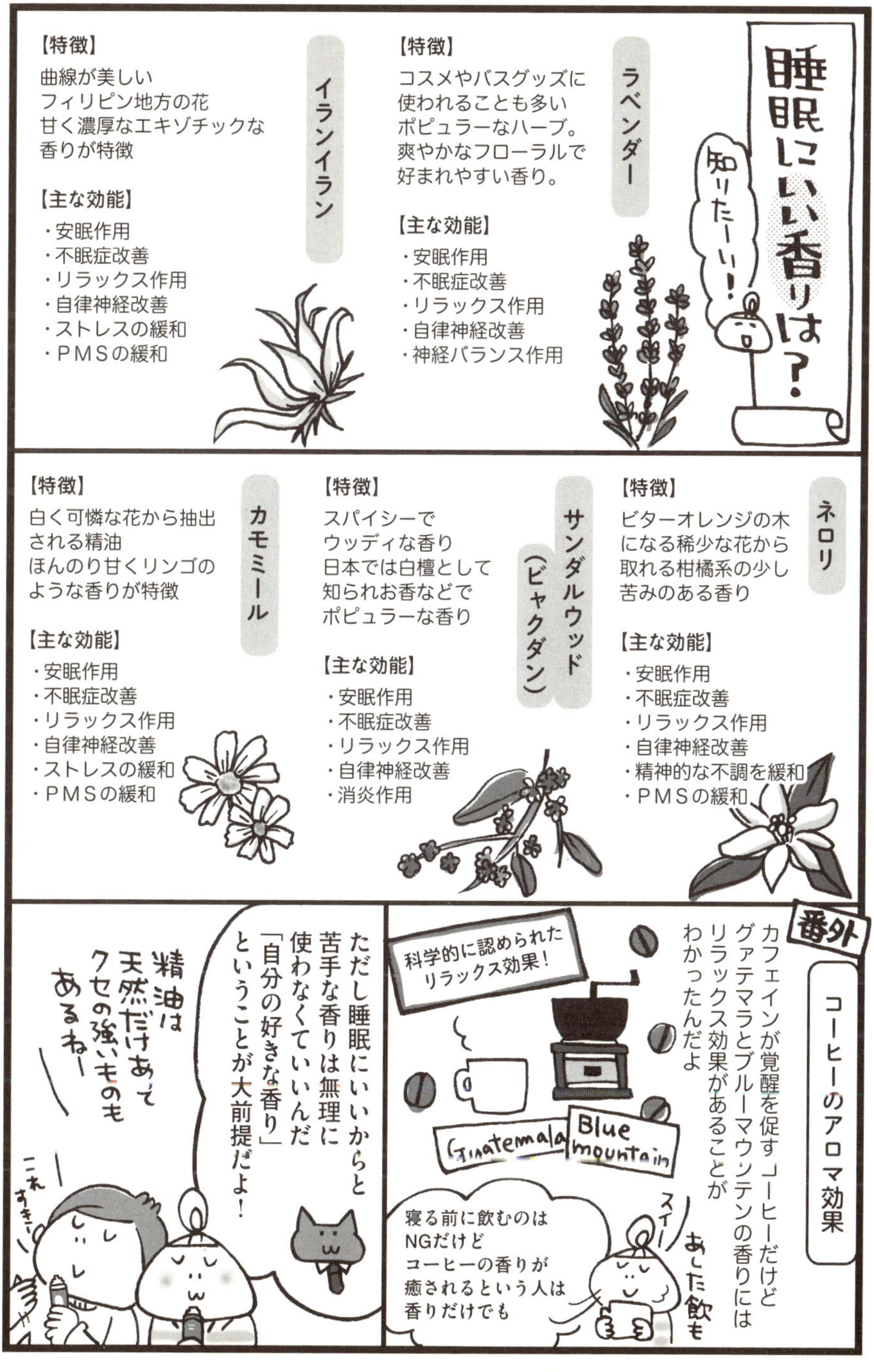
睡眠にいい香りは？
知りたーい！
ラベンダー
【特徴】
コスメやバスグッズに
使われることも多い
ポピュラーなハーブ。
爽やかなフローラルで
好まれやすい香り。
【主な効能】
・安眠作用
・不眠症改善
・リラックス作用
・自律神経改善
・神経バランス作用
イランイラン
【特徴】
曲線が美しい
フィリピン地方の花
甘く濃厚なエキゾチックな
香りが特徴
【主な効能】
・安眠作用
・不眠症改善
・リラックス作用
・自律神経改善
・ストレスの緩和
・ＰＭＳの緩和
ネロリ
【特徴】
ビターオレンジの木
になる稀少な花から
取れる柑橘系の少し
苦みのある香り
【主な効能】
・安眠作用
・不眠症改善
・リラックス作用
・自律神経改善
・精神的な不調を緩和
・ＰＭＳの緩和
サンダルウッド（ビャクダン）
【特徴】
スパイシーで
ウッディな香り
日本では白檀として
知られお香などで
ポピュラーな香り
【主な効能】
・安眠作用
・不眠症改善
・リラックス作用
・自律神経改善
・消炎作用
カモミール
【特徴】
白く可憐な花から抽出
される精油
ほんのり甘くリンゴの
ような香りが特徴
【主な効能】
・安眠作用
・不眠症改善
・リラックス作用
・自律神経改善
・ストレスの緩和
・ＰＭＳの緩和
番外
コーヒーのアロマ効果
カフェインが覚醒を促すコーヒーだけど
グァテマラとブルーマウンテンの香りには
リラックス効果があることが
わかったんだよ
科学的に認められた
リラックス効果！
Guatemala
Blue mountain
寝る前に飲むのは
NGだけど
コーヒーの香りが
癒されるという人は
香りだけでも
スイー
あした飲も
ただし睡眠にいいからと
苦手な香りは無理に
使わなくていいんだ
「自分の好きな香り」
ということが大前提だよ！
精油は
天然だけあって
クセの強いものも
あるねー
これすき～

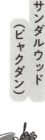

※本物のねこの前では精油は使わないでください

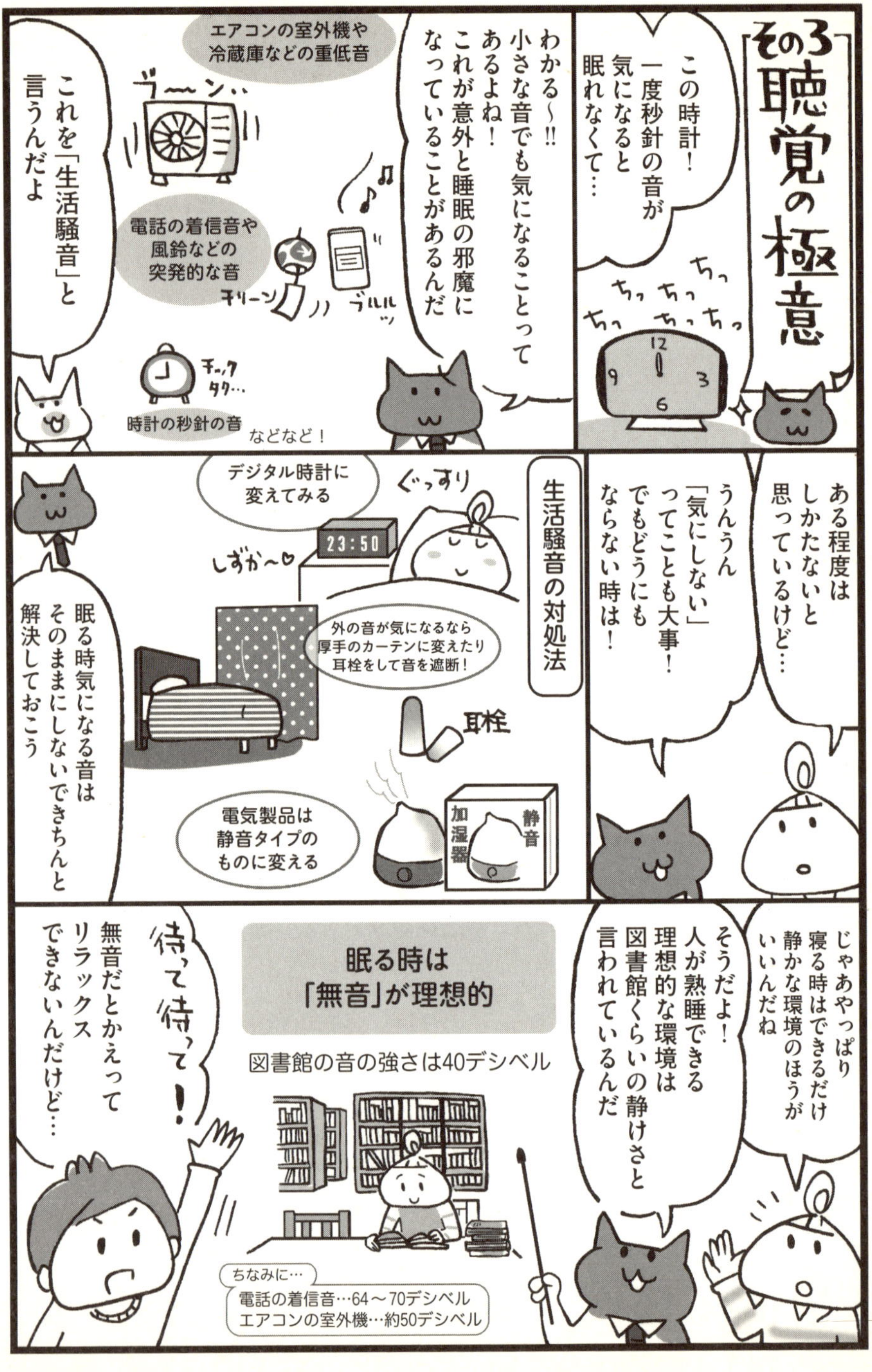
その3 聴覚の極意
この時計！一度秒針の音が気になると眠れなくて…
ちっ ちっ ちっ ちっ ちっ ちっ
わかる〜!! 小さな音でも気になることってあるよね！これが意外と睡眠の邪魔になっていることがあるんだ
エアコンの室外機や冷蔵庫などの重低音
ヴ〜ン
電話の着信音や風鈴などの突発的な音
チリーン
ブルルッ
時計の秒針の音
チックタク…
などなど！
これを「生活騒音」と言うんだよ
ある程度はしかたないと思っているけど…
うんうん「気にしない」ってことも大事！でもどうにもならない時は！
生活騒音の対処法
デジタル時計に変えてみる
ぐっすり
23:50
しずか〜♡
外の音が気になるなら厚手のカーテンに変えたり耳栓をして音を遮断！
耳栓
電気製品は静音タイプのものに変える
加湿器
静音
眠る時気になる音はそのままにしないできちんと解決しておこう
じゃあやっぱり寝る時はできるだけ静かな環境のほうがいいんだね
そうだよ！人が熟睡できる理想的な環境は図書館くらいの静けさと言われているんだ
眠る時は「無音」が理想的
図書館の音の強さは40デシベル
ちなみに…
電話の着信音…64〜70デシベル
エアコンの室外機…約50デシベル
待って待って！
無音だとかえってリラックスできないんだけど…

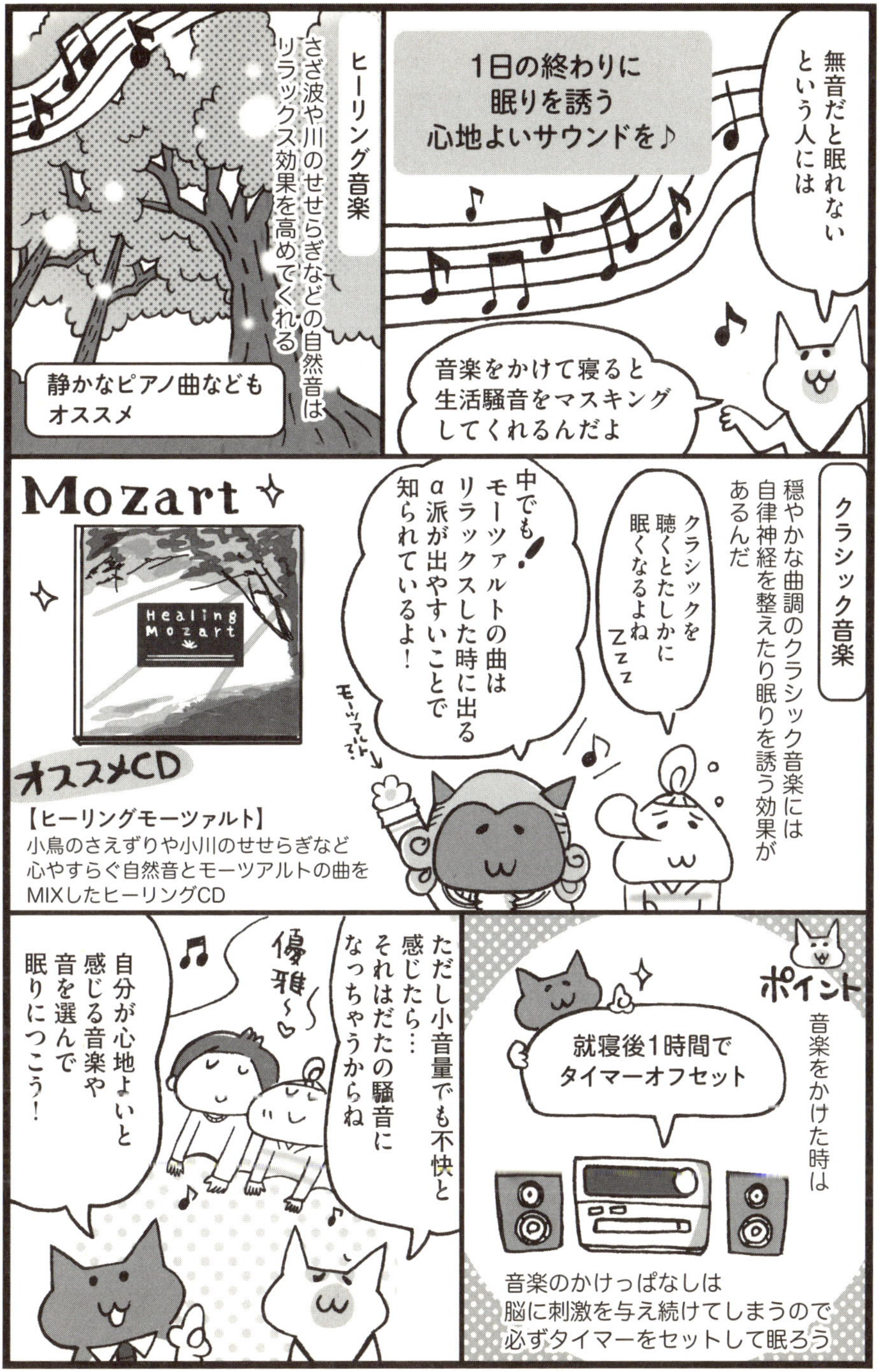
無音だと眠れない
という人には
1日の終わりに
眠りを誘う
心地よいサウンドを♪
音楽をかけて寝ると
生活騒音をマスキング
してくれるんだよ
ヒーリング音楽
さざ波や川のせせらぎなどの自然音は
リラックス効果を高めてくれる
静かなピアノ曲なども
オススメ
クラシック音楽
穏やかな曲調のクラシック音楽には
自律神経を整えたり眠りを誘う効果が
あるんだ
クラシックを
聴くとたしかに
眠くなるよね
Zzz
中でも!
モーツァルトの曲は
リラックスした時に出る
α派が出やすいことで
知られているよ!
モーツァルト?
Mozart
Healing Mozart
オススメCD
【ヒーリングモーツァルト】
小鳥のさえずりや小川のせせらぎなど
心やすらぐ自然音とモーツアルトの曲を
MIXしたヒーリングCD
ポイント
音楽をかけた時は
就寝後1時間で
タイマーオフセット
音楽のかけっぱなしは
脳に刺激を与え続けてしまうので
必ずタイマーをセットして眠ろう
ただし小音量でも不快と
感じたら…
それはただの騒音に
なっちゃうからね
優雅〜
自分が心地よいと
感じる音楽や
音を選んで
眠りにつこう!

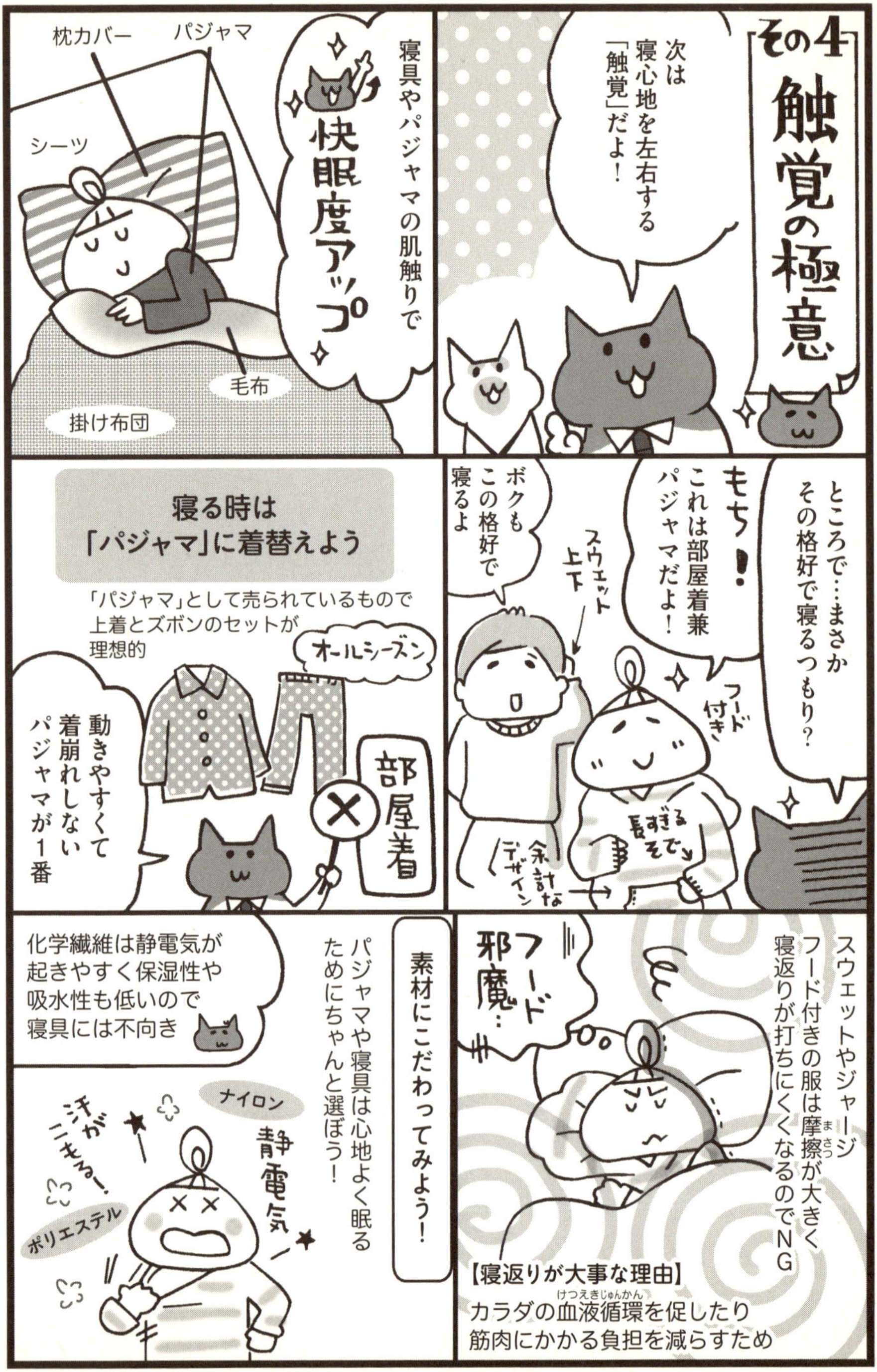
その4
触覚の極意
次は寝心地を左右する「触覚」だよ！
寝具やパジャマの肌触りで
快眠度アップ
枕カバー
パジャマ
シーツ
毛布
掛け布団
ところで…まさかその格好で寝るつもり？
もち！
これは部屋着兼パジャマだよ！
ボクもこの格好で寝るよ
スウェット上下
フード付き
長すぎるそで
余計なデザイン
寝る時は「パジャマ」に着替えよう
「パジャマ」として売られているもので上着とズボンのセットが理想的
オールシーズン
動きやすくて着崩れしないパジャマが1番
部屋着
スウェットやジャージフード付きの服は摩擦《まさつ》が大きく寝返りが打ちにくくなるのでNG
フード邪魔…
【寝返りが大事な理由】
カラダの血液循環《けつえきじゅんかん》を促したり筋肉にかかる負担を減らすため
素材にこだわってみよう！
パジャマや寝具は心地よく眠るためにちゃんと選ぼう！
化学繊維は静電気が起きやすく保湿性や吸水性も低いので寝具には不向き
ナイロン
汗がこもる！
静電気
ポリエステル

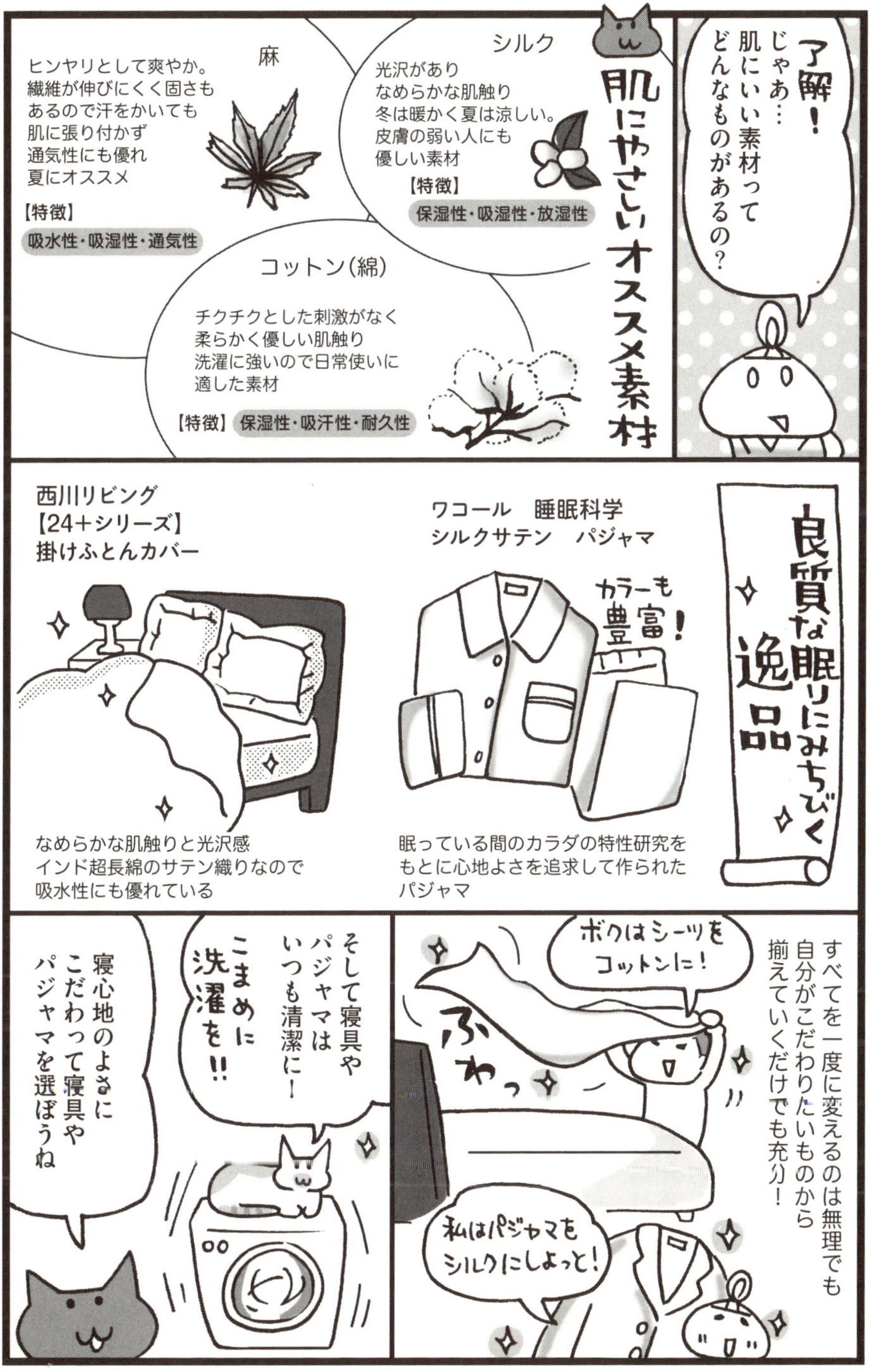
了解！
じゃあ…肌にいい素材ってどんなものがあるの？
肌にやさしいオススメ素材
シルク
光沢があり
なめらかな肌触り
冬は暖かく夏は涼しい。
皮膚の弱い人にも
優しい素材
【特徴】
保湿性・吸湿性・放湿性
麻
ヒンヤリとして爽やか。
繊維が伸びにくく固さも
あるので汗をかいても
肌に張り付かず
通気性にも優れ
夏にオススメ
【特徴】
吸水性・吸湿性・通気性
コットン(綿)
チクチクとした刺激がなく
柔らかく優しい肌触り
洗濯に強いので日常使いに
適した素材
【特徴】保湿性・吸汗性・耐久性
良質な眠りにみちびく逸品
ワコール　睡眠科学
シルクサテン　パジャマ
カラーも豊富！
眠っている間のカラダの特性研究を
もとに心地よさを追求して作られた
パジャマ
西川リビング
【24＋シリーズ】
掛けふとんカバー
なめらかな肌触りと光沢感
インド超長綿のサテン織りなので
吸水性にも優れている
すべてを一度に変えるのは無理でも自分がこだわりたいものから揃えていくだけでも充分！
ボクはシーツをコットンに！
ふわっ
私はパジャマをシルクにしようっと！
そして寝具やパジャマはいつも清潔に！
こまめに洗濯を!!
寝心地のよさにこだわって寝具やパジャマを選ぼうね

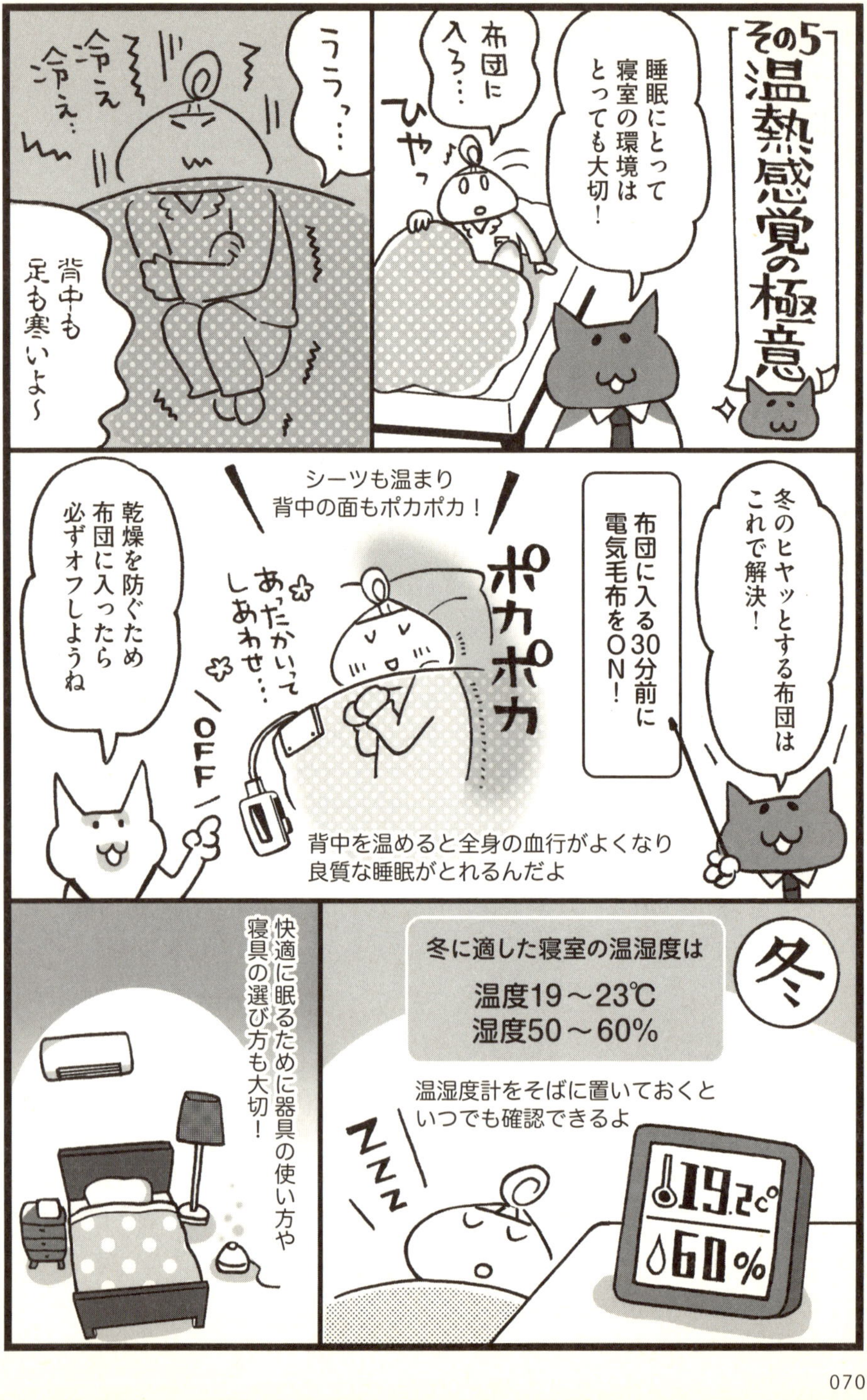
その5
温熱感覚の極意
睡眠にとって寝室の環境はとっても大切!
布団に入ろ…
ひやっ
ううっ…
冷え冷え…
背中も足も寒いよ~
冬のヒヤッとする布団はこれで解決!
布団に入る30分前に電気毛布をON!
シーツも温まり背中の面もポカポカ!
ポカポカ
あったかいってしあわせ…
OFF
乾燥を防ぐため布団に入ったら必ずオフしようね
背中を温めると全身の血行がよくなり良質な睡眠がとれるんだよ
冬
冬に適した寝室の温湿度は
温度19～23℃
湿度50～60%
温湿度計をそばに置いておくといつでも確認できるよ
ZZZ
19.2℃
60%
快適に眠るために器具の使い方や寝具の選び方も大切!

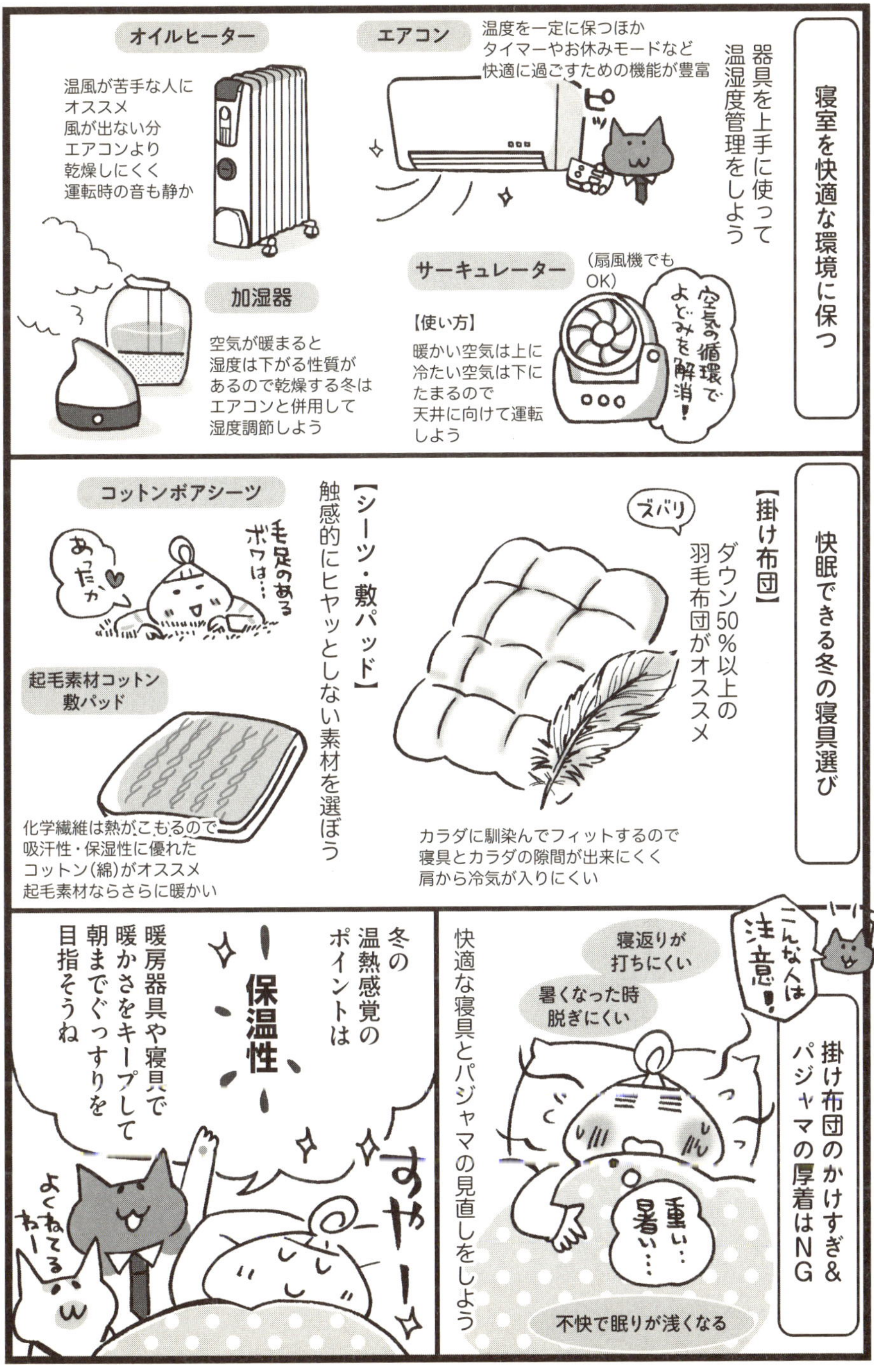
寝室を快適な環境に保つ
器具を上手に使って温湿度管理をしよう
エアコン
温度を一定に保つほか
タイマーやお休みモードなど
快適に過ごすための機能が豊富
ピッ
オイルヒーター
温風が苦手な人に
オススメ
風が出ない分
エアコンより
乾燥しにくく
運転時の音も静か
サーキュレーター
（扇風機でもOK）
【使い方】
暖かい空気は上に
冷たい空気は下に
たまるので
天井に向けて運転
しよう
空気の循環でよどみを解消！
加湿器
空気が暖まると
湿度は下がる性質が
あるので乾燥する冬は
エアコンと併用して
湿度調節しよう
快眠できる冬の寝具選び
【掛け布団】
ダウン50％以上の羽毛布団がオススメ
ズバリ
カラダに馴染んでフィットするので
寝具とカラダの隙間が出来にくく
肩から冷気が入りにくい
【シーツ・敷パッド】
触感的にヒヤッとしない素材を選ぼう
コットンボアシーツ
毛足のあるボワは…
あったか♡
起毛素材コットン敷パッド
化学繊維は熱がこもるので
吸汗性・保湿性に優れた
コットン（綿）がオススメ
起毛素材ならさらに暖かい
掛け布団のかけすぎ＆パジャマの厚着はNG
こんな人は注意！
寝返りが打ちにくい
暑くなった時脱ぎにくい
重い…暑い…
不快で眠りが浅くなる
快適な寝具とパジャマの見直しをしよう
冬の温熱感覚のポイントは
保温性
暖房器具や寝具で暖かさをキープして朝までぐっすりを目指そうね
すやー！
よくねてるねー

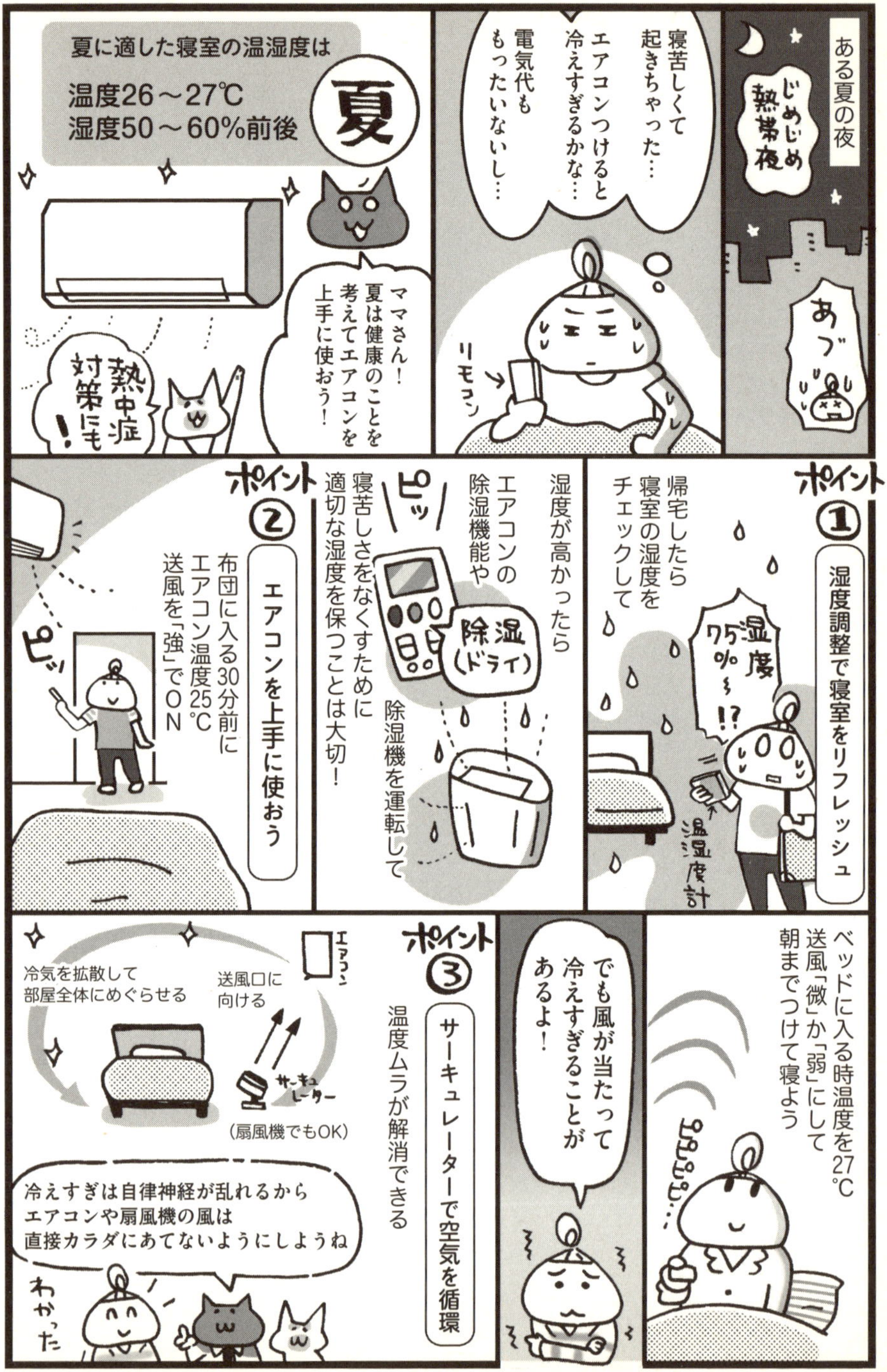

ある夏の夜
じめじめ熱帯夜
あづ
寝苦しくて起きちゃった…
エアコンつけると冷えすぎるかな…
電気代ももったいないし…
リモコン
夏に適した寝室の温湿度は
温度26〜27℃
湿度50〜60%前後
夏
ママさん！夏は健康のことを考えてエアコンを上手に使おう！
熱中症対策にも！
ポイント①
湿度調整で寝室をリフレッシュ
帰宅したら寝室の湿度をチェックして
湿度75%〜!?
温湿度計
湿度が高かったらエアコンの除湿機能や除湿機を運転して
ピッ
除湿（ドライ）
寝苦しさをなくすために適切な湿度を保つことは大切！
ポイント②
エアコンを上手に使おう
布団に入る30分前にエアコン温度25℃送風を「強」でON
ピッ
ベッドに入る時温度を27℃送風「微」か「弱」にして朝までつけて寝よう
ピピピピ…
でも風が当たって冷えすぎることがあるよ！
ポイント③
サーキュレーターで空気を循環
温度ムラが解消できる
エアコン
送風口に向ける
冷気を拡散して部屋全体にめぐらせる
サーキュレーター
（扇風機でもOK）
冷えすぎは自律神経が乱れるからエアコンや扇風機の風は直接カラダにあてないようにしようね
わかった

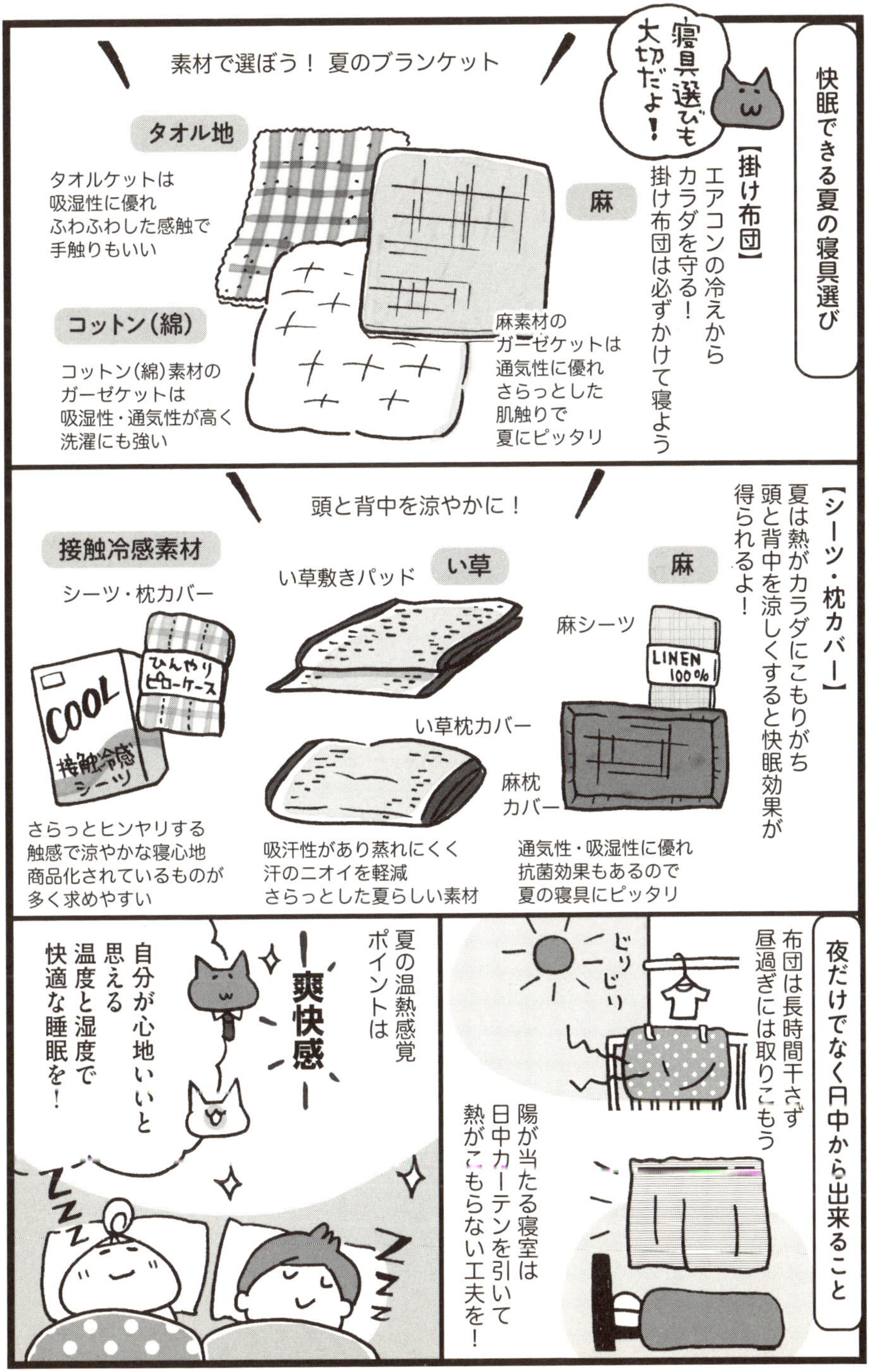

快眠できる夏の寝具選び
【掛け布団】
エアコンの冷えからカラダを守る！
掛け布団は必ずかけて寝よう
寝具選びも大切だよ！
素材で選ぼう！ 夏のブランケット
麻
麻素材のガーゼケットは通気性に優れさらっとした肌触りで夏にピッタリ
タオル地
タオルケットは吸湿性に優れふわふわした感触で手触りもいい
コットン(綿)
コットン(綿)素材のガーゼケットは吸湿性・通気性が高く洗濯にも強い
【シーツ・枕カバー】
夏は熱がカラダにこもりがち
頭と背中を涼しくすると快眠効果が得られるよ！
頭と背中を涼やかに！
麻
麻シーツ
LINEN 100%
麻枕カバー
通気性・吸湿性に優れ抗菌効果もあるので夏の寝具にピッタリ
い草
い草敷きパッド
い草枕カバー
吸汗性があり蒸れにくく汗のニオイを軽減さらっとした夏らしい素材
接触冷感素材
シーツ・枕カバー
ひんやりピローケース
COOL
接触冷感シーツ
さらっとヒンヤリする触感で涼やかな寝心地商品化されているものが多く求めやすい
夜だけでなく日中から出来ること
布団は長時間干さず昼過ぎには取りこもう
じりじり
陽が当たる寝室は日中カーテンを引いて熱がこもらない工夫を！
夏の温熱感覚ポイントは
爽快感
自分が心地いいと思える温度と湿度で快適な睡眠を！
ZZZ
ZZZ

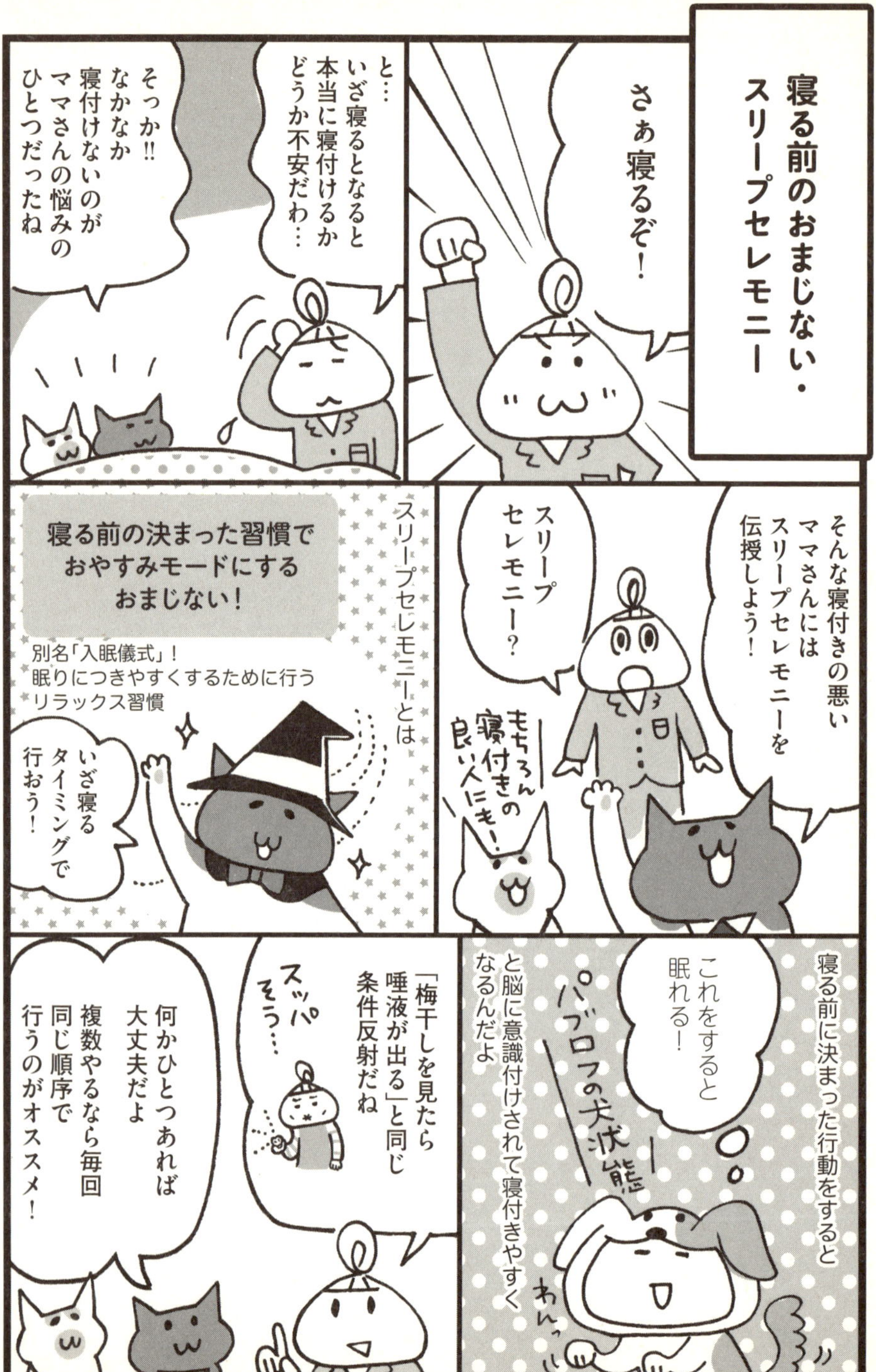
寝る前のおまじない・スリープセレモニー
さぁ寝るぞ!
と…いざ寝るとなると本当に寝付けるかどうか不安だわ…
そっか!! なかなか寝付けないのがママさんの悩みのひとつだったね
そんな寝付きの悪いママさんにはスリープセレモニーを伝授しよう!
スリープセレモニー?
もちろん寝付きの良い人にも!
スリープセレモニーとは
寝る前の決まった習慣でおやすみモードにするおまじない!
別名「入眠儀式」!
眠りにつきやすくするために行うリラックス習慣
いざ寝るタイミングで行おう!
寝る前に決まった行動をすると
これをすると眠れる!
と脳に意識付けされて寝付きやすくなるんだよ
パブロフの犬状態
わんっ
「梅干しを見たら唾液が出る」と同じ条件反射だね
スッパそう…
何かひとつあれば大丈夫だよ 複数やるなら毎回同じ順序で行うのがオススメ!

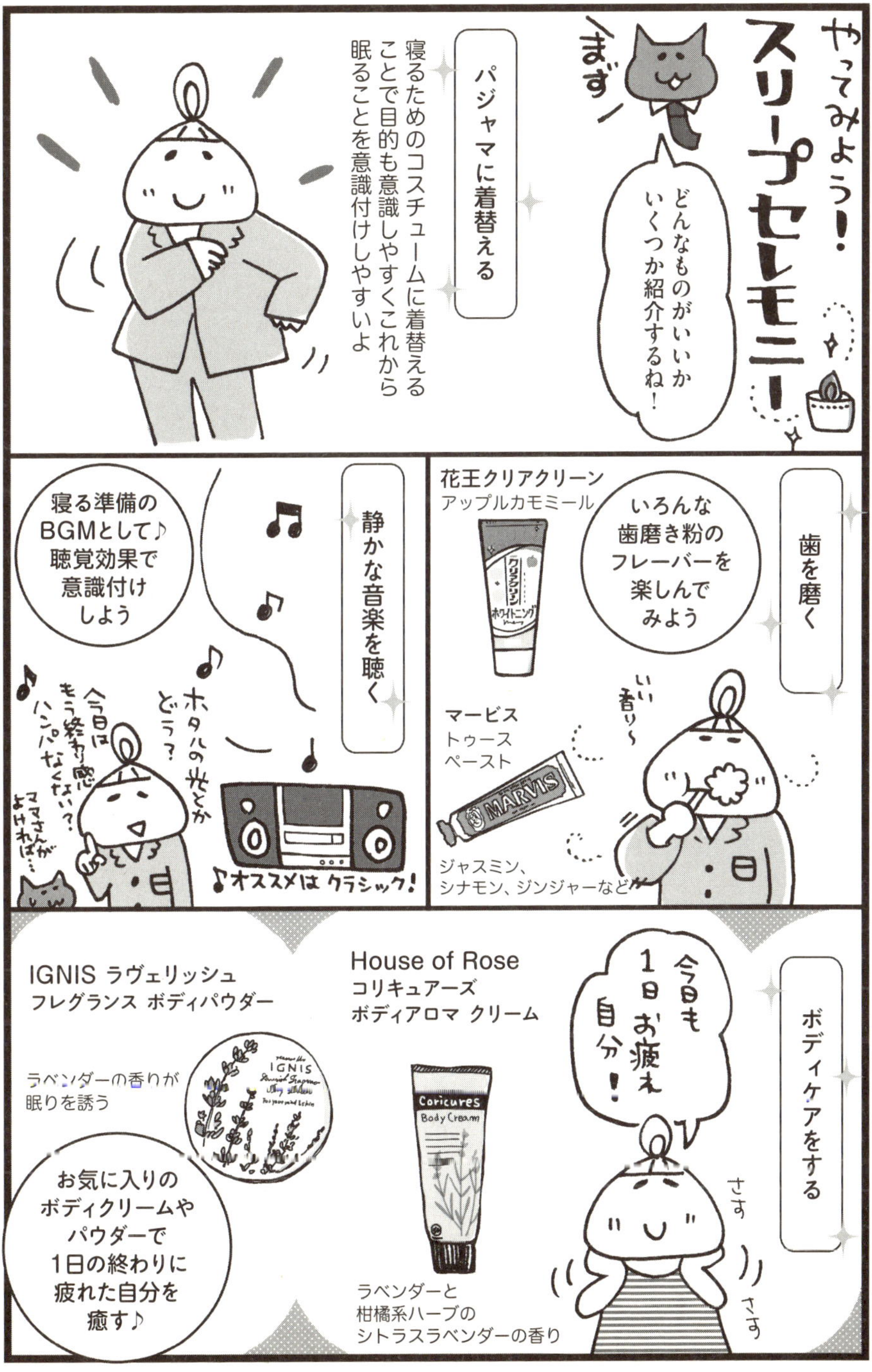
やってみよう！
スリープセレモニー！
まず
どんなものがいいか
いくつか紹介するね！
パジャマに着替える
寝るためのコスチュームに着替えることで目的も意識しやすくこれから眠ることを意識付けしやすいよ
歯を磨く
いろんな
歯磨き粉の
フレーバーを
楽しんで
みよう
花王クリアクリーン
アップルカモミール
クリアクリーン
ホワイトニング
いい香り～
マービス
トゥース
ペースト
MARVIS
ジャスミン、
シナモン、ジンジャーなど
静かな音楽を聴く
寝る準備の
BGMとして♪
聴覚効果で
意識付け
しよう
ホタルの光とかどう？
今日はもう終わり感ハンパなくない？
ママさんがよければ…
♪オススメはクラシック！
ボディケアをする
今日も1日お疲れ自分！
さす
さす
House of Rose
コリキュアーズ
ボディアロマ クリーム
Coricures
Body Cream
ラベンダーと
柑橘系ハーブの
シトラスラベンダーの香り
IGNIS ラヴェリッシュ
フレグランス ボディパウダー
IGNIS
ラベンダーの香りが
眠りを誘う
お気に入りの
ボディクリームや
パウダーで
1日の終わりに
疲れた自分を
癒す♪

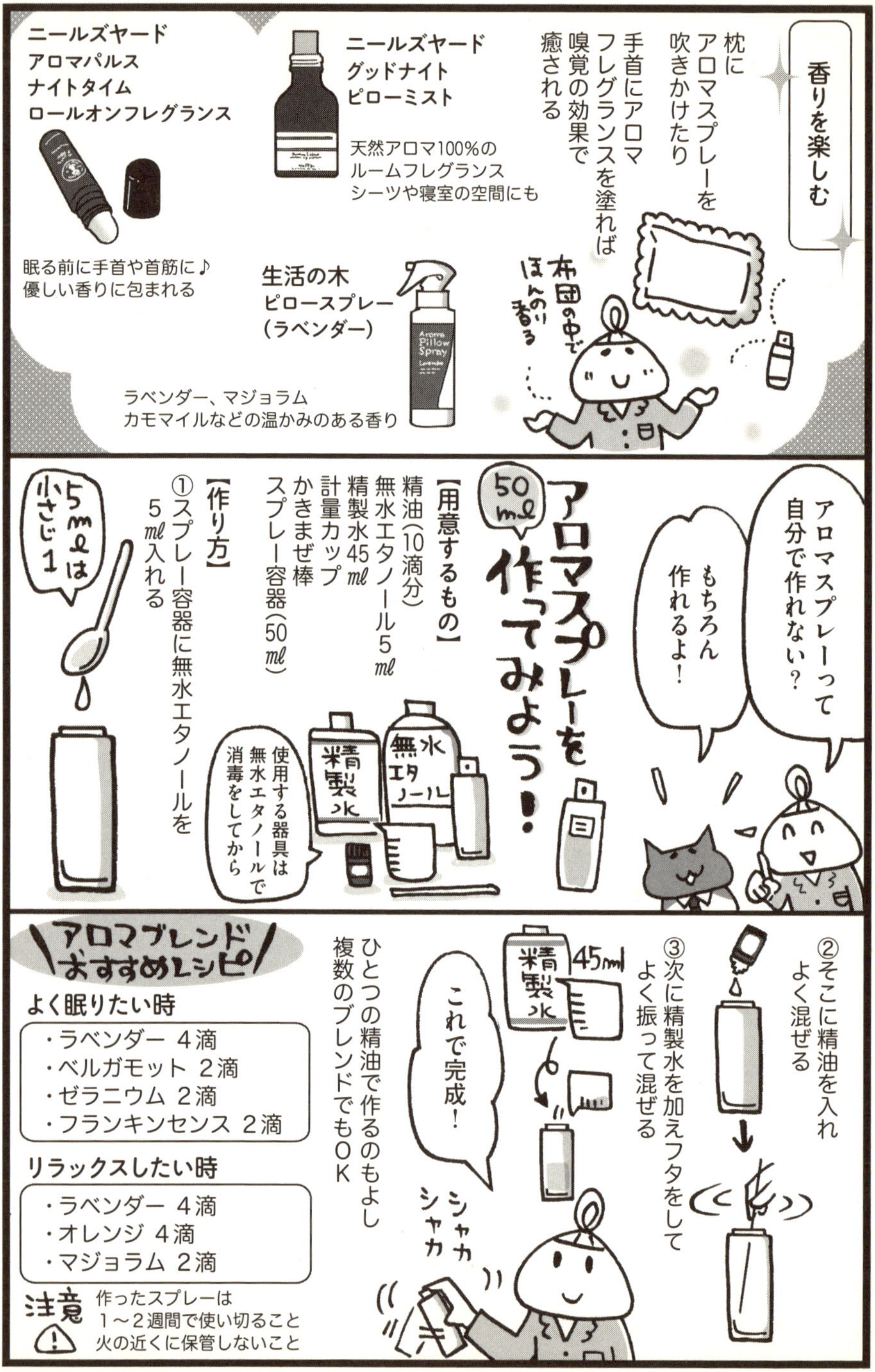
香りを楽しむ
枕にアロマスプレーを吹きかけたり
手首にアロマフレグランスを塗れば
嗅覚の効果で癒される
ニールズヤード
グッドナイト
ピローミスト
天然アロマ100%の
ルームフレグランス
シーツや寝室の空間にも
ニールズヤード
アロマパルス
ナイトタイム
ロールオンフレグランス
眠る前に手首や首筋に♪
優しい香りに包まれる
布団の中でほんのり香る
生活の木
ピロースプレー
(ラベンダー)
Aroma Pillow Spray
ラベンダー、マジョラム
カモマイルなどの温かみのある香り
アロマスプレーって自分で作れない？
もちろん作れるよ！
アロマスプレーを作ってみよう！
50ml
【用意するもの】
精油(10滴分)
無水エタノール5ml
精製水45ml
計量カップ
かきまぜ棒
スプレー容器(50ml)
【作り方】
①スプレー容器に無水エタノールを5ml入れる
5mlは小さじ1
使用する器具は無水エタノールで消毒をしてから
精製水
無水エタノール
②そこに精油を入れよく混ぜる
③次に精製水を加えフタをしてよく振って混ぜる
精製水
45ml
これで完成！
シャカシャカ
ひとつの精油で作るのもよし
複数のブレンドでもOK
アロマブレンドおすすめレシピ
よく眠りたい時
・ラベンダー 4滴
・ベルガモット 2滴
・ゼラニウム 2滴
・フランキンセンス 2滴
リラックスしたい時
・ラベンダー 4滴
・オレンジ 4滴
・マジョラム 2滴
注意
作ったスプレーは
1〜2週間で使い切ること
火の近くに保管しないこと

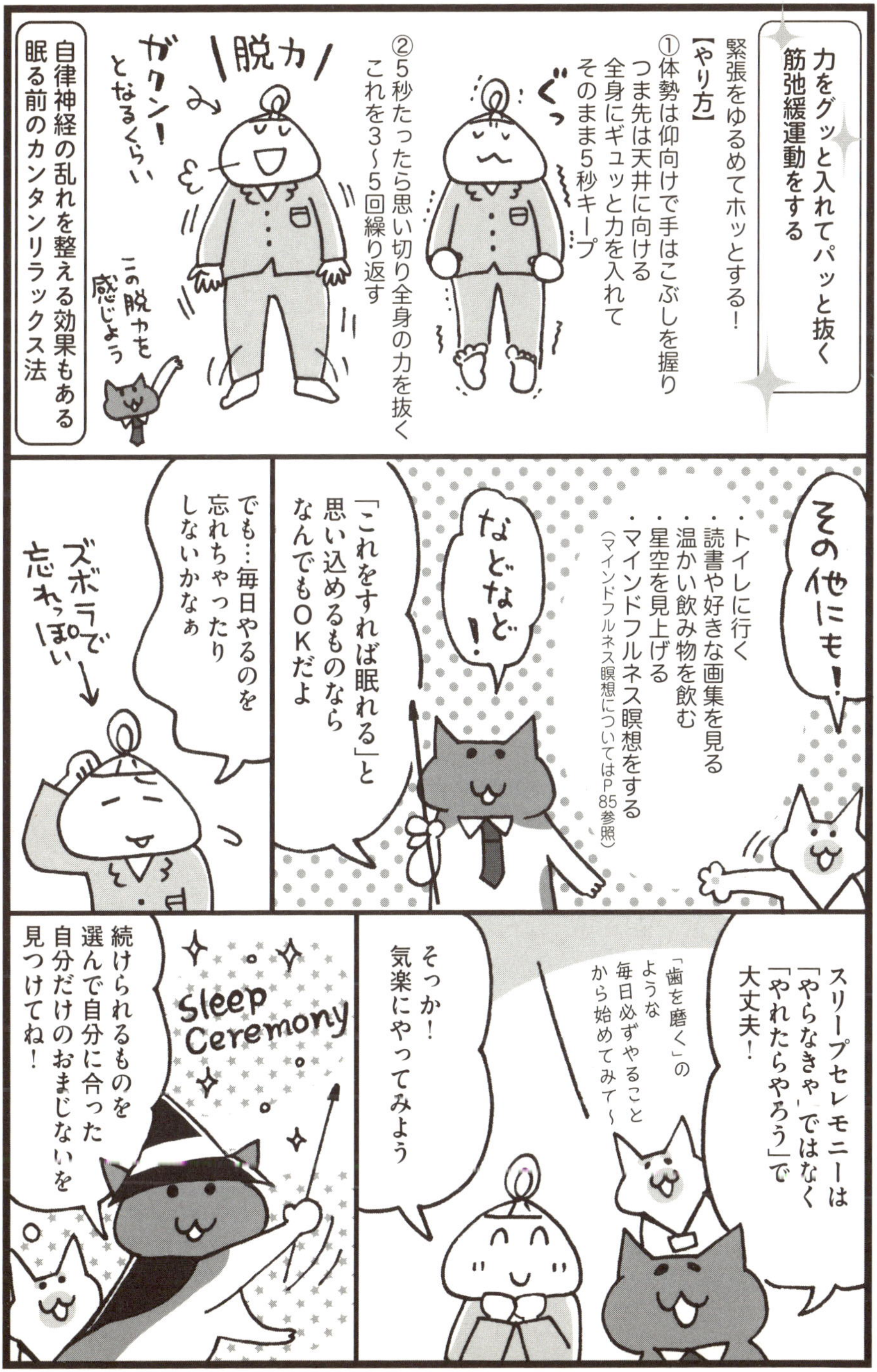
力をグッと入れてパッと抜く筋弛緩運動をする
緊張をゆるめてホッとする!
【やり方】
①体勢は仰向けで手はこぶしを握り
つま先は天井に向ける
全身にギュッと力を入れて
そのまま5秒キープ
ぐっ
②5秒たったら思い切り全身の力を抜く
これを3～5回繰り返す
脱力
ガクン!となるくらい
この脱力を感じよう
自律神経の乱れを整える効果もある
眠る前のカンタンリラックス法
その他にも!
・トイレに行く
・読書や好きな画集を見る
・温かい飲み物を飲む
・星空を見上げる
・マインドフルネス瞑想をする
(マインドフルネス瞑想についてはP85参照)
などなど!
「これをすれば眠れる」と思い込めるものならなんでもOKだよ
でも…毎日やるのを忘れちゃったりしないかなぁ
ズボラで忘れっぽい
スリープセレモニーは「やらなきゃ」ではなく「やれたらやろう」で大丈夫!
「歯を磨く」のような毎日必ずやることから始めてみて～
そっか!気楽にやってみよう
Sleep Ceremony
続けられるものを選んで自分に合った自分だけのおまじないを見つけてね!

友野先生の 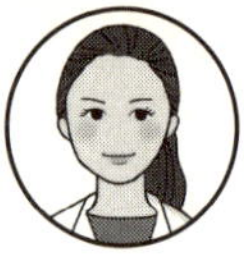 コラム 3

睡眠力は免疫力

眠る力は心や体を守る免疫力とイコールとなっているといえます。慢性的な睡眠不足は免疫機能を低くし、「健康」そして「生命」までをも脅《おびや》かすという事実が、これまでの様々な研究から明らかになっているのです。

適切な睡眠時間が確保できていない場合、うつ病や糖尿病、高血圧、認知症、肥満、がんのリスクが上昇することがわかっていますし、もっと身近なところでは風邪をひくリスクも約 4 倍まで高まることが報告されているのです。

免疫力が低下しているということは、風邪以外にも新型インフルエンザやノロウィルスなど、様々な感染症にかかる可能性も高まるということ。インフルエンザなどにかからないよう、毎年冬になるとインフルエンザの予防ワクチンを接種する方も多いと思いますが、実は睡眠不足の場合、ワクチンの有効性が 11.5 倍も低くなることも明らかになっているのです。

また、免疫力の低下は「体内の異物と闘う力が落ちる」ということなので、アレルギーの悪化にもつながってしまう危険性が潜《ひそ》んでいます。

睡眠時間を削ることは、心身の健康、生産性、能力などのあらゆる損失につながるため、賢い選択とは言えません。

NAO TOMONO's Column Vol.3

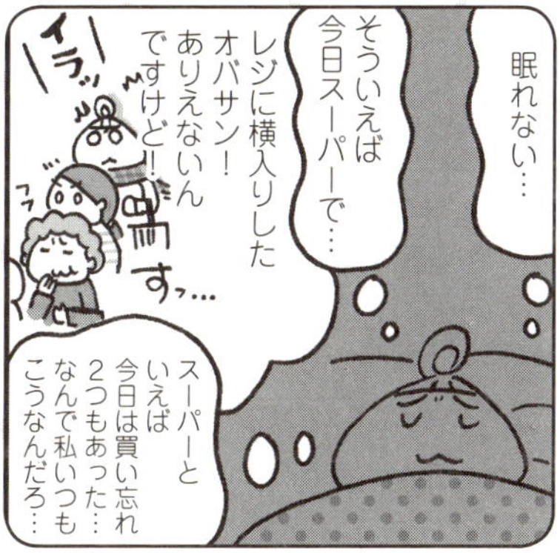
眠れない…
そういえば今日スーパーで…
レジに横入りしたオバサン！ありえないんですけど!!
イラッ
すっ…
スーパーといえば今日は買い忘れ2つもあった…なんで私いつもこうなんだろ…

第4章
眠れない時は

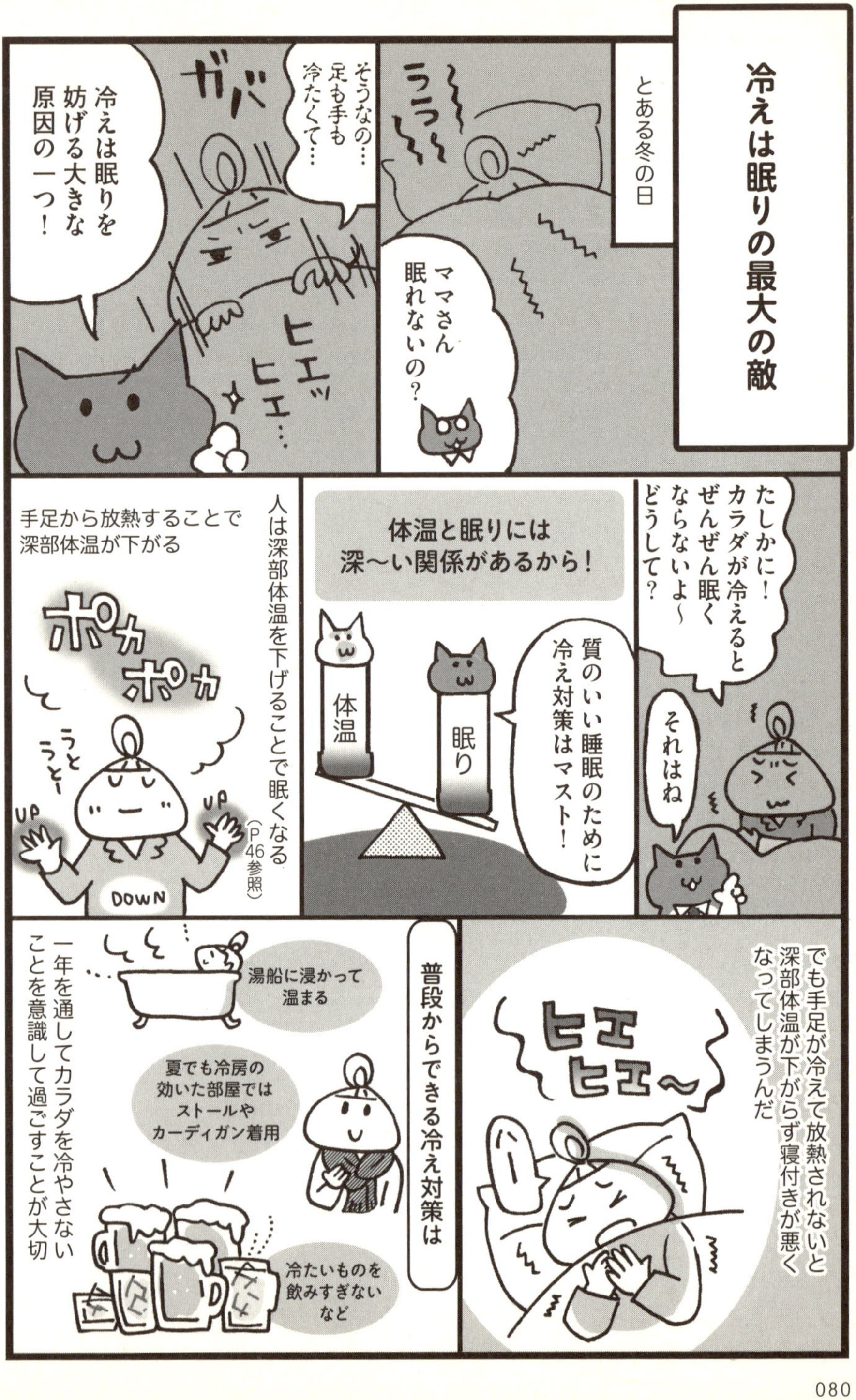
冷えは眠りの最大の敵
とある冬の日
ママさん眠れないの？
そうなの…足も手も冷たくて…
ガバ
ヒエッ
ヒエ…
冷えは眠りを妨げる大きな原因の一つ！
たしかに！カラダが冷えるとぜんぜん眠くならないよ～どうして？
それはね
体温と眠りには深～い関係があるから！
体温
眠り
質のいい睡眠のために冷え対策はマスト！
人は深部体温を下げることで眠くなる（P46参照）
手足から放熱することで深部体温が下がる
ポカポカ
うとうと～
UP
UP
DOWN
でも手足が冷えて放熱されないと深部体温が下がらず寝付きが悪くなってしまうんだ
ヒエヒエ～
普段からできる冷え対策は
湯船に浸かって温まる
夏でも冷房の効いた部屋ではストールやカーディガン着用
冷たいものを飲みすぎないなど
一年を通してカラダを冷やさないことを意識して過ごすことが大切

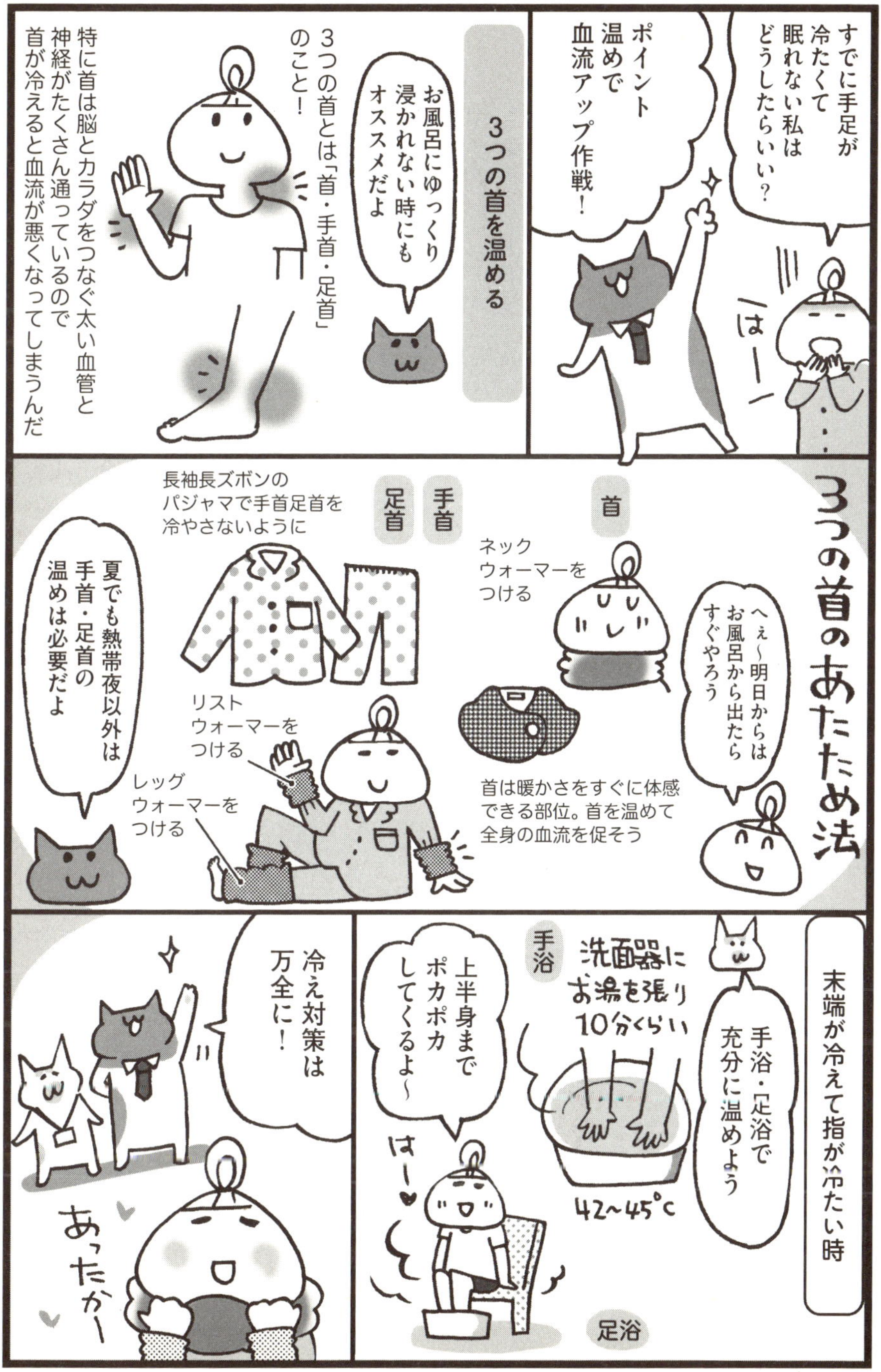

すでに手足が冷たくて眠れない私はどうしたらいい？
ポイント温めで血流アップ作戦！
はーー
3つの首を温める
お風呂にゆっくり浸かれない時にもオススメだよ
3つの首とは「首・手首・足首」のこと！
特に首は脳とカラダをつなぐ太い血管と神経がたくさん通っているので首が冷えると血流が悪くなってしまうんだ
3つの首のあたため法
へぇ～明日からはお風呂から出たらすぐやろう
首
ネックウォーマーをつける
首は暖かさをすぐに体感できる部位。首を温めて全身の血流を促そう
手首
足首
長袖長ズボンのパジャマで手首足首を冷やさないように
リストウォーマーをつける
レッグウォーマーをつける
夏でも熱帯夜以外は手首・足首の温めは必要だよ
末端が冷えて指が冷たい時
手浴・足浴で充分に温めよう
手浴
洗面器にお湯を張り10分くらい
42～45°C
上半身までポカポカしてくるよ～
はー♥
足浴
冷え対策は万全に！
あったか～

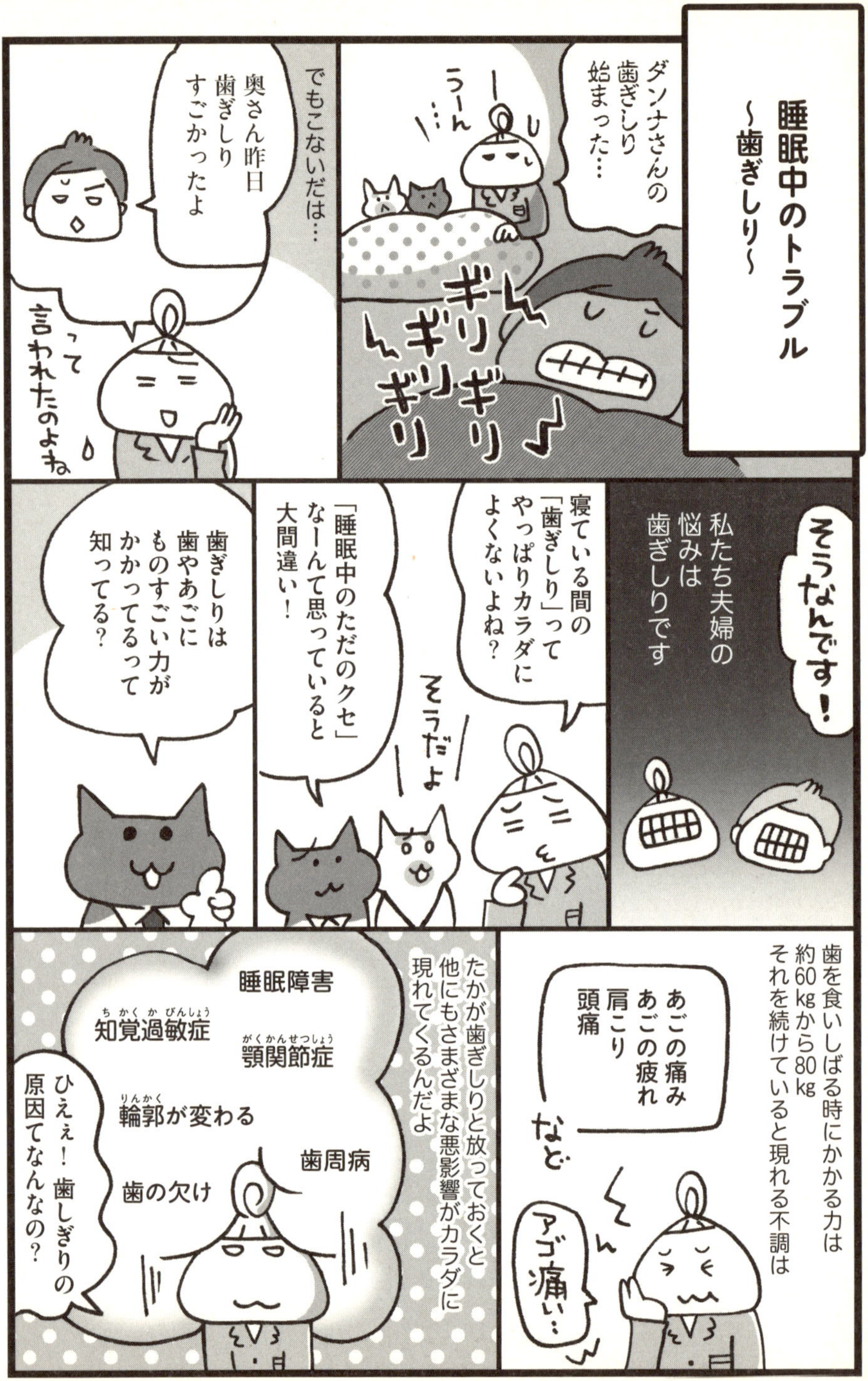
睡眠中のトラブル
～歯ぎしり～
ダンナさんの歯ぎしり始まった…
うーん…
ギリギリ
ギリギリ
奥さん昨日歯ぎしりすごかったよ
でもこないだは…
って言われたのよね
そうなんです！
私たち夫婦の悩みは歯ぎしりです
寝ている間の「歯ぎしり」ってやっぱりカラダによくないいよね？
そうだよ
「睡眠中のただのクセ」なーんて思っていると大間違い！
歯ぎしりは歯やあごにものすごい力がかかってるって知ってる？
歯を食いしばる時にかかる力は約60kgから80kg
それを続けていると現れる不調は
あごの痛み
あごの疲れ
肩こり
頭痛
など
アゴ痛い…
たかが歯ぎしりと放っておくと他にもさまざまな悪影響がカラダに現れてくるんだよ
睡眠障害
知覚過敏症《ちかくかびんしょう》
顎関節症《がくかんせつしょう》
輪郭《りんかく》が変わる
歯周病
歯の欠け
ひえぇ！歯しぎりの原因てなんなの？

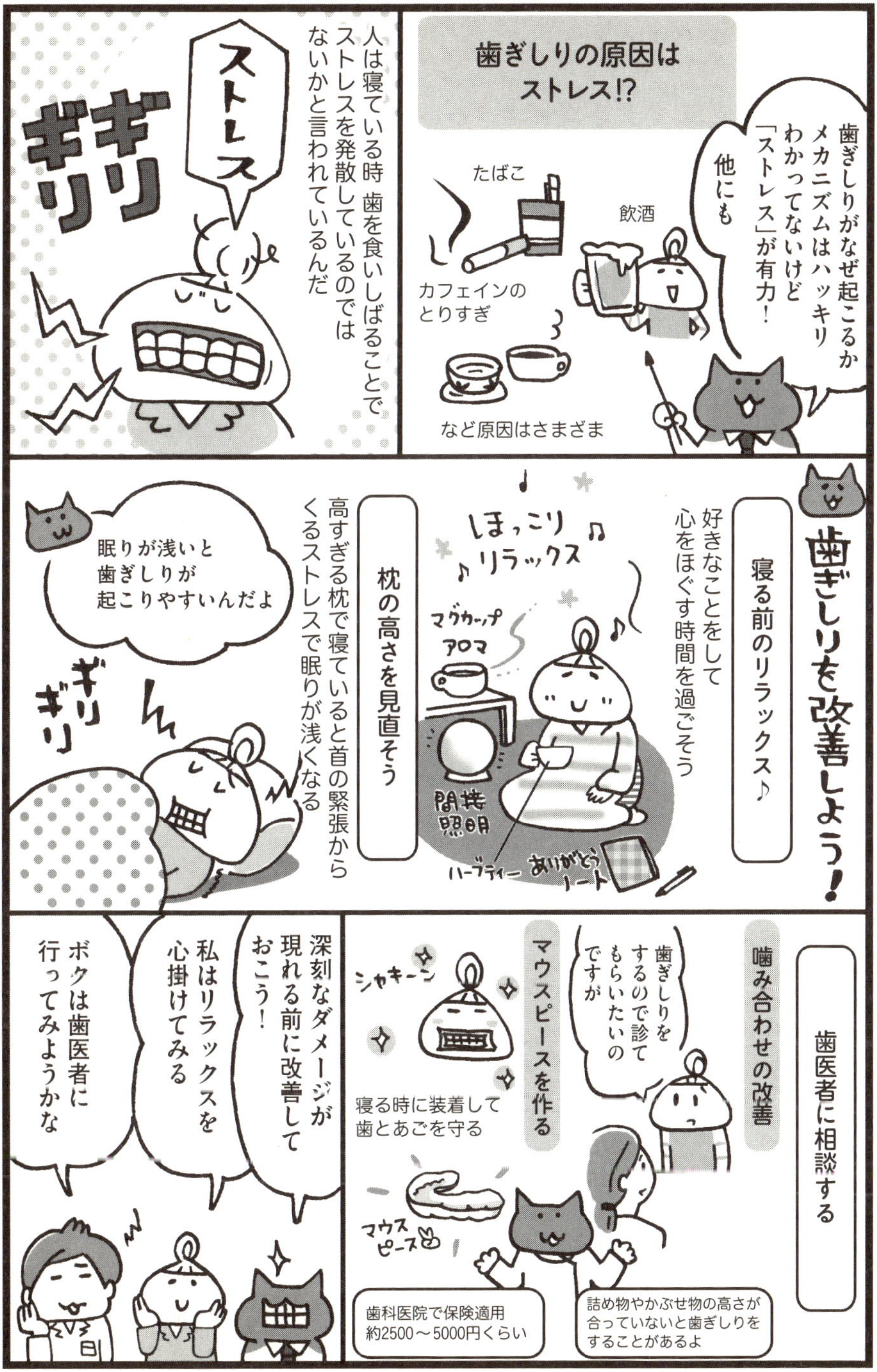

（理想的な枕についてはP113参照）

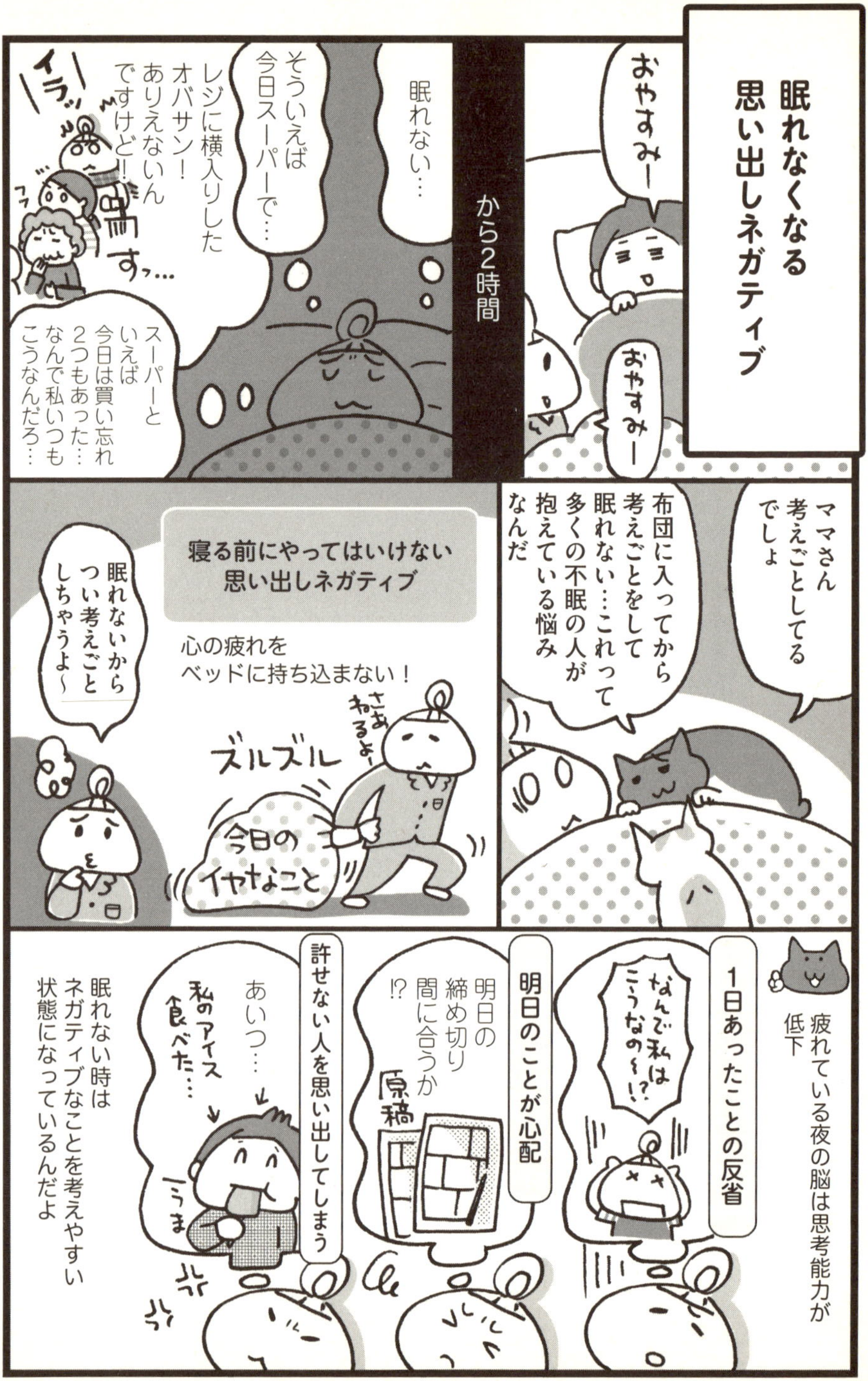
眠れなくなる
思い出しネガティブ
おやすみー
おやすみー
から2時間
眠れない…
そういえば今日スーパーで…
レジに横入りしたオバサン!ありえないいんですけど!!
イラッ
すっ…
スーパーといえば今日は買い忘れ2つもあった…なんで私いつもこうなんだろ…
ママさん考えごとしてるでしょ
布団に入ってから考えごとをして眠れない…これって多くの不眠の人が抱えている悩みなんだ
寝る前にやってはいけない
思い出しネガティブ
眠れないからつい考えごとしちゃうよ～
心の疲れを
ベッドに持ち込まない!
さあねるよー
ズルズル
今日のイヤなこと
疲れている夜の脳は思考能力が低下
1日あったことの反省
なんで私はこうなの～!?
明日のことが心配
明日の締め切り間に合うか!?
原稿
許せない人を思い出してしまう
あいつ…
私のアイス食べた…
うま
眠れない時はネガティブなことを考えやすい状態になっているんだよ

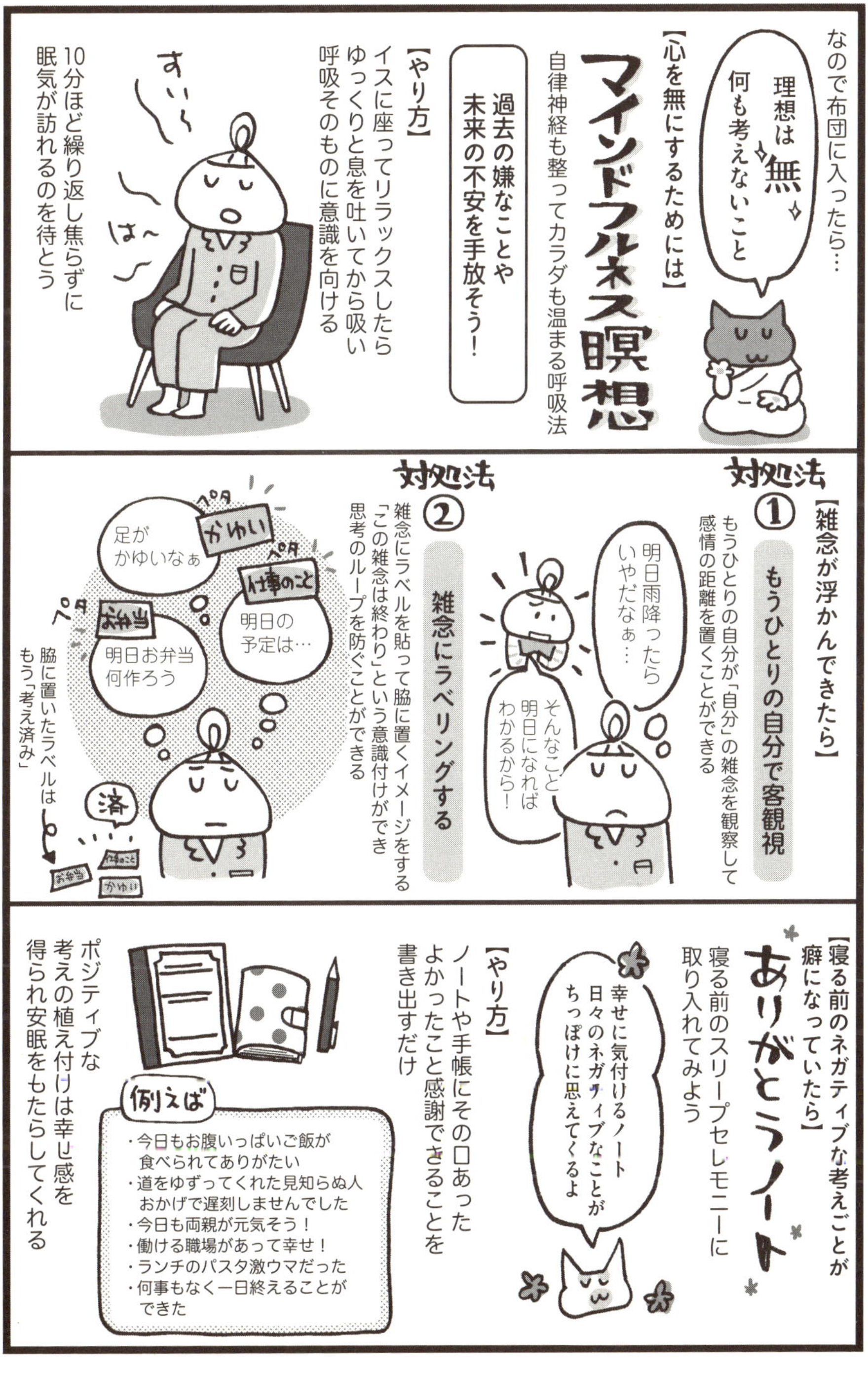
なので布団に入ったら…
理想は無
何も考えないこと
【心を無にするためには】
マインドフルネス瞑想
自律神経も整ってカラダも温まる呼吸法
過去の嫌なことや
未来の不安を手放そう！
【やり方】
イスに座ってリラックスしたら
ゆっくりと息を吐いてから吸い
呼吸そのものに意識を向ける
すぃ～
は～
10分ほど繰り返し焦らずに
眠気が訪れるのを待とう
【雑念が浮かんできたら】
対処法①
もうひとりの自分で客観視
もうひとりの自分が「自分」の雑念を観察して
感情の距離を置くことができる
明日雨降ったら
いやだなぁ…
そんなこと
明日になれば
わかるから！
対処法②
雑念にラベリングする
雑念にラベルを貼って脇に置くイメージをする
「この雑念は終わり」という意識付けができ
思考のループを防ぐことができる
ペタ
かゆい
足が
かゆいなぁ
ペタ
仕事のこと
明日の
予定は…
ペタ
お弁当
明日お弁当
何作ろう
済
脇に置いたラベルは
もう「考え済み」
仕事のこと
お弁当
かゆい
【寝る前のネガティブな考えごとが
癖になっていたら】
ありがとうノート
寝る前のスリープセレモニーに
取り入れてみよう
幸せに気付けるノート
日々のネガティブなことが
ちっぽけに思えてくるよ
【やり方】
ノートや手帳にその日あった
よかったこと感謝できることを
書き出すだけ
例えば
・今日もお腹いっぱいご飯が
食べられてありがたい
・道をゆずってくれた見知らぬ人
おかげで遅刻しませんでした
・今日も両親が元気そう！
・働ける職場があって幸せ！
・ランチのパスタ激ウマだった
・何事もなく一日終えることが
できた
ポジティブな
考えの植え付けは幸せ感を
得られ安眠をもたらしてくれる

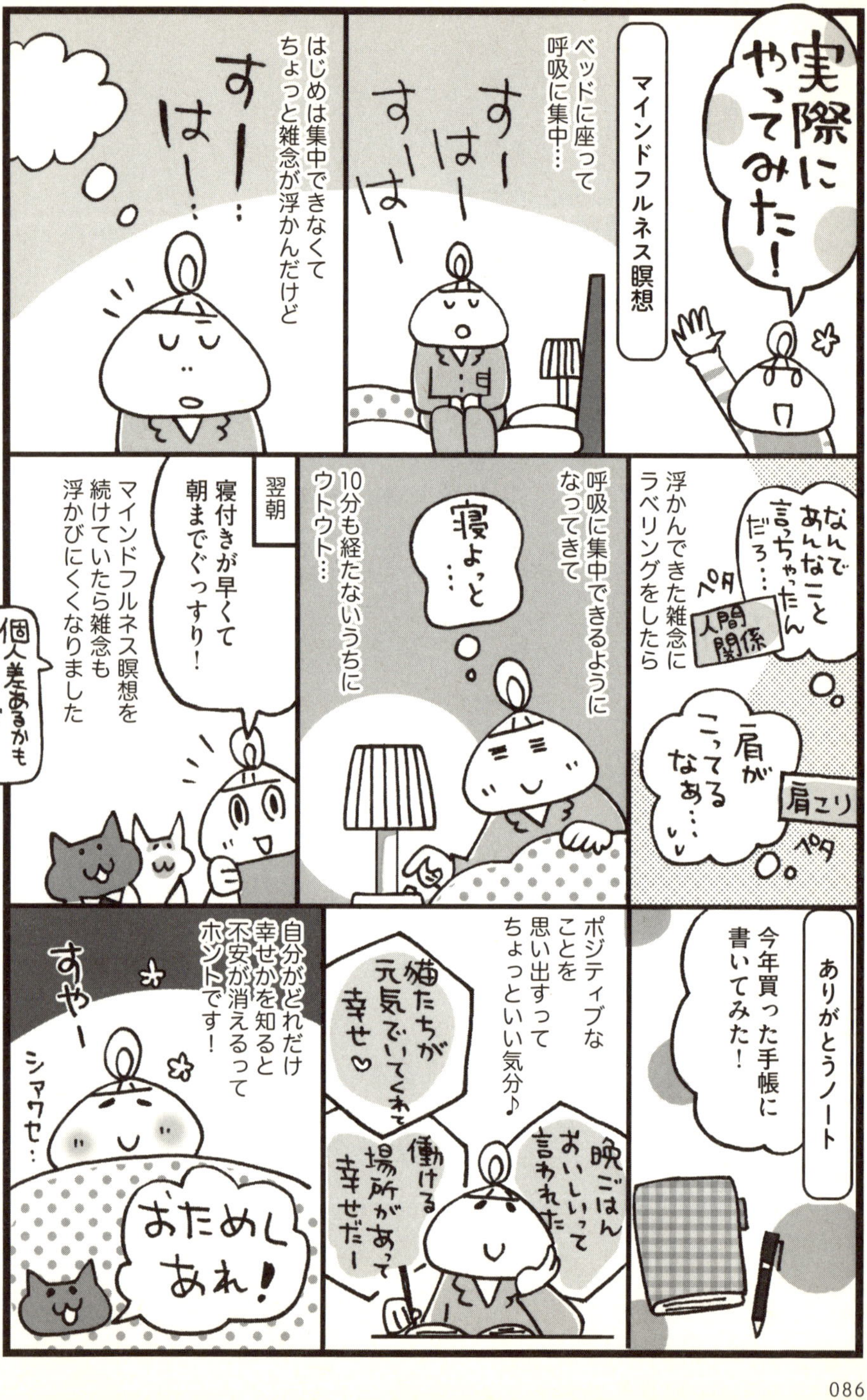

実際にやってみた！
マインドフルネス瞑想
ベッドに座って呼吸に集中…
すーはーすーはー
はじめは集中できなくてちょっと雑念が浮かんだけど
すーはー…
浮かんできた雑念にラベリングをしたら
なんであんなこと言っちゃったんだろ…
ペタ
人間関係
肩がこってるなあ…
肩こり
ペタ
呼吸に集中できるようになってきて
寝よっと…
10分も経たないうちにウトウト…
翌朝
寝付きが早くて朝までぐっすり！
マインドフルネス瞑想を続けていたら雑念も浮かびにくくなりました
個人差あるかもですが…
ありがとうノート
今年買った手帳に書いてみた！
ポジティブなことを思い出すってちょっといい気分♪
猫たちが元気でいてくれて幸せ♡
晩ごはんおいしいって言われた
働ける場所があって幸せだー
自分がどれだけ幸せかを知ると不安が消えるってホントです！
すやー
シアワセ…
おためしあれ！

友野先生の 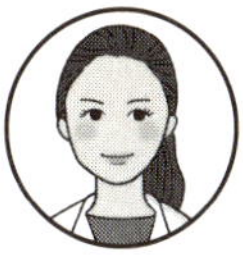 コラム **4**

眠りはじめの3時間で睡眠エステ

眠り始めの約３時間に集中的に分泌される「成長ホルモン」は別名「天然の美容液」とも呼ばれ、健康と綺麗を育《はぐく》んでくれます。日中のダメージを修復し、肌や体をメンテナンスしてくれたり、内臓脂肪を分解してくれたりするなど、その働きはまさにエステそのもの。

しかし、就寝後３時間の深い睡眠が分断されてしまうと、成長ホルモンの分泌も分断されてしまい、エステ効果が得られなくなってしまいます。そのため、睡眠エステを叶えるためには「途切れることなく眠ること」が重要なキーワードになります。間違っても食後にソファやこたつでうたた寝をしないよう、注意してください。そして、深い睡眠がしっかりと出現するよう、就寝30分前にはスマホやパソコン、テレビの電源はオフにして、睡眠ホルモンである「メラトニン」の分泌を妨げないように心がけましょう。メラトニンや成長ホルモンの分泌、体温のリズムなど総合的に考えた場合、遅くとも０時には就寝することが、眠っている間に綺麗を育む理想的なスケジュールといえるでしょう。

NAO TOMONO's Column Vol.4

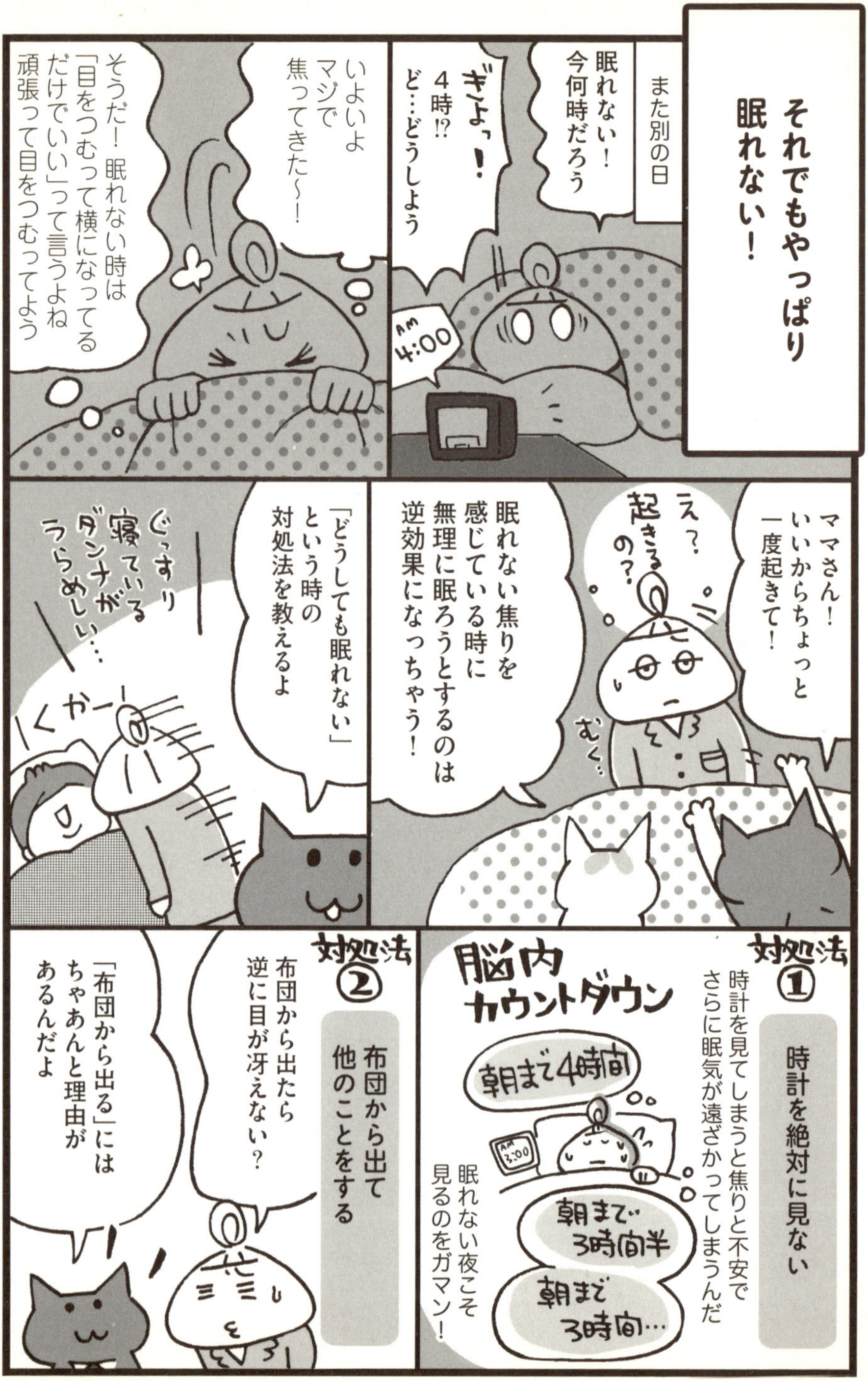

それでもやっぱり眠れない！
また別の日
眠れない！
今何時だろう
ギよっ！
4時!?
ど…どうしよう
AM 4:00
いよいよ
マジで
焦ってきた～！
そうだ！ 眠れない時は
「目をつむって横になってる
だけでいい」って言うよね
頑張って目をつむってよう
ママさん！
いいからちょっと
一度起きて！
え？
起きるの？
むく…
眠れない焦りを
感じている時に
無理に眠ろうとするのは
逆効果になっちゃう！
「どうしても眠れない」
という時の
対処法を教えるよ
ぐっすり
寝ている
ダンナが
うらめしい…
くかー
対処法①
時計を絶対に見ない
時計を見てしまうと焦りと不安で
さらに眠気が遠ざかってしまうんだ
脳内
カウントダウン
朝まで4時間
AM 3:00
朝まで
3時間半
朝まで
3時間…
眠れない夜こそ
見るのをガマン！
対処法②
布団から出て
他のことをする
布団から出たら
逆に目が冴えない？
「布団から出る」には
ちゃあんと理由が
あるんだよ

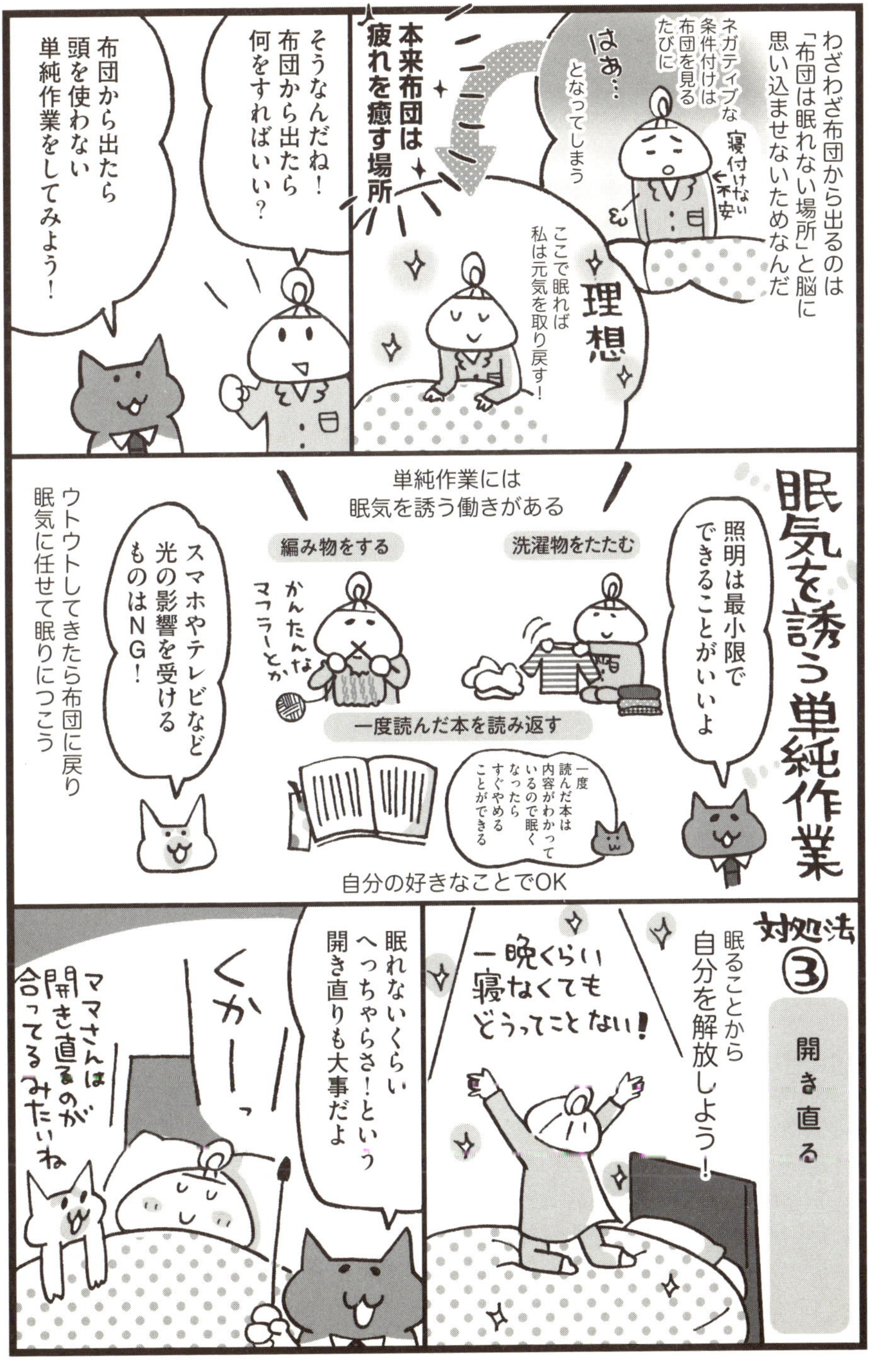
わざわざ布団から出るのは「布団は眠れない場所」と脳に思い込ませないためなんだ
ネガティブな条件付けは布団を見るたびに
はぁ…
となってしまう
寝付けない不安
本来布団は疲れを癒す場所
理想
ここで眠れば私は元気を取り戻す!
そうなんだね!布団から出たら何をすればいい?
布団から出たら頭を使わない単純作業をしてみよう!
眠気を誘う単純作業
照明は最小限でできることがいいよ
単純作業には眠気を誘う働きがある
洗濯物をたたむ
編み物をする
かんたんなマフラーとか
一度読んだ本を読み返す
一度読んだ本は内容がわかっているので眠くなったらすぐやめることができる
スマホやテレビなど光の影響を受けるものはNG!
ウトウトしてきたら布団に戻り眠気に任せて眠りにつこう
自分の好きなことでOK
対処法③
開き直る
眠ることから自分を解放しよう!
一晩くらい寝なくてもどうってことない!
眠れないくらいへっちゃらさ!という開き直りも大事だよ
くかーっ
ママさんは開き直るのが合ってるみたいね

友野先生の 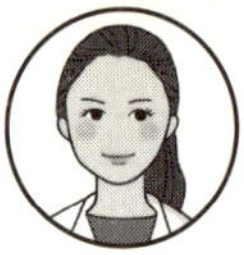 コラム 5

寝不足で恐怖の食欲25%UP
～眠らないと脂肪と糖が欲しくなる～

寝不足は肥満のもとであるということは科学的に明らかになっています。スタンフォード大学では、毎日 8 時間睡眠をとっている人と比べると、毎日 5 時間睡眠をとっている人は食欲を増進させるホルモンが約 15%も増え、逆に食欲を抑制するホルモンは約 16%も減少する研究結果が出ています。

しかも、ただ食欲が増えるだけでなく、短時間睡眠の場合はケーキやクッキー、アイスクリームなどの甘いスイーツや、ポテトチップスなどの塩気や脂質の高いもの、パンやパスタなどの炭水化物に対する欲求が強まるという傾向がみられることも明らかになっているのです！　実際にペンシルベニア大学の研究報告でも、徹夜をすると 8 時間眠った人たちよりも高脂肪な食事メニューを選ぶことが指摘されています。

寝不足の場合は食欲が 25%も増えてしまうという指摘がありますが、コロンビア大学の研究グループが追跡調査を行った結果では、恐ろしいことに 7 ～ 9 時間睡眠をとっている人と比べると、4 時間以下の睡眠をとっている人は肥満度が 73%も高くなり、5 時間睡眠をとっている人の場合でも肥満度は 50%も高いというものでした。

肥満は綺麗を遠ざけるだけでなく、様々な疾病の原因となります。ダイエットの第一歩として、まずはいい睡眠をとることをおすすめします。

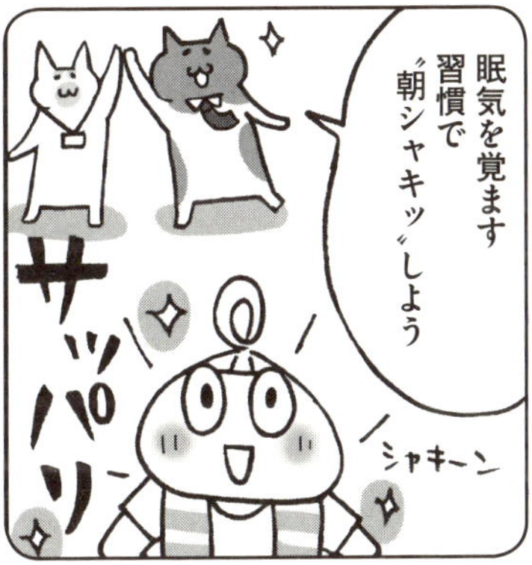
眠気を覚ます習慣で〝朝シャキッ〟しよう
サッパリ
シャキーン

第5章
目覚めスイッチをオンにする朝の習慣

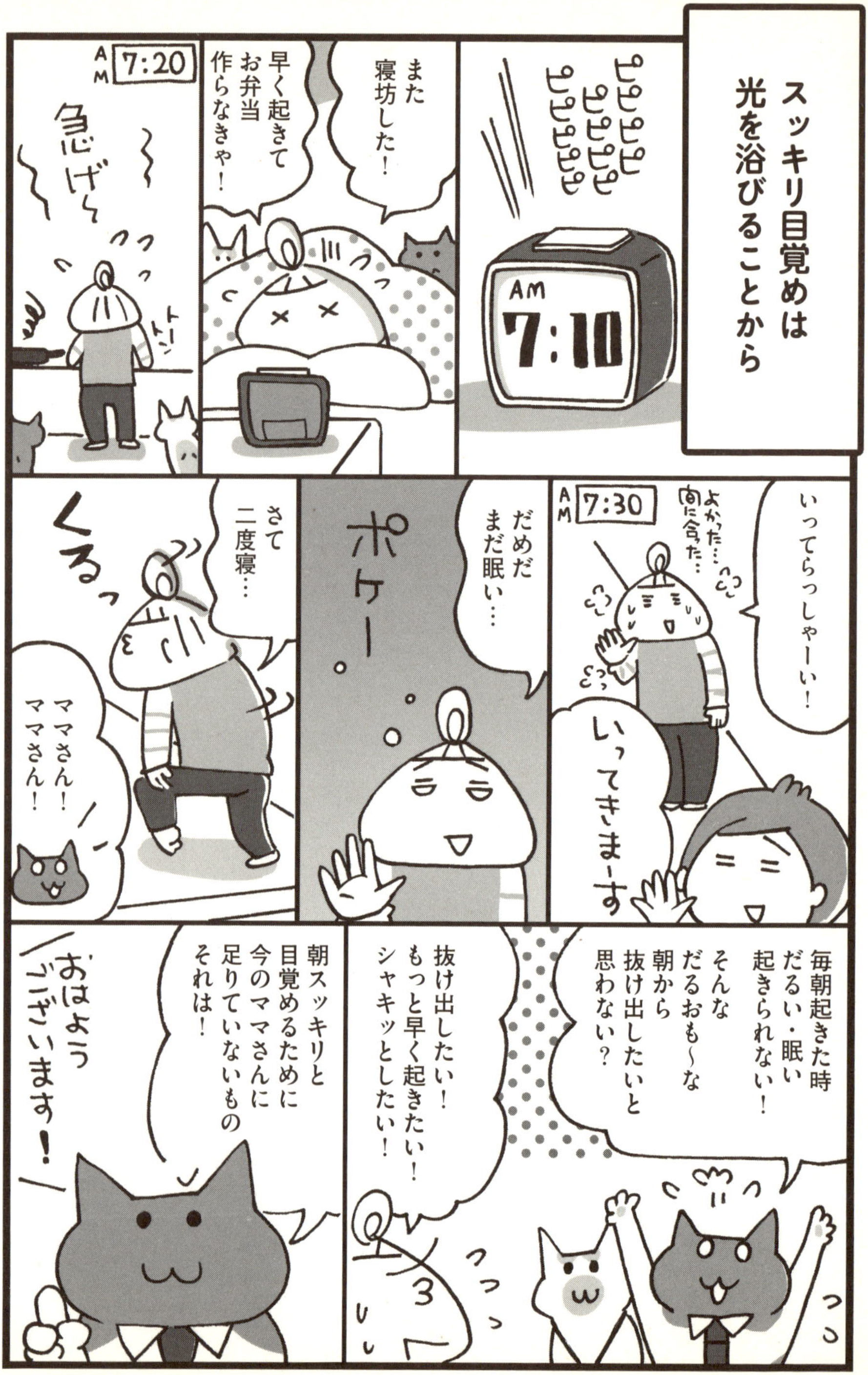
スッキリ目覚めは光を浴びることから
ピピピピ
ピピピピ
ピピピピ
AM 7:10
また寝坊した!
早く起きてお弁当作らなきゃ!
AM 7:20
急げ〜
トトトン
AM 7:30
いってらっしゃーい!
よかった…間に合った…
いってきまーす
だめだまだ眠い…
ポケー
さて二度寝…
くるっ
ママさん!ママさん!
毎朝起きた時だるい・眠い起きられない!
そんなだるおも〜な朝から抜け出したいと思わない?
抜け出したい!もっと早く起きたい!シャキッとしたい!
朝スッキリと目覚めるために今のママさんに足りていないものそれは!
おはようございます!

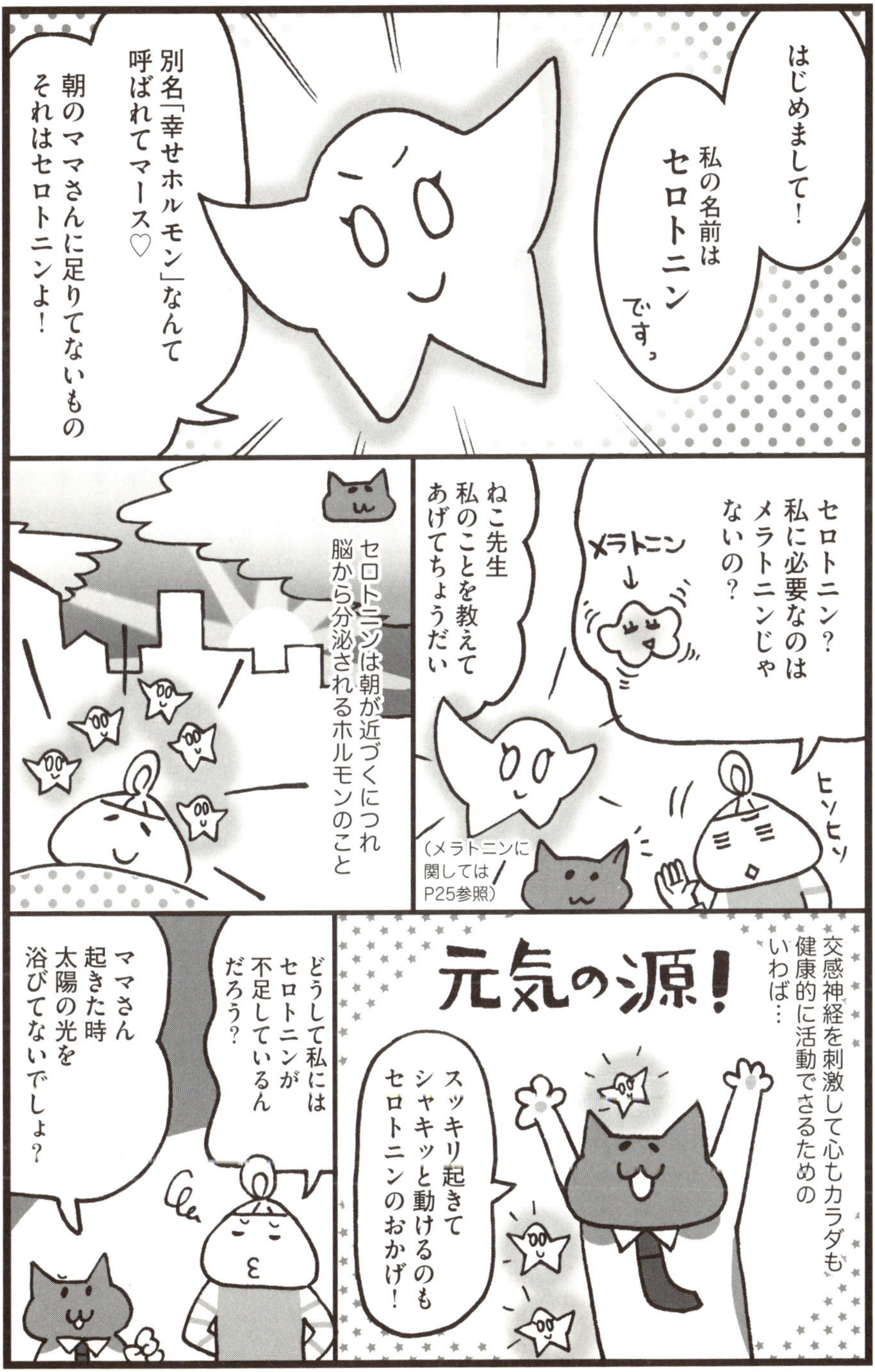
はじめまして!
私の名前は
セロトニン
です。
別名「幸せホルモン」なんて
呼ばれてマース♡
朝のママさんに足りてないもの
それはセロトニンよ!
セロトニン?
私に必要なのは
メラトニンじゃ
ないの?
メラトニン
ヒソヒソ
ねこ先生
私のことを教えて
あげてちょうだい
(メラトニンに
関しては
P25参照)
セロトニンは朝が近づくにつれ
脳から分泌されるホルモンのこと
交感神経を刺激して心もカラダも
健康的に活動できるための
いわば…
元気の源!
スッキリ起きて
シャキッと動けるのも
セロトニンのおかげ!
どうして私には
セロトニンが
不足しているん
だろう?
ママさん
起きた時
太陽の光を
浴びてないでしょ?

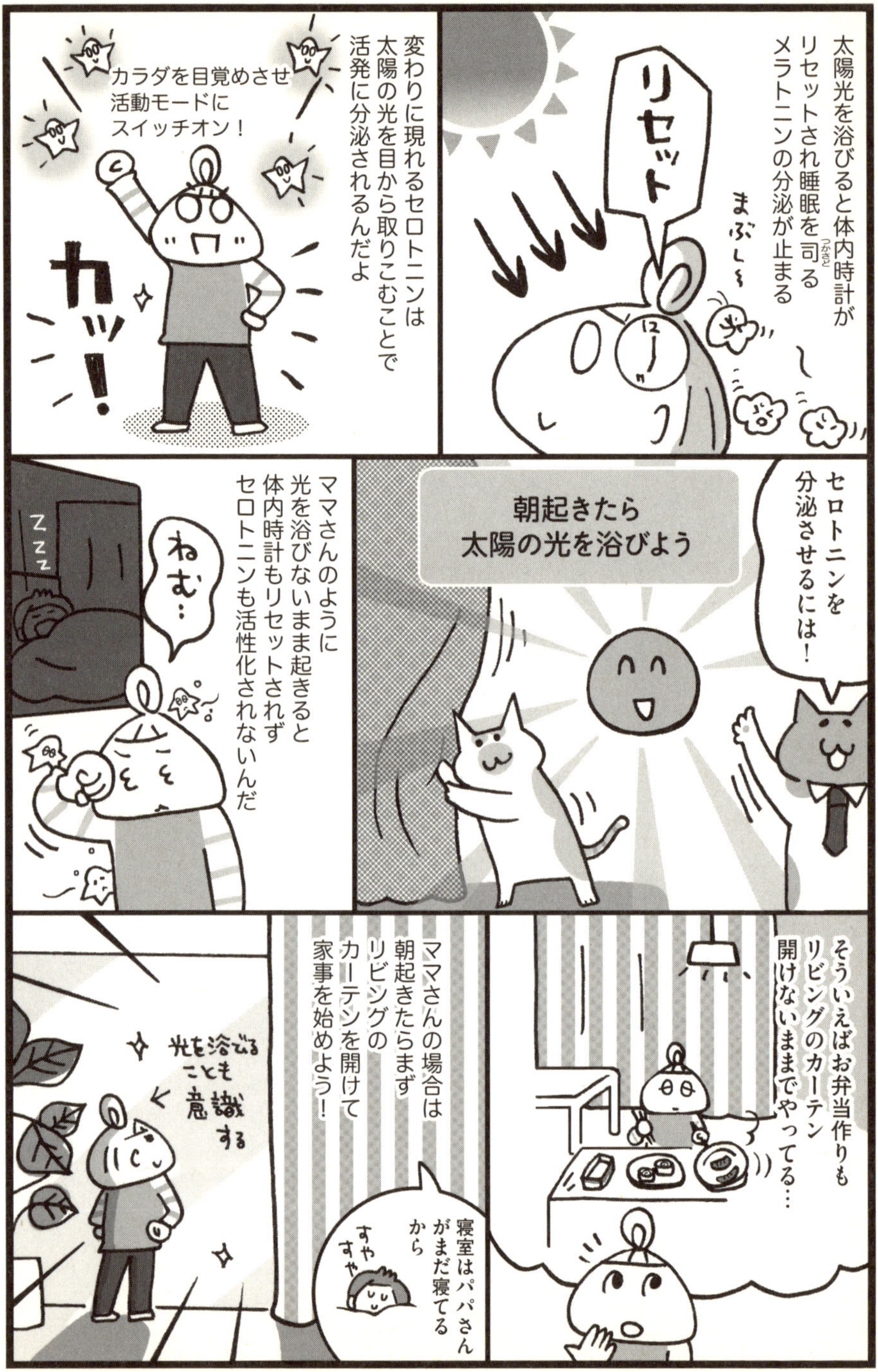
太陽光を浴びると体内時計がリセットされ睡眠を司《つかさど》るメラトニンの分泌が止まる
リセット
まぶしぃ～
12
変わりに現れるセロトニンは太陽の光を目から取りこむことで活発に分泌されるんだよ
カラダを目覚めさせ活動モードにスイッチオン！
カッ！
セロトニンを分泌させるには！
朝起きたら
太陽の光を浴びよう
ママさんのように光を浴びないまま起きると体内時計もリセットされずセロトニンも活性化されないんだ
ねむ…
ZZZ
そういえばお弁当作りもリビングのカーテン開けないままでやってる…
ママさんの場合は朝起きたらまずリビングのカーテンを開けて家事を始めよう！
寝室はパパさんがまだ寝てるから
すやすや
光を浴びることも意識する

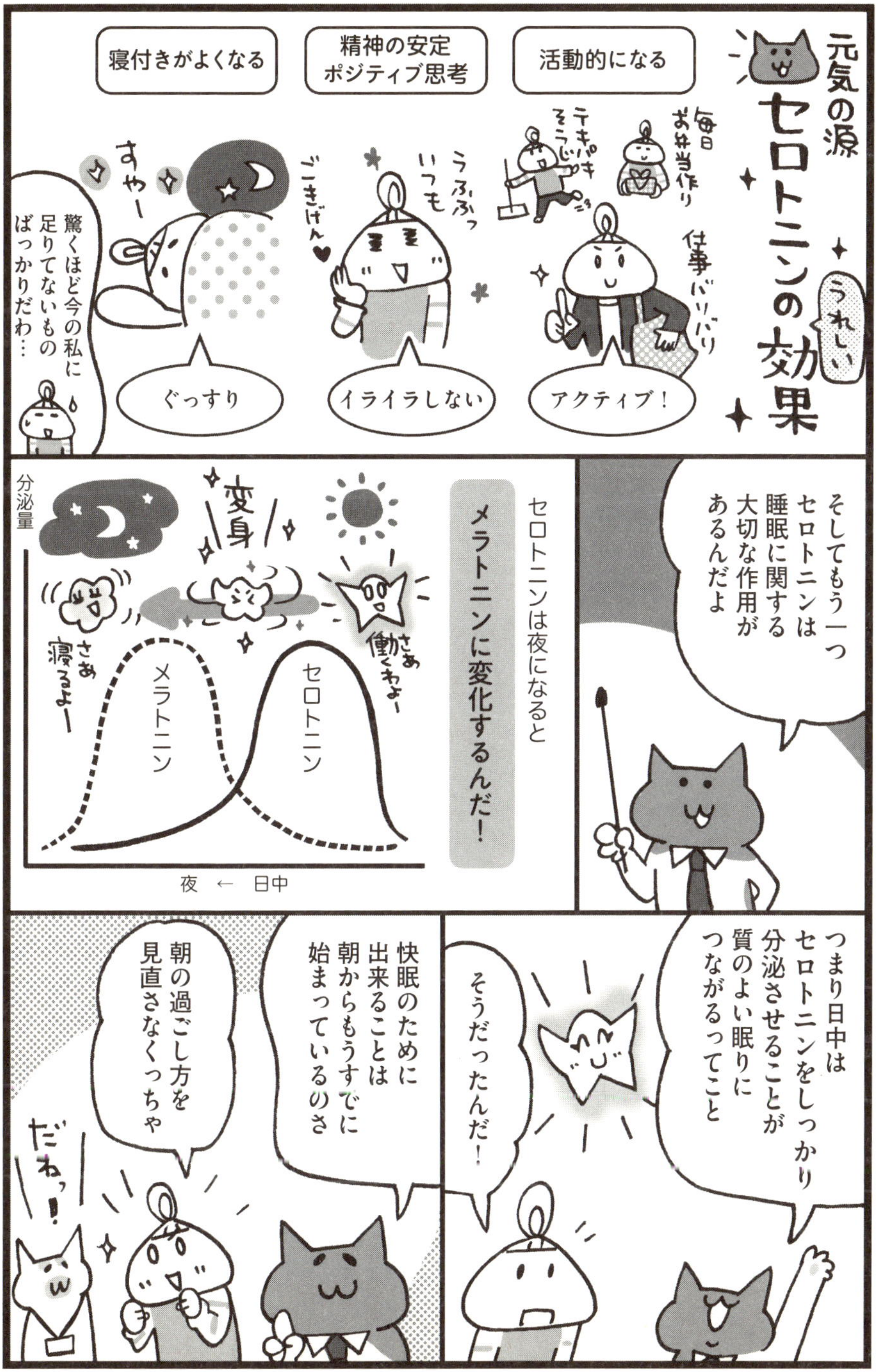
元気の源
セロトニンの
うれしい
効果
活動的になる
精神の安定
ポジティブ思考
寝付きがよくなる
毎日お弁当作り
テキパキそうじ
仕事バリバリ
アクティブ!
うふふっ
いつも
ごきげん♥
イライラしない
すやー
ぐっすり
驚くほど今の私に足りてないものばっかりだわ…
そしてもう一つ
セロトニンは睡眠に関する大切な作用があるんだよ
セロトニンは夜になると
メラトニンに変化するんだ!
分泌量
変身
さあ働くわよー
さあ寝るよー
セロトニン
メラトニン
夜 ← 日中
つまり日中はセロトニンをしっかり分泌させることが質のよい眠りにつながるってこと
そうだったんだ!
快眠のために出来ることは朝からもうすでに始まっているのさ
朝の過ごし方を見直さなくっちゃ
だねっ!

目覚めの習慣①
カーテンを開けて寝る

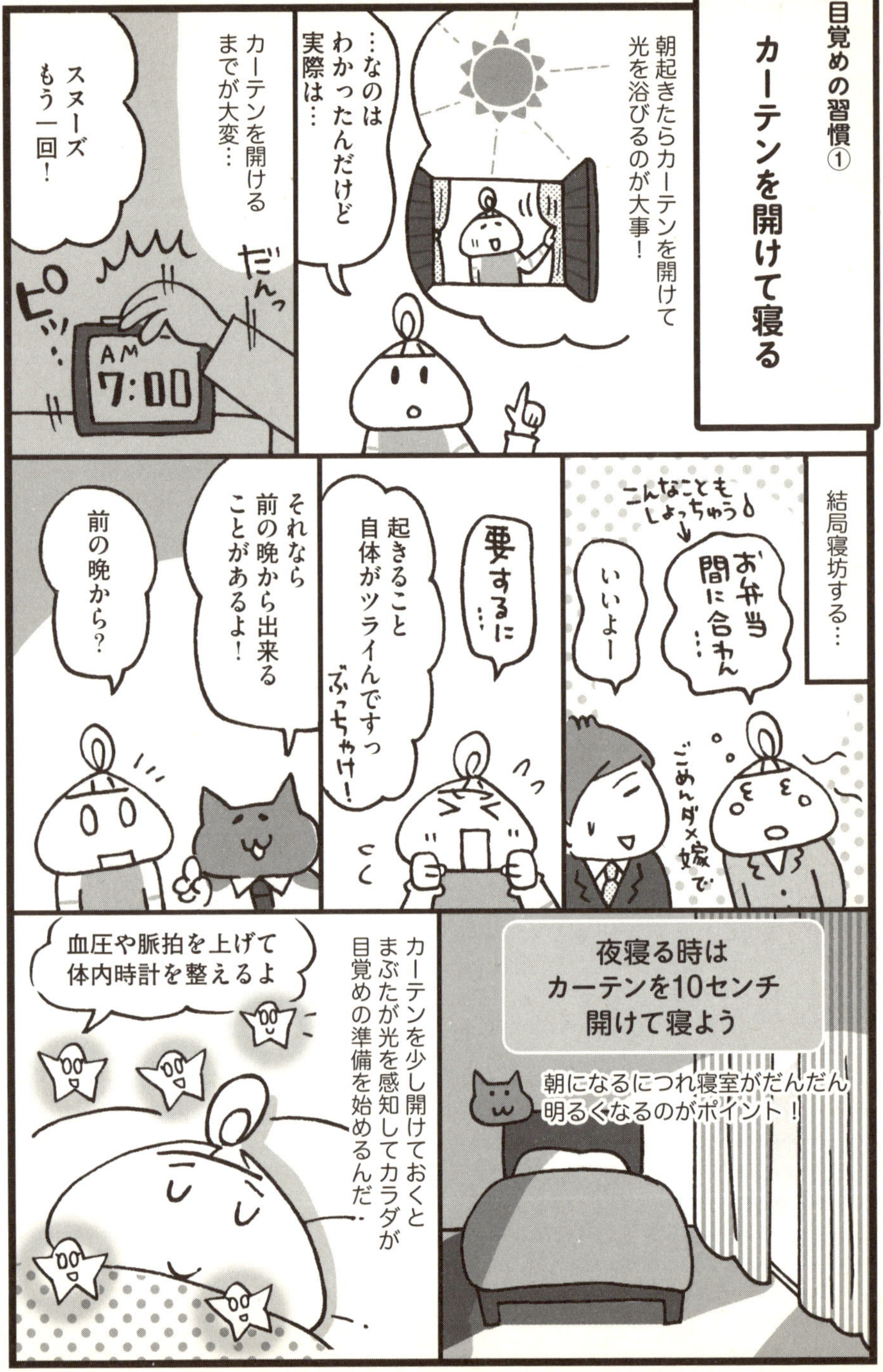

朝起きたらカーテンを開けて光を浴びるのが大事！
…なのはわかったんだけど実際は…
カーテンを開けるまでが大変…
ピロッ…
だんっ
AM 7:00
スヌーズもう一回！
結局寝坊する…
こんなこともしょっちゅう
お弁当間に合わん…
いいよー
ごめんダメ嫁で
要するに…
起きること自体がツライんですっ
ぶっちゃけ！
それなら前の晩から出来ることがあるよ！
前の晩から？
夜寝る時はカーテンを10センチ開けて寝よう
朝になるにつれ寝室がだんだん明るくなるのがポイント！
カーテンを少し開けておくとまぶたが光を感知してカラダが目覚めの準備を始めるんだ
血圧や脈拍を上げて体内時計を整えるよ

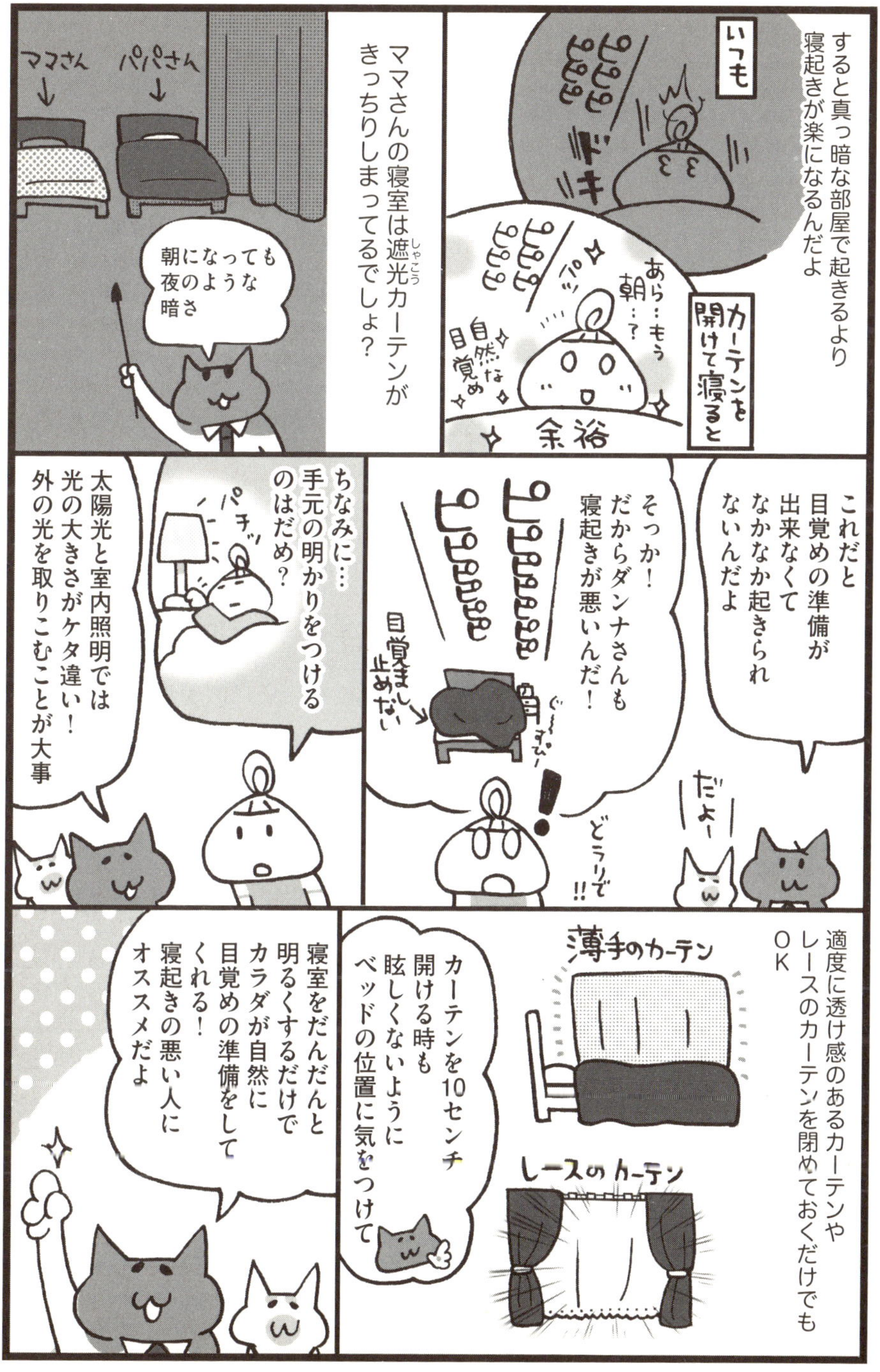
すると真っ暗な部屋で起きるより寝起きが楽になるんだよ
いつも
ピピピピピピ
ドキ
カーテンを開けて寝ると
ピピピピピピ
パッ
あら…もう朝…？
自然な目覚め
余裕
ママさんの寝室は遮光《しゃこう》カーテンがきっちりしまってるでしょ？
パパさん
ママさん
朝になっても夜のような暗さ
これだと目覚めの準備が出来なくてなかなか起きられないんだよ
だよー
そっか！だからダンナさんも寝起きが悪いんだ！
ピピピピピピピピ
ピピピピピピピピ
目覚まし止めない
ぐ〜すぴ〜
どうりで!!
ちなみに…手元の明かりをつけるのはだめ？
パチッ
太陽光と室内照明では光の大きさがケタ違い！外の光を取りこむことが大事
適度に透け感のあるカーテンやレースのカーテンを閉めておくだけでもＯＫ
薄手のカーテン
レースのカーテン
カーテンを10センチ開ける時も眩しくないようにベッドの位置に気をつけて
寝室をだんだんと明るくするだけでカラダが自然に目覚めの準備をしてくれる！寝起きの悪い人にオススメだよ

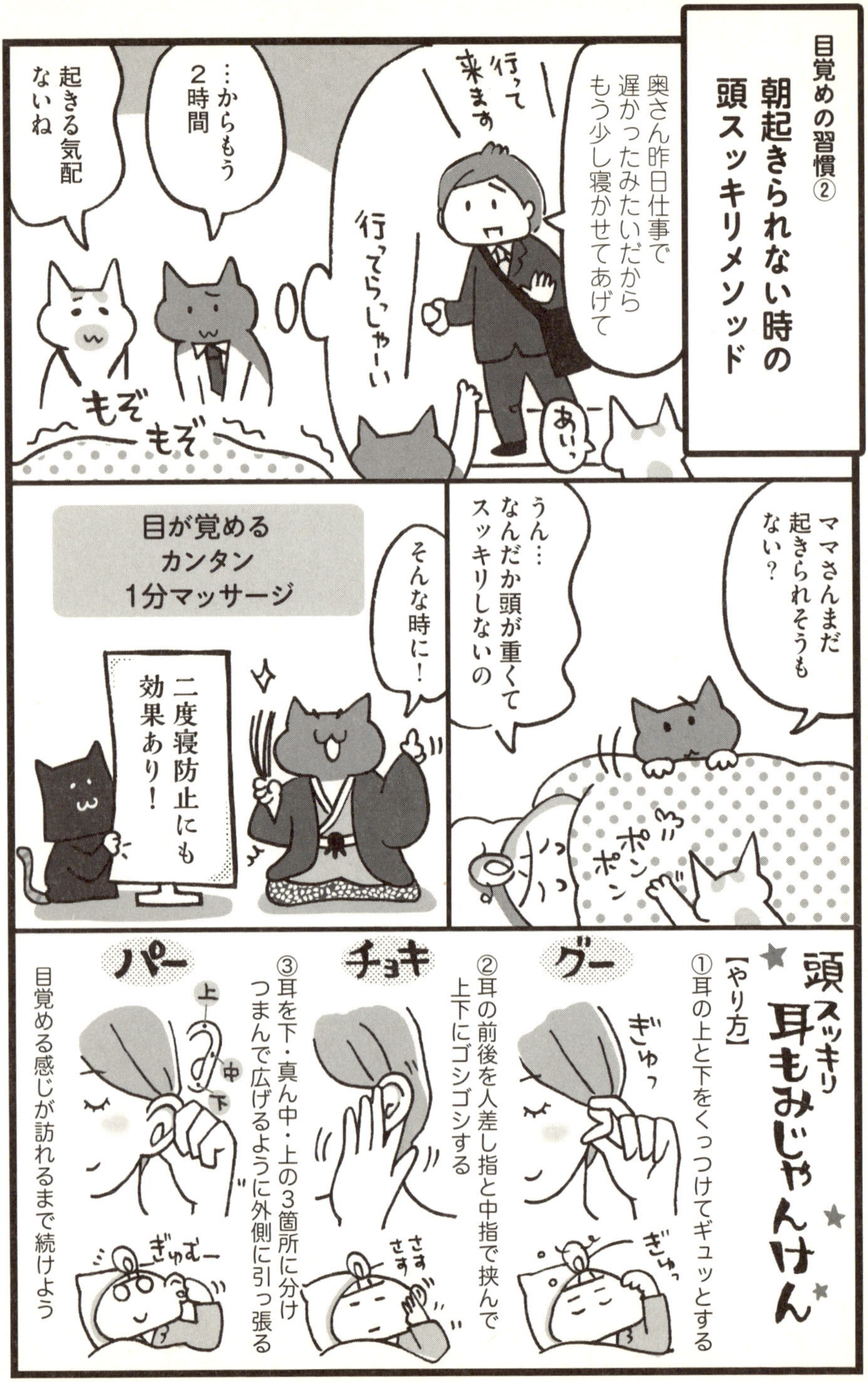
目覚めの習慣②
朝起きられない時の頭スッキリメソッド
奥さん昨日仕事で遅かったみたいだからもう少し寝かせてあげて
行って来ます
行ってらっしゃーい
あい、
…からもう2時間
起きる気配ないね
もぞもぞ
ママさんまだ起きられそうもない？
うん…なんだか頭が重くてスッキリしないの
ポンポン
そんな時に！
目が覚めるカンタン1分マッサージ
二度寝防止にも効果あり！
頭スッキリ耳もみじゃんけん
【やり方】
①耳の上と下をくっつけてギュッとする
グー
ぎゅっ
ぎゅっ
②耳の前後を人差し指と中指で挟んで上下にゴシゴシする
チョキ
さすさす
③耳を下・真ん中・上の3箇所に分けつまんで広げるように外側に引っ張る
パー
上
中
下
ぎゅむー
目覚める感じが訪れるまで続けよう

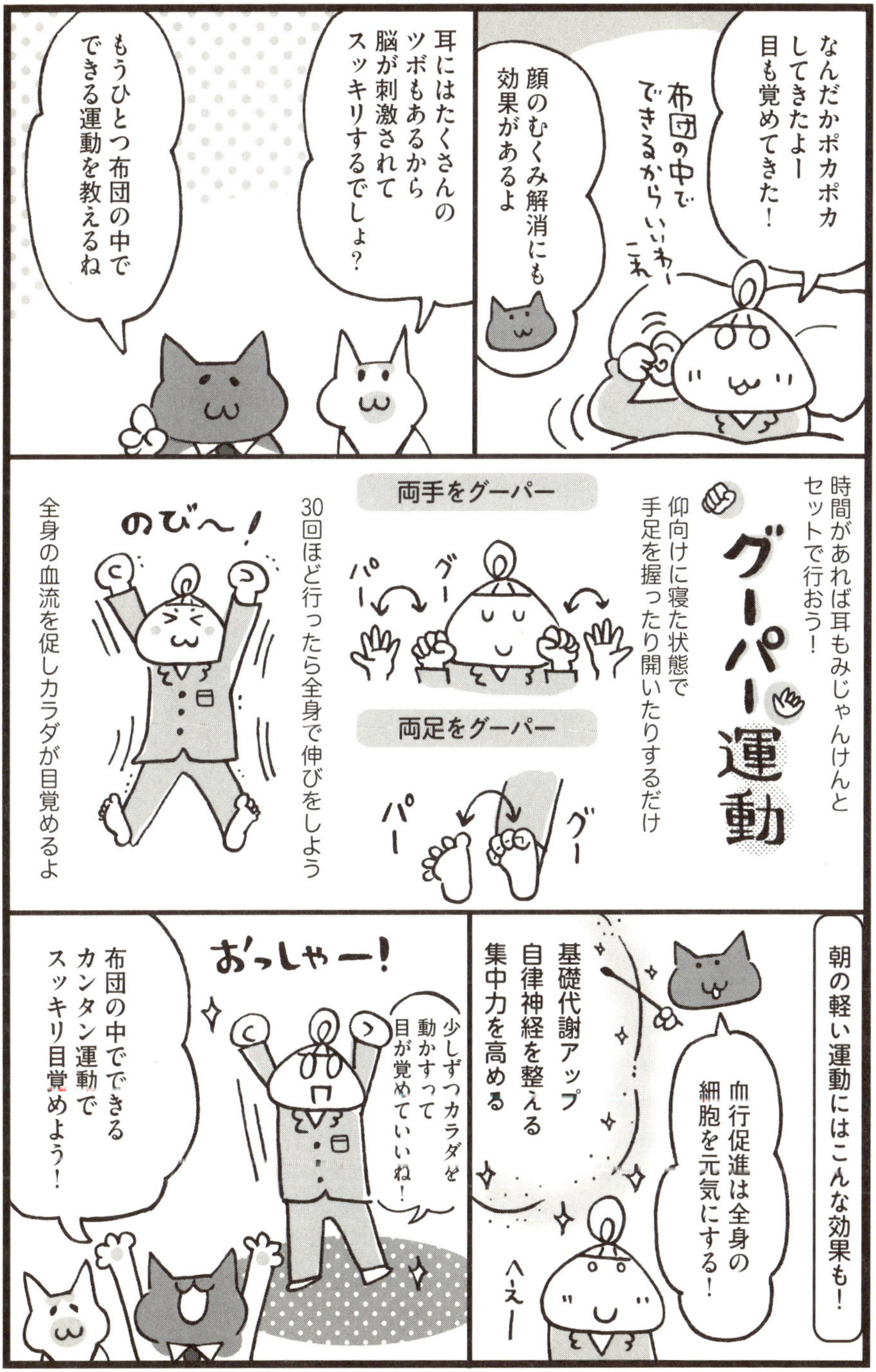

なんだかポカポカ
してきたよー
目も覚めてきた！
布団の中で
できるからいいわーこれ
顔のむくみ解消にも
効果があるよ
耳にはたくさんの
ツボもあるから
脳が刺激されて
スッキリするでしょ？
もうひとつ布団の中で
できる運動を教えるね
時間があれば耳もみじゃんけんと
セットで行おう！
グーパー運動
仰向けに寝た状態で
手足を握ったり開いたりするだけ
両手をグーパー
パー
グー
両足をグーパー
パー
グー
30回ほど行ったら全身で伸びをしよう
のび〜！
全身の血流を促しカラダが目覚めるよ
朝の軽い運動にはこんな効果も！
血行促進は全身の
細胞を元気にする！
基礎代謝アップ
自律神経を整える
集中力を高める
へぇー
おっしゃー！
少しずつカラダを
動かすって
目が覚めていいね！
布団の中でできる
カンタン運動で
スッキリ目覚めよう！

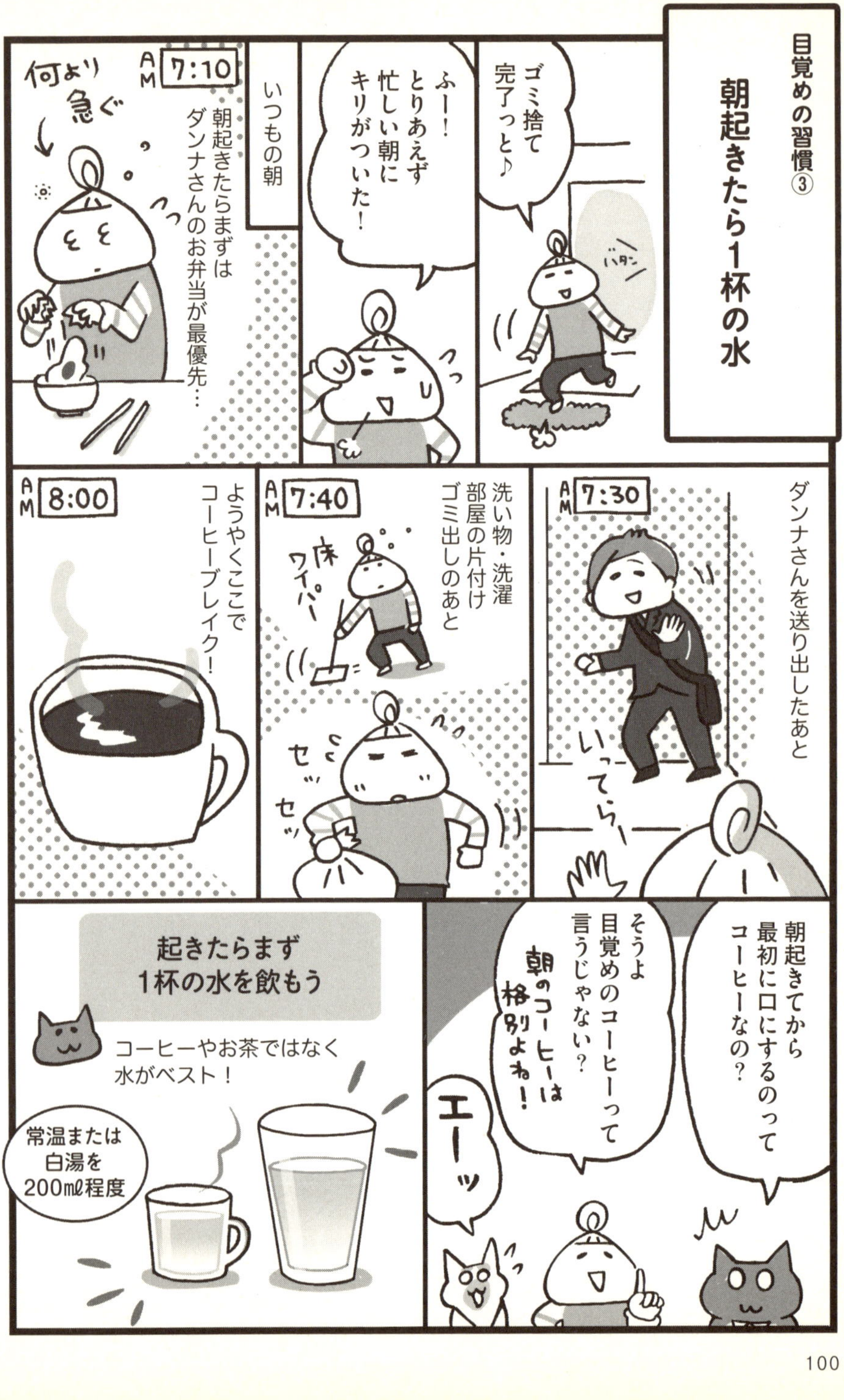

目覚めの習慣③
朝起きたら1杯の水
ゴミ捨て完了っと♪
バタン
ふー！とりあえず忙しい朝にキリがついた！
いつもの朝
AM 7:10
朝起きたらまずはダンナさんのお弁当が最優先…
何より急ぐ
AM 7:30
ダンナさんを送り出したあと
いってらー
AM 7:40
洗い物・洗濯 部屋の片付け ゴミ出しのあと
床ワイパー
セッセッ
AM 8:00
ようやくここでコーヒーブレイク！
朝起きてから最初に口にするのってコーヒーなの？
そうよ 目覚めのコーヒーって言うじゃない？
朝のコーヒーは格別よね！
エーッ
起きたらまず 1杯の水を飲もう
コーヒーやお茶ではなく水がベスト！
常温または白湯を200mℓ程度

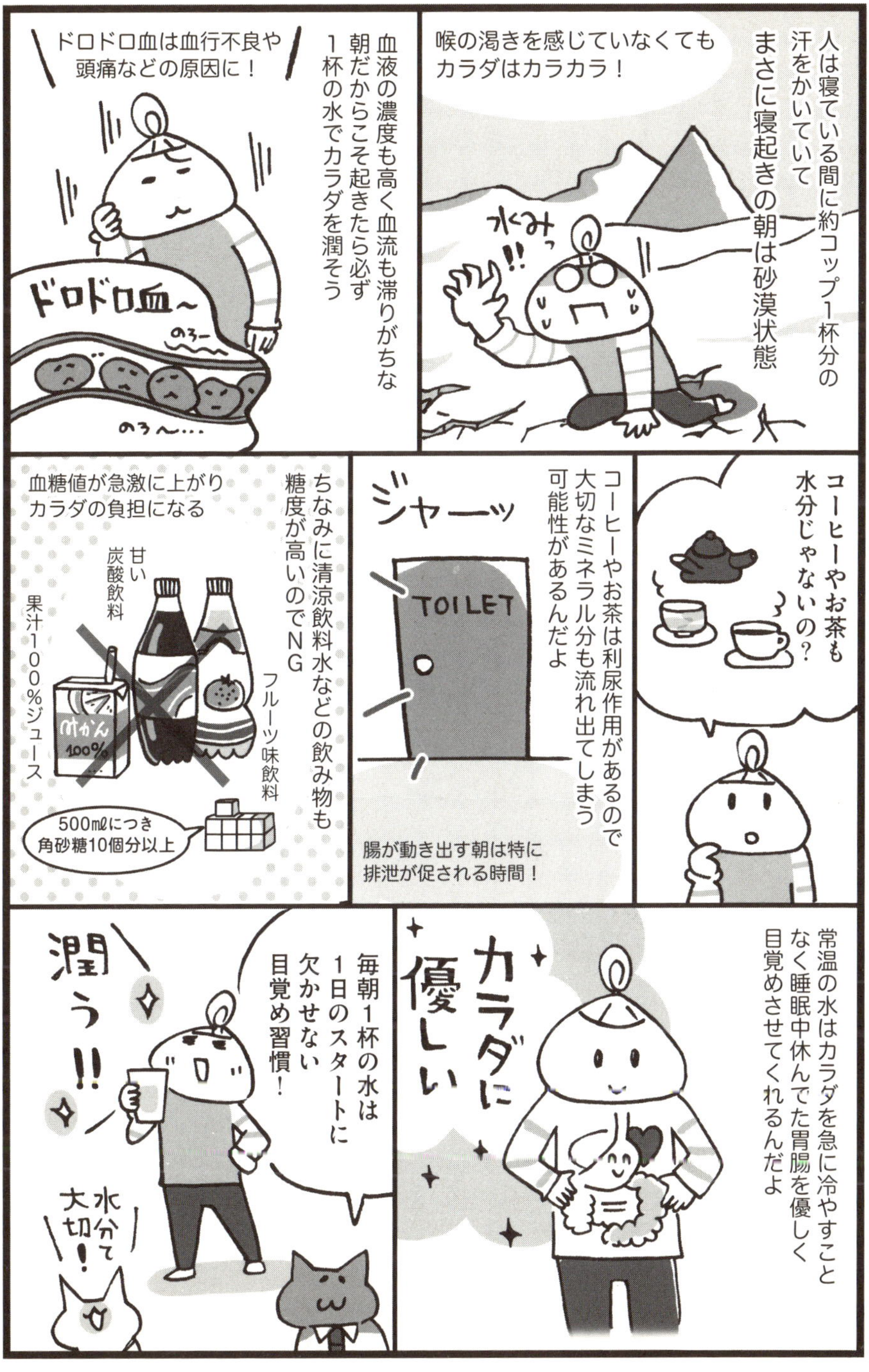
人は寝ている間に約コップ1杯分の汗をかいていて
まさに寝起きの朝は砂漠状態
喉の渇きを感じていなくてもカラダはカラカラ！
水みっ!!
血液の濃度も高く血流も滞りがちな朝だからこそ起きたら必ず1杯の水でカラダを潤そう
ドロドロ血は血行不良や頭痛などの原因に！
ドロドロ血～
のろー
のろん…
コーヒーやお茶も水分じゃないの？
コーヒーやお茶は利尿作用があるので大切なミネラル分も流れ出てしまう可能性があるんだよ
ジャーッ
TOILET
腸が動き出す朝は特に排泄が促される時間！
ちなみに清涼飲料水などの飲み物も糖度が高いのでNG
血糖値が急激に上がりカラダの負担になる
甘い炭酸飲料
フルーツ味飲料
果汁100％ジュース
みかん 100%
500mlにつき角砂糖10個分以上
常温の水はカラダを急に冷やすことなく睡眠中休んでた胃腸を優しく目覚めさせてくれるんだよ
カラダに優しい
毎朝1杯の水は1日のスタートに欠かせない目覚め習慣！
潤う!!
水分て大切！

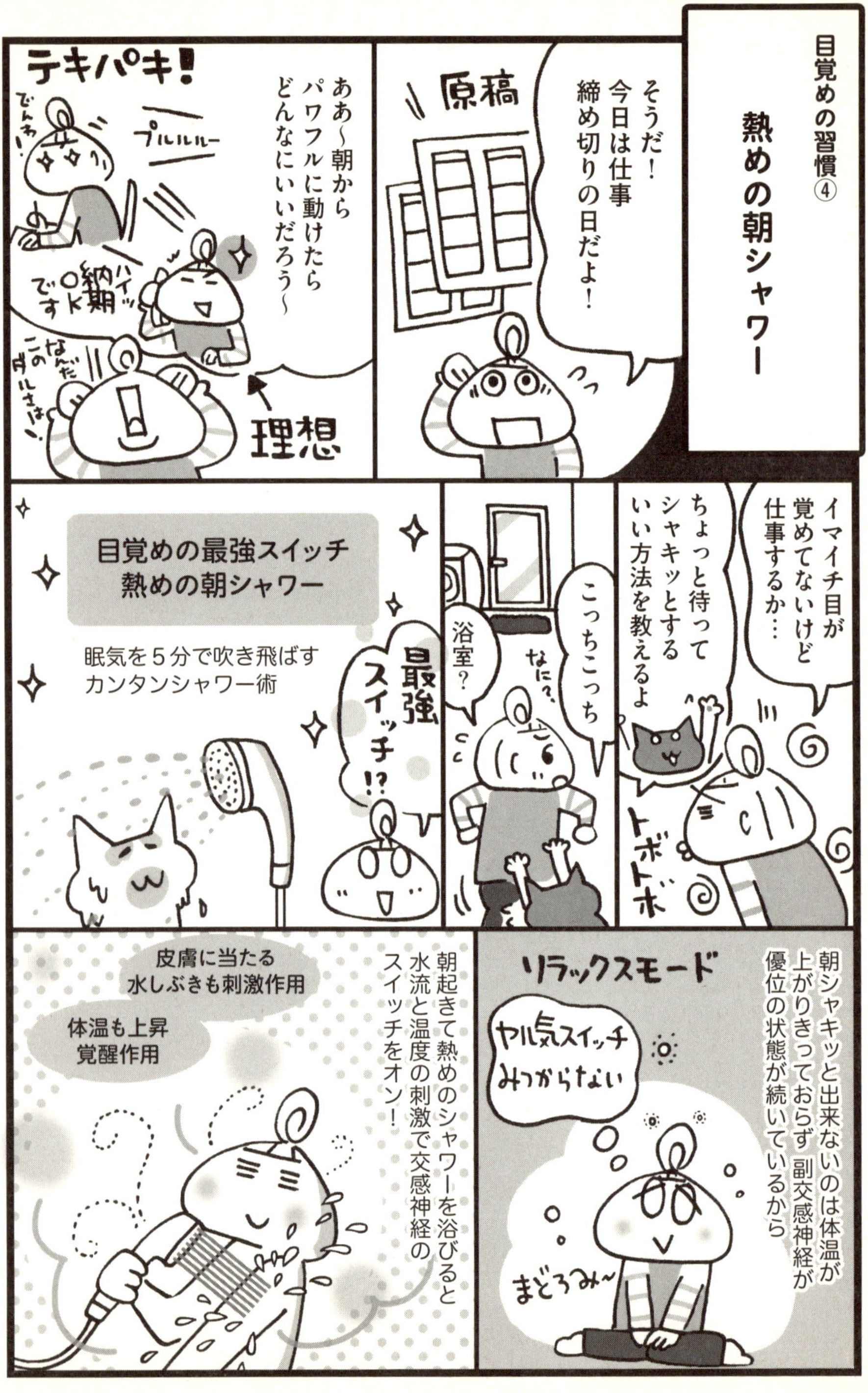
目覚めの習慣④
熱めの朝シャワー
そうだ！今日は仕事締め切りの日だよ！
原稿
ああ～朝からパワフルに動けたらどんなにいいだろう～
テキパキ！
でんわ！
プルルルー
ハイッ納期OKです
なんだこの
ルさは！
理想
イマイチ目が覚めてないけど仕事するか…
トボトボ
ちょっと待ってシャキッとするいい方法を教えるよ
こっちこっち
なにっ、
浴室？
目覚めの最強スイッチ
熱めの朝シャワー
眠気を５分で吹き飛ばす
カンタンシャワー術
最強スイッチ!?
朝シャキッと出来ないのは体温が上がりきっておらず 副交感神経が優位の状態が続いているから
リラックスモード
ヤル気スイッチ
みつからない
まどろみ～
朝起きて熱めのシャワーを浴びると水流と温度の刺激で交感神経のスイッチをオン！
皮膚に当たる
水しぶきも刺激作用
体温も上昇
覚醒作用

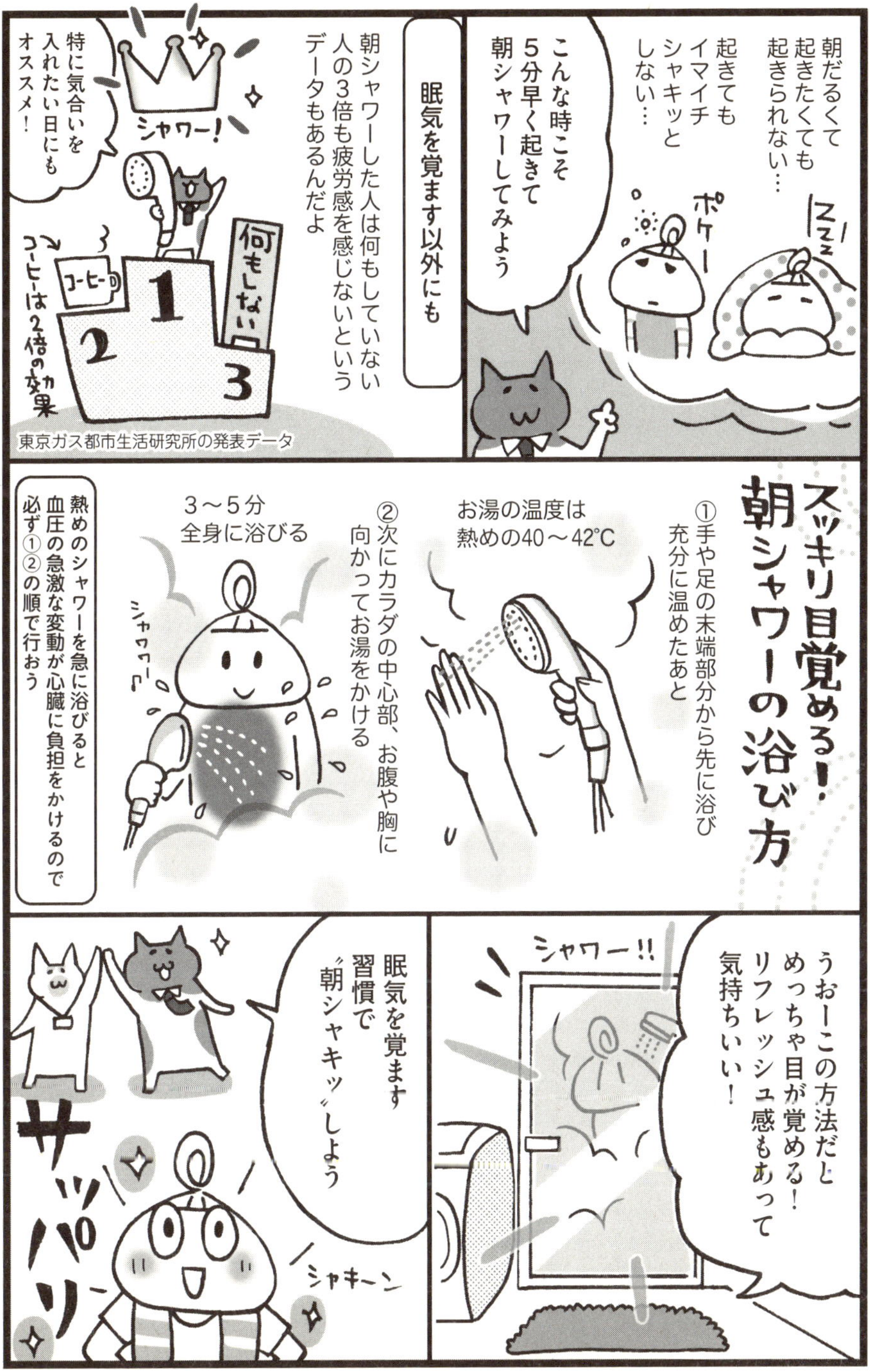

朝だるくて起きたくても起きられない…
起きてもイマイチシャキッとしない…
Zzz
ポケー
こんな時こそ5分早く起きて朝シャワーしてみよう
眠気を覚ます以外にも
朝シャワーした人は何もしていない人の3倍も疲労感を感じないというデータもあるんだよ
シャワー!
何もしない
1
2
3
コーヒー
コーヒーは2倍の効果
特に気合いを入れたい日にもオススメ!
東京ガス都市生活研究所の発表データ
スッキリ目覚める! 朝シャワーの浴び方
①手や足の末端部分から先に浴び充分に温めたあと
お湯の温度は熱めの40～42℃
②次にカラダの中心部、お腹や胸に向かってお湯をかける
3～5分全身に浴びる
シャワワー
熱めのシャワーを急に浴びると血圧の急激な変動が心臓に負担をかけるので必ず①②の順で行おう
シャワー!!
うおーこの方法だとめっちゃ目が覚める! リフレッシュ感もあって気持ちいい!
眠気を覚ます習慣で〝朝シャキッ〟しよう
サッパリー
シャキーン

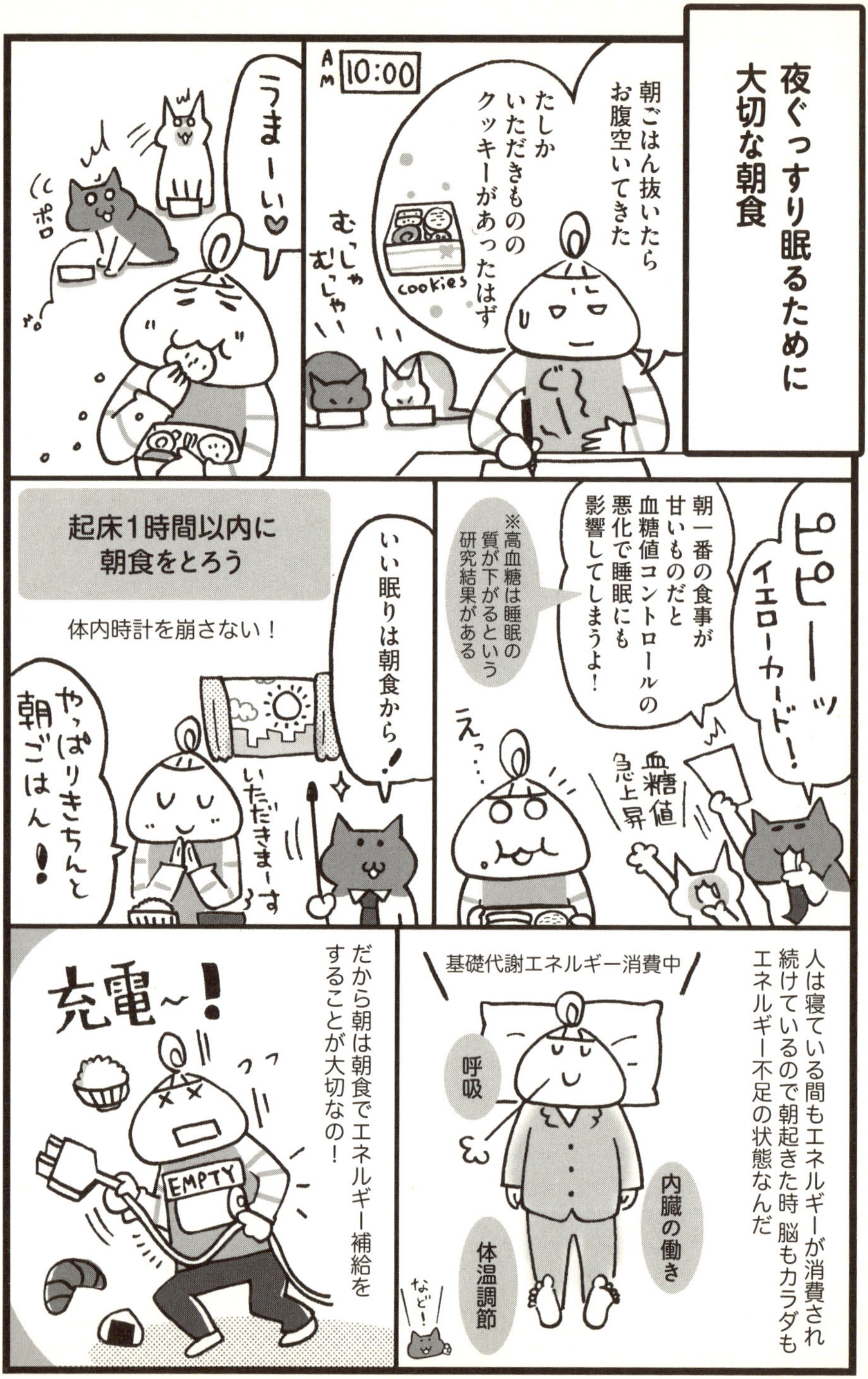
夜ぐっすり眠るために
大切な朝食
AM 10:00
朝ごはん抜いたら お腹空いてきた
たしか いただきものの クッキーがあったはず
cookies
むしゃ むしゃ
うま〜い♡
ポロ
ピピーッ
イエローカード！
朝一番の食事が 甘いものだと 血糖値コントロールの 悪化で睡眠にも 影響してしまうよ！
※高血糖は睡眠の 質が下がるという 研究結果がある
血糖値 急上昇
えっ…
いい眠りは朝食から！
起床1時間以内に 朝食をとろう
体内時計を崩さない！
いただきまーす
やっぱりきちんと 朝ごはん！
人は寝ている間もエネルギーが消費され 続けているので朝起きた時 脳もカラダも エネルギー不足の状態なんだ
基礎代謝エネルギー消費中
呼吸
内臓の働き
体温調節
など！
だから朝は朝食でエネルギー補給を することが大切なの！
充電〜！
EMPTY

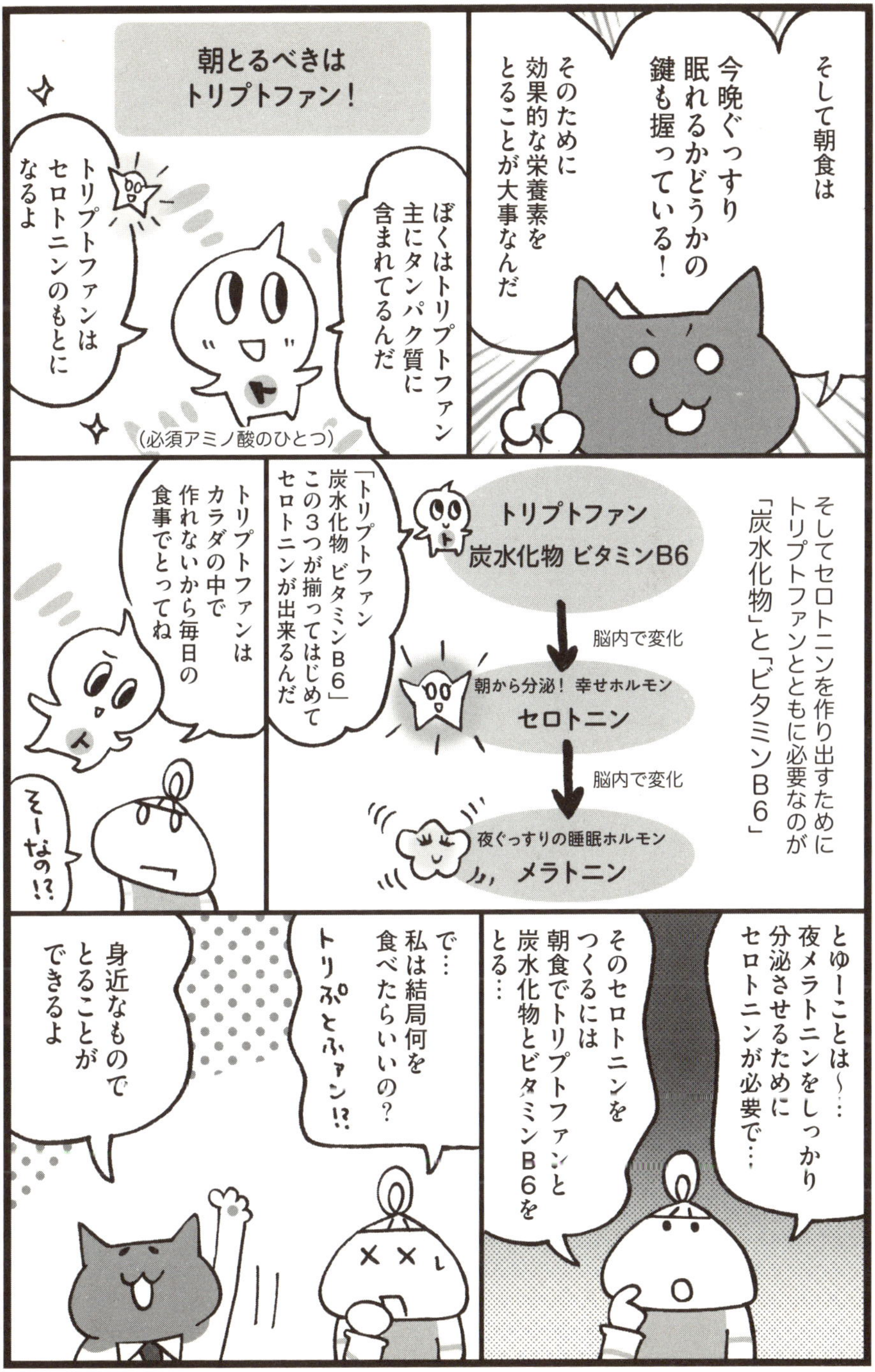
そして朝食は
今晩ぐっすり眠れるかどうかの鍵も握っている！
そのために効果的な栄養素をとることが大事なんだ
朝とるべきはトリプトファン！
ぼくはトリプトファン主にタンパク質に含まれてるんだ
(必須アミノ酸のひとつ)
トリプトファンはセロトニンのもとになるよ
そしてセロトニンを作り出すためにトリプトファンとともに必要なのが「炭水化物」と「ビタミンB6」
トリプトファン
炭水化物　ビタミンB6
脳内で変化
朝から分泌！　幸せホルモン
セロトニン
脳内で変化
夜ぐっすりの睡眠ホルモン
メラトニン
「トリプトファン 炭水化物 ビタミンB6」この3つが揃ってはじめてセロトニンが出来るんだ
トリプトファンはカラダの中で作れないから毎日の食事でとってね
そーなの!?
とゆーことは～…夜メラトニンをしっかり分泌させるためにセロトニンが必要で…
そのセロトニンをつくるには朝食でトリプトファンと炭水化物とビタミンB6をとる…
で…私は結局何を食べたらいいの？
トリぷとふァン!?
身近なものでとることができるよ

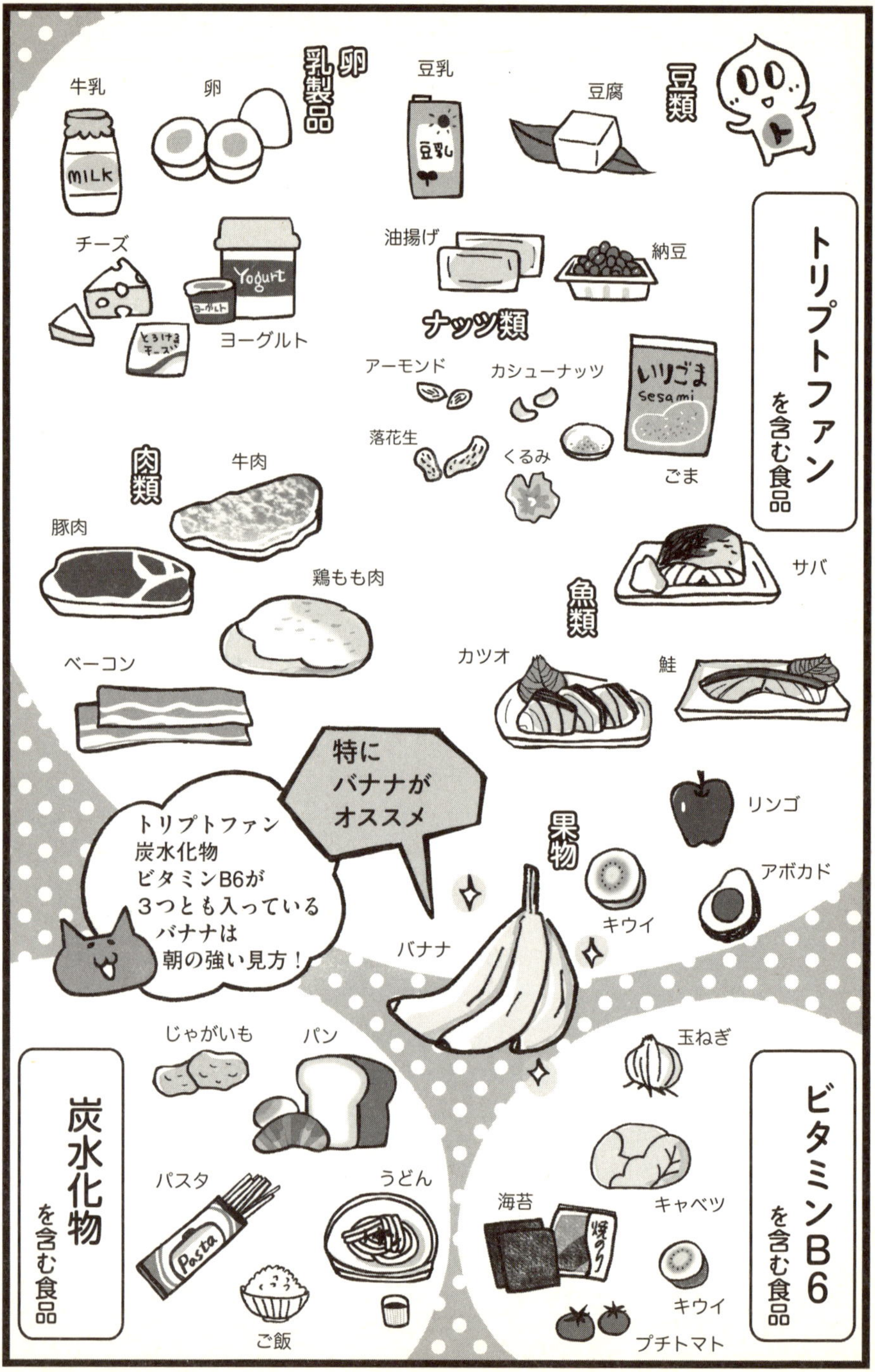

トリプトファンを含む食品
卵 乳製品
牛乳
MILK
卵
チーズ
とろけるチーズ
Yogurt
ヨーグルト
ヨーグルト
豆類
豆乳
豆乳
豆腐
油揚げ
納豆
ナッツ類
アーモンド
カシューナッツ
落花生
くるみ
いりごま
sesami
ごま
肉類
牛肉
豚肉
鶏もも肉
ベーコン
魚類
サバ
カツオ
鮭
特に
バナナが
オススメ
トリプトファン
炭水化物
ビタミンB6が
3つとも入っている
バナナは
朝の強い見方！
果物
リンゴ
キウイ
アボカド
バナナ
炭水化物を含む食品
じゃがいも
パン
パスタ
Pasta
うどん
ご飯
ビタミンB6を含む食品
玉ねぎ
キャベツ
海苔
焼のり
キウイ
プチトマト

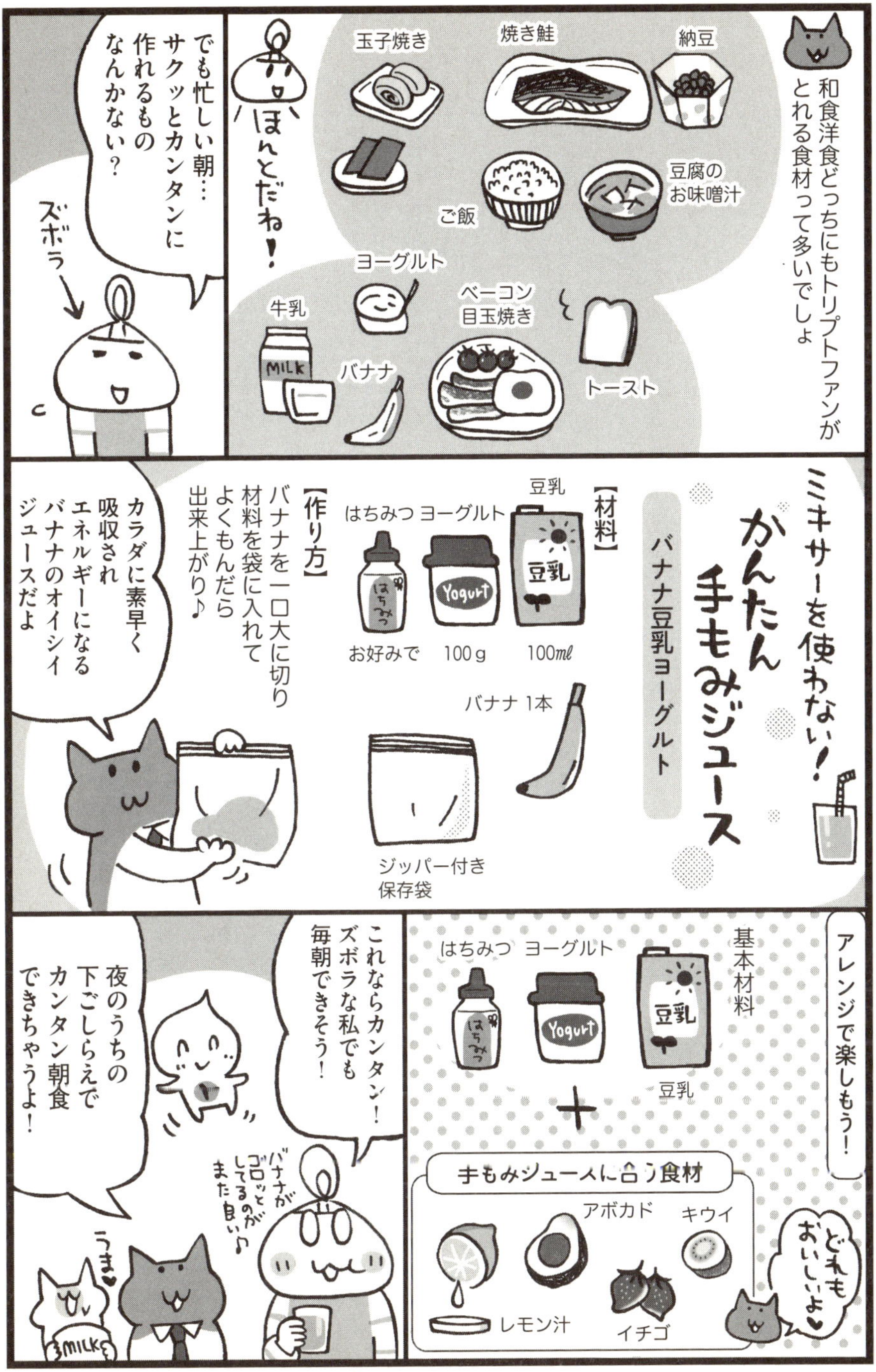
和食洋食どっちにもトリプトファンがとれる食材って多いでしょ
納豆
焼き鮭
玉子焼き
豆腐のお味噌汁
ご飯
ヨーグルト
ベーコン目玉焼き
トースト
牛乳
MILK
バナナ
ほんとだね！
でも忙しい朝…サクッとカンタンに作れるものなんかない？
ズボラ
ミキサーを使わない！
かんたん手もみジュース
バナナ豆乳ヨーグルト
【材料】
豆乳
豆乳
100mℓ
ヨーグルト
Yogurt
100ｇ
はちみつ
はちみつ
お好みで
バナナ 1本
ジッパー付き保存袋
【作り方】
バナナを一口大に切り材料を袋に入れてよくもんだら出来上がり♪
カラダに素早く吸収されエネルギーになるバナナのオイシイジュースだよ
アレンジで楽しもう！
基本材料
豆乳
豆乳
ヨーグルト
Yogurt
はちみつ
はちみつ
＋
手もみジュースに合う食材
キウイ
アボカド
レモン汁
イチゴ
どれもおいしいよ♥
これならカンタン！ズボラな私でも毎朝できそう！
バナナがゴロッとしてるのがまた良い♪
夜のうちの下ごしらえでカンタン朝食できちゃうよ！
うま♥
MILK

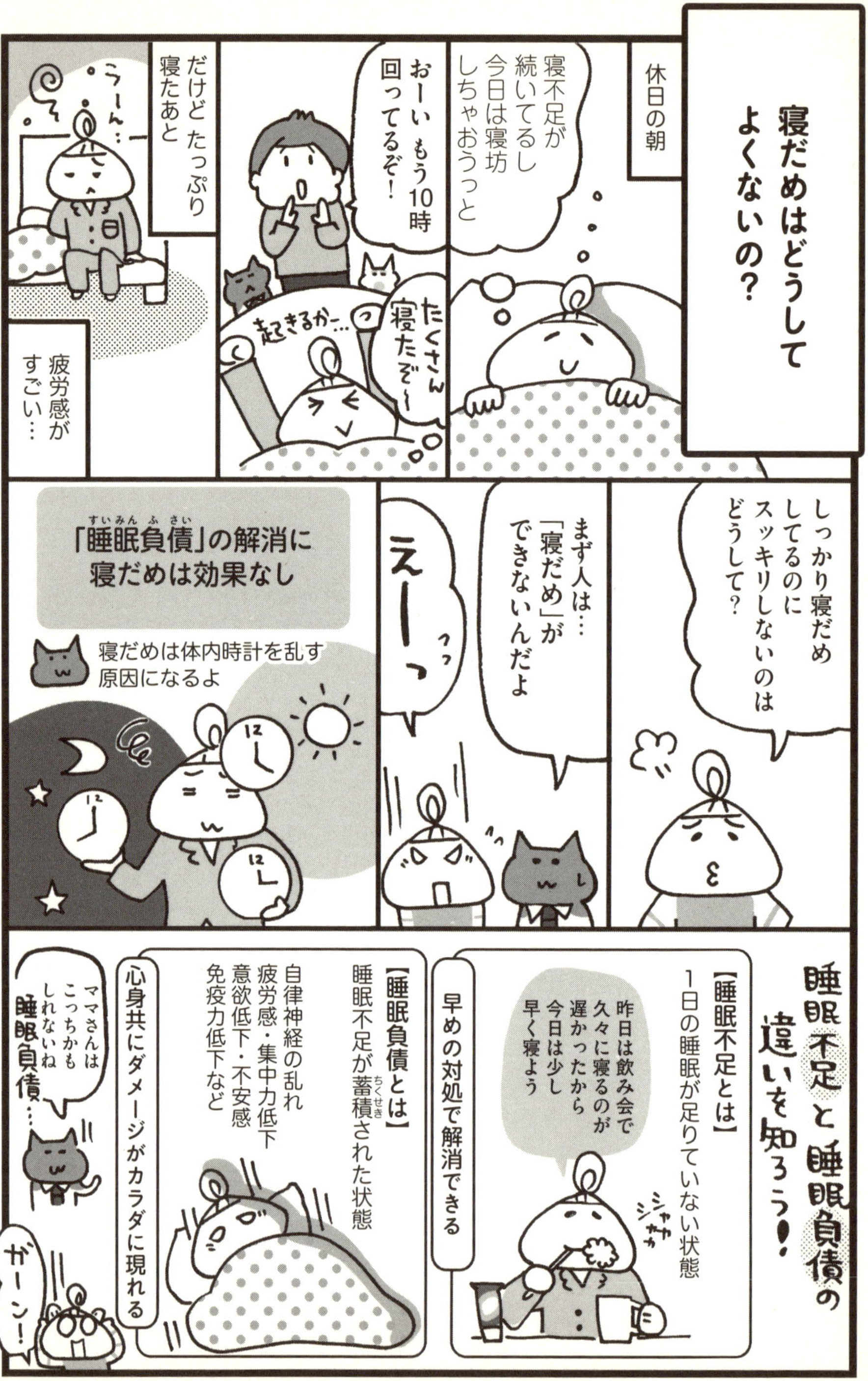
寝だめはどうして
よくないの？
休日の朝
寝不足が続いてるし今日は寝坊しちゃおうっと
おーい もう10時回ってるぞ！
たくさん寝たぞ〜
起きるかー…っ
だけど たっぷり寝たあと
う〜ん…
疲労感がすごい…
しっかり寝だめしてるのにスッキリしないのはどうして？
まず人は…「寝だめ」ができないんだよ
えーっ
「睡眠負債《すいみんふさい》」の解消に
寝だめは効果なし
寝だめは体内時計を乱す原因になるよ
睡眠不足と睡眠負債の違いを知ろう！
【睡眠不足とは】
1日の睡眠が足りていない状態
昨日は飲み会で久々に寝るのが遅かったから今日は少し早く寝よう
シャカシャカ
早めの対処で解消できる
【睡眠負債とは】
睡眠不足が蓄積《ちくせき》された状態
自律神経の乱れ
疲労感・集中力低下
意欲低下・不安感
免疫力低下など
心身共にダメージがカラダに現れる
ママさんはこっちかもしれないね
睡眠負債…
ガーン！

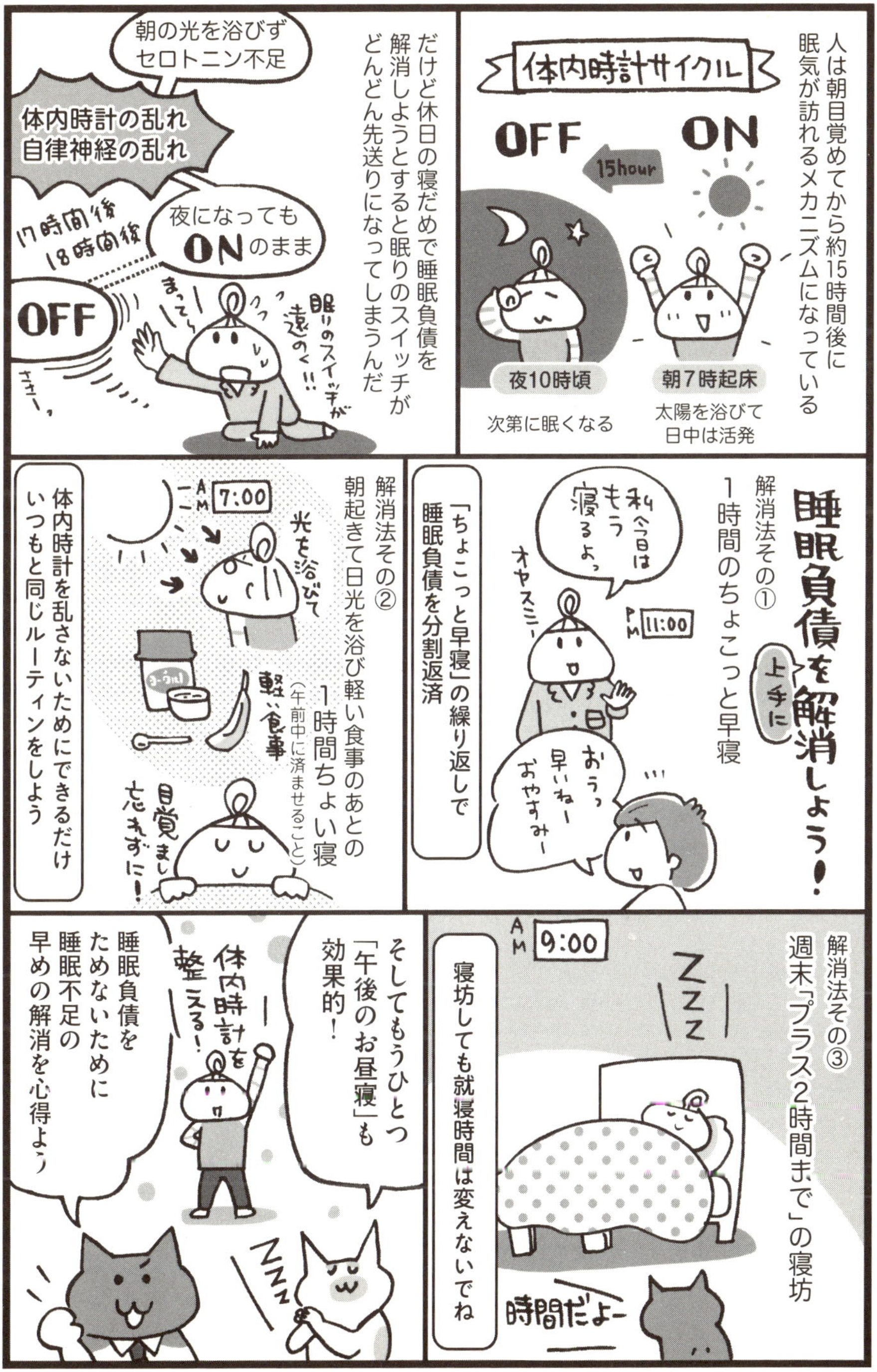
人は朝目覚めてから約15時間後に眠気が訪れるメカニズムになっている
体内時計サイクル
OFF
15hour
ON
朝７時起床
太陽を浴びて日中は活発
夜10時頃
次第に眠くなる
だけど休日の寝だめで睡眠負債を解消しようとすると眠りのスイッチがどんどん先送りになってしまうんだ
朝の光を浴びずセロトニン不足
体内時計の乱れ
自律神経の乱れ
夜になってもONのまま
17時間後
18時間後
OFF
まって〜
眠りのスイッチが遠のく!!
さささー
睡眠負債を上手に解消しよう!
解消法その①
1時間のちょこっと早寝
私今日はもう寝るよっ
PM 11:00
オヤスミー
おうっ早いねーおやすみー
「ちょこっと早寝」の繰り返しで睡眠負債を分割返済
解消法その②
朝起きて日光を浴び軽い食事のあとの1時間ちょい寝
（午前中に済ませること）
AM 7:00
光を浴びて
軽い食事
目覚まし忘れずに!
体内時計を乱さないためにできるだけいつもと同じルーティンをしよう
解消法その③
週末「プラス2時間まで」の寝坊
AM 9:00
ZZZ
寝坊しても就寝時間は変えないでね
時間だよー
そしてもうひとつ「午後のお昼寝」も効果的!
体内時計を整える!
睡眠負債をためないために睡眠不足の早めの解消を心得よう
ZZZ

（お昼寝についてはP122参照）

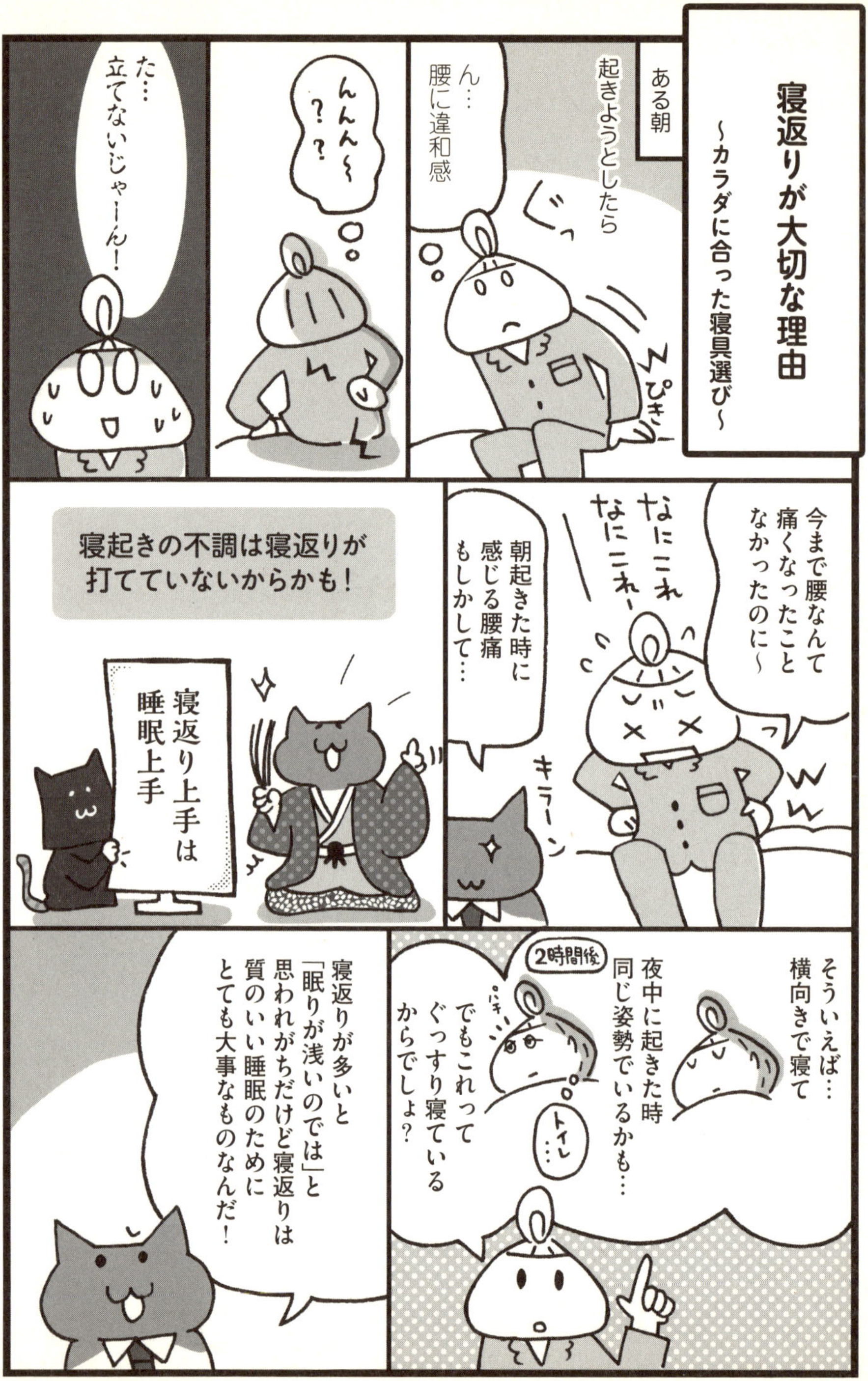
寝返りが大切な理由
〜カラダに合った寝具選び〜
ある朝
起きようとしたら
じっ
ぴき
ん…
腰に違和感
んんん〜
??
た…
立てないじゃーーん!
今まで腰なんて痛くなったことなかったのに〜
なにこれなにこれー
キラーン
朝起きた時に感じる腰痛もしかして…
寝起きの不調は寝返りが打てていないからかも!
寝返り上手は睡眠上手
そういえば…
横向きで寝て
夜中に起きた時同じ姿勢でいるかも…
2時間後
トイレ…
でもこれってぐっすり寝ているからでしょ?
寝返りが多いと「眠りが浅いのでは」と思われがちだけど寝返りは質のいい睡眠のためにとても大事なものなんだ!

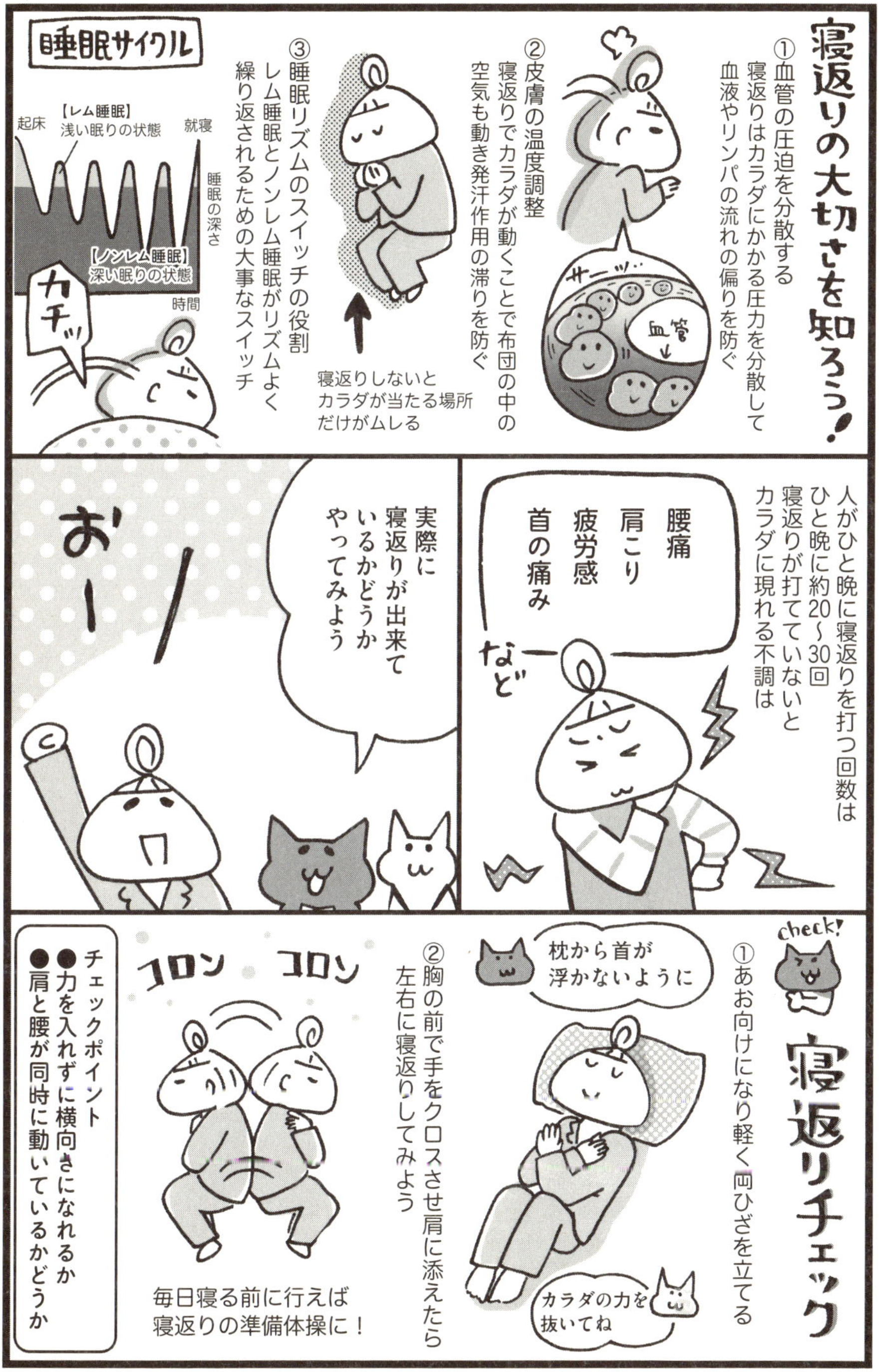
寝返りの大切さを知ろう！
①血管の圧迫を分散する
寝返りはカラダにかかる圧力を分散して
血液やリンパの流れの偏りを防ぐ
サーッ…
血管
②皮膚の温度調整
寝返りでカラダが動くことで布団の中の
空気も動き発汗作用の滞りを防ぐ
寝返りしないと
カラダが当たる場所
だけがムレる
③睡眠リズムのスイッチの役割
レム睡眠とノンレム睡眠がリズムよく
繰り返されるための大事なスイッチ
睡眠サイクル
起床
【レム睡眠】
浅い眠りの状態
就寝
睡眠の深さ
【ノンレム睡眠】
深い眠りの状態
時間
カチッ
人がひと晩に寝返りを打つ回数は
ひと晩に約20～30回
寝返りが打てていないと
カラダに現れる不調は
腰痛
肩こり
疲労感
首の痛み
などー
実際に
寝返りが出来て
いるかどうか
やってみよう
おー！
check!
寝返りチェック
①あお向けになり軽く両ひざを立てる
枕から首が
浮かないように
カラダの力を
抜いてね
②胸の前で手をクロスさせ肩に添えたら
左右に寝返りしてみよう
コロン　コロン
毎日寝る前に行えば
寝返りの準備体操に！
チェックポイント
●力を入れずに横向きになれるか
●肩と腰が同時に動いているかどうか

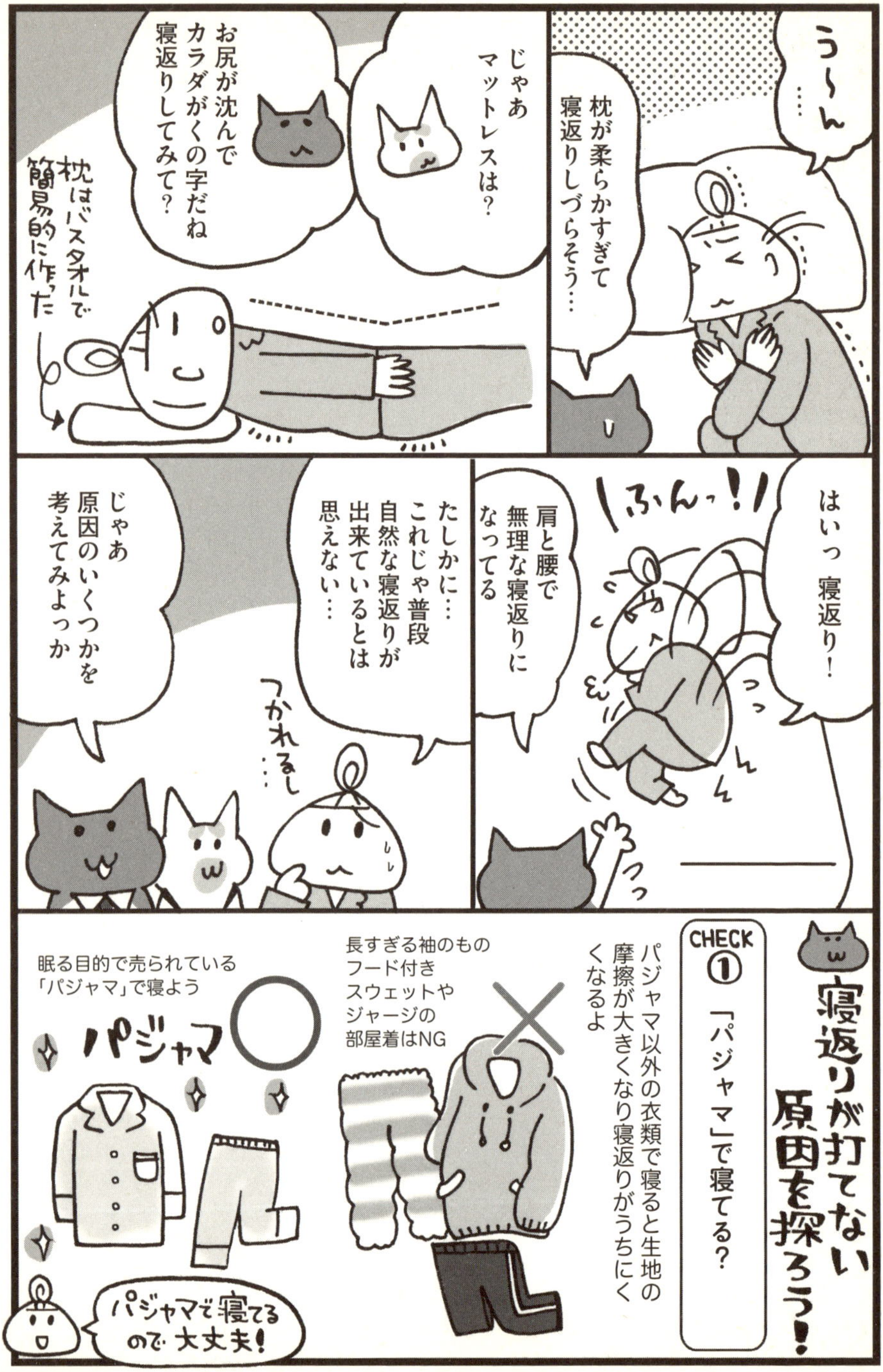

う〜ん……
枕が柔らかすぎて寝返りしづらそう…
じゃあマットレスは？
お尻が沈んでカラダがくの字だね寝返りしてみて？
枕はバスタオルで簡易的に作った
はいっ 寝返り！
ふんっ!!
肩と腰で無理な寝返りになってる
たしかに…これじゃ普段自然な寝返りが出来ているとは思えない…
じゃあ原因のいくつかを考えてみよっか
つかれるし…
寝返りが打てない原因を探ろう！
CHECK ①
「パジャマ」で寝てる？
パジャマ以外の衣類で寝ると生地の摩擦が大きくなり寝返りがうちにくくなるよ
長すぎる袖のもの
フード付き
スウェットや
ジャージの
部屋着はNG
眠る目的で売られている
「パジャマ」で寝よう
パジャマ
パジャマで寝てるので大丈夫！

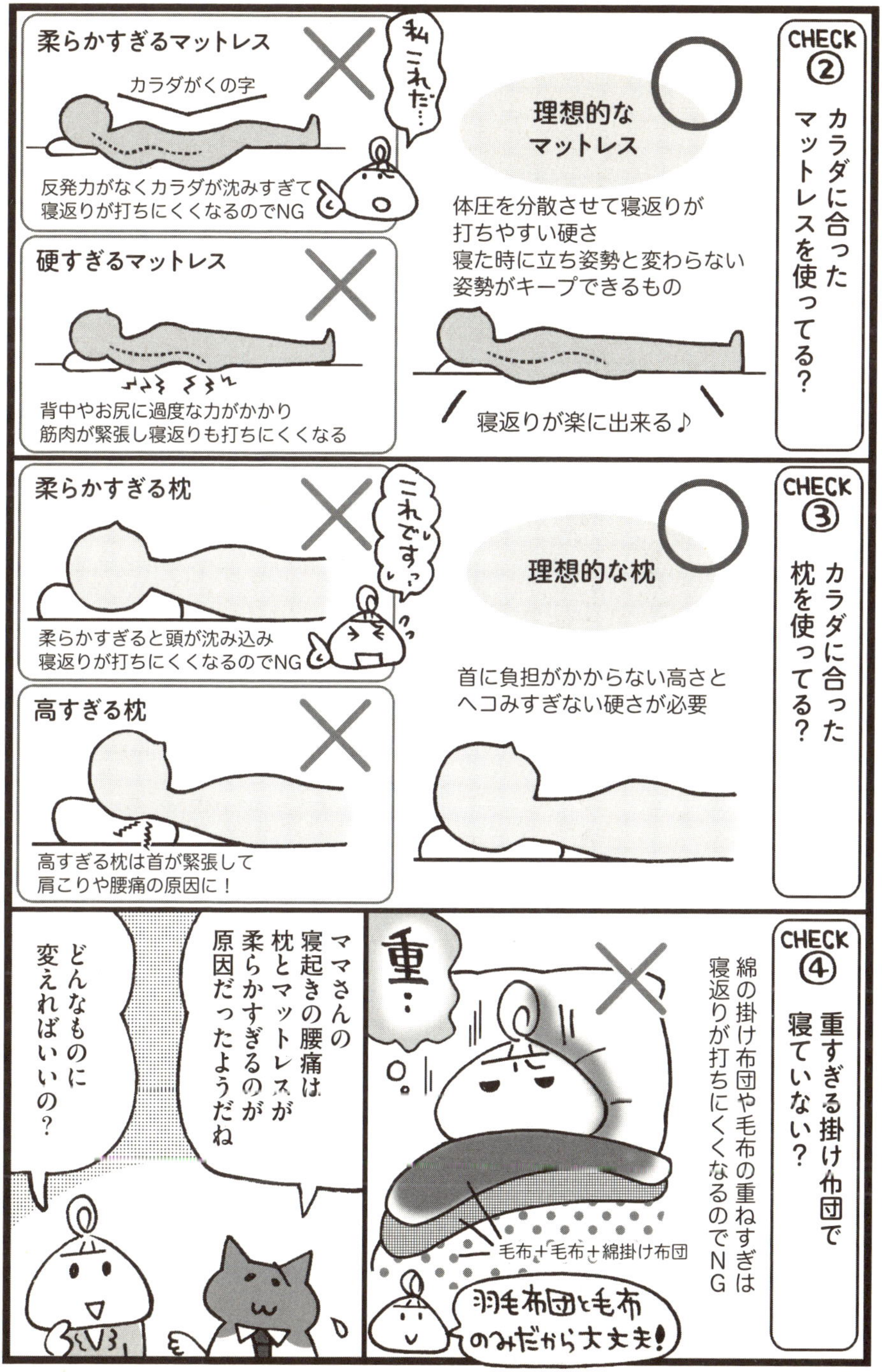
CHECK②
カラダに合ったマットレスを使ってる？
理想的なマットレス
体圧を分散させて寝返りが打ちやすい硬さ
寝た時に立ち姿勢と変わらない姿勢がキープできるもの
寝返りが楽に出来る♪
私これだ…
柔らかすぎるマットレス
カラダがくの字
反発力がなくカラダが沈みすぎて寝返りが打ちにくくなるのでNG
硬すぎるマットレス
背中やお尻に過度な力がかかり筋肉が緊張し寝返りも打ちにくくなる
CHECK③
カラダに合った枕を使ってる？
理想的な枕
首に負担がかからない高さとヘコみすぎない硬さが必要
これです…
柔らかすぎる枕
柔らかすぎると頭が沈み込み寝返りが打ちにくくなるのでNG
高すぎる枕
高すぎる枕は首が緊張して肩こりや腰痛の原因に！
CHECK④
重すぎる掛け布団で寝ていない？
綿の掛け布団や毛布の重ねすぎは寝返りが打ちにくくなるのでNG
重・・
毛布＋毛布＋綿掛け布団
羽毛布団と毛布のみだから大丈夫！
ママさんの寝起きの腰痛は枕とマットレスが柔らかすぎるのが原因だったようだね
どんなものに変えればいいの？

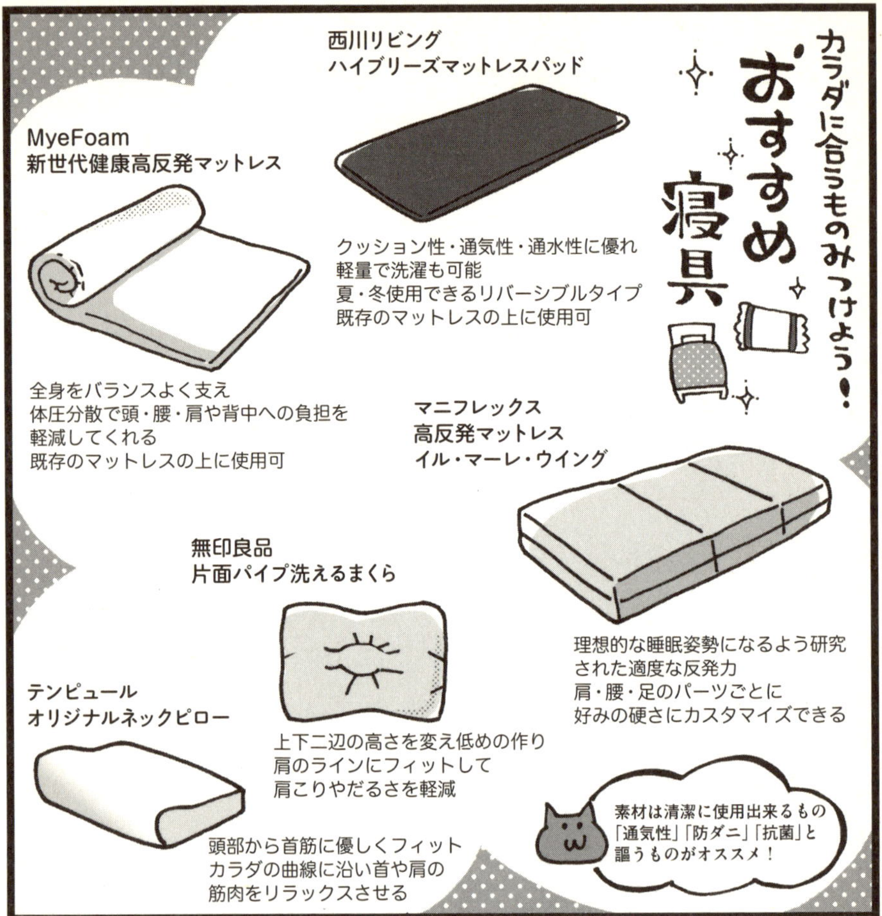
カラダに合うものみつけよう！
おすすめ寝具
西川リビング
ハイブリーズマットレスパッド
クッション性・通気性・通水性に優れ
軽量で洗濯も可能
夏・冬使用できるリバーシブルタイプ
既存のマットレスの上に使用可
MyeFoam
新世代健康高反発マットレス
全身をバランスよく支え
体圧分散で頭・腰・肩や背中への負担を
軽減してくれる
既存のマットレスの上に使用可
マニフレックス
高反発マットレス
イル・マーレ・ウイング
理想的な睡眠姿勢になるよう研究
された適度な反発力
肩・腰・足のパーツごとに
好みの硬さにカスタマイズできる
無印良品
片面パイプ洗えるまくら
上下二辺の高さを変え低めの作り
肩のラインにフィットして
肩こりやだるさを軽減
テンピュール
オリジナルネックピロー
頭部から首筋に優しくフィット
カラダの曲線に沿い首や肩の
筋肉をリラックスさせる
素材は清潔に使用出来るもの
「通気性」「防ダニ」「抗菌」と
謳うものがオススメ！

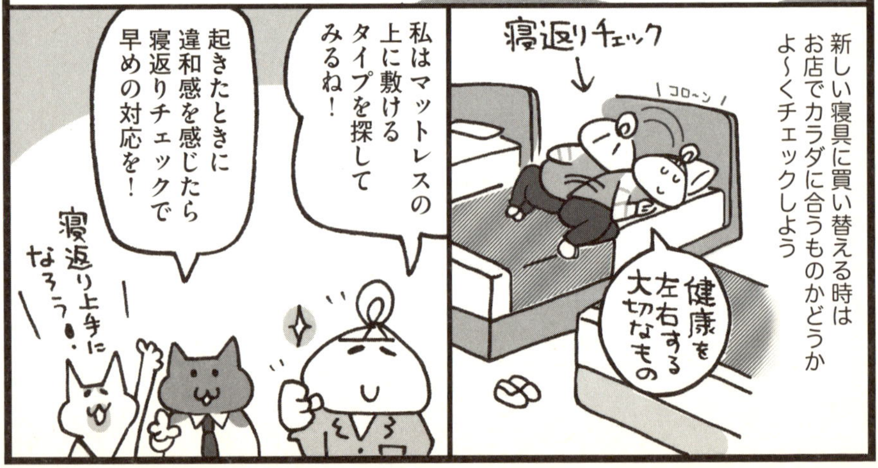
新しい寝具に買い替える時は
お店でカラダに合うものかどうか
よ～くチェックしよう
寝返りチェック
コロ～ン
健康を左右する大切なもの
私はマットレスの上に敷けるタイプを探してみるね！
起きたときに違和感を感じたら寝返りチェックで早めの対応を！
寝返り上手になろう！

COLUMN

朝一番のお目覚めアロマ

～朝できる簡単リフレッシュ法～

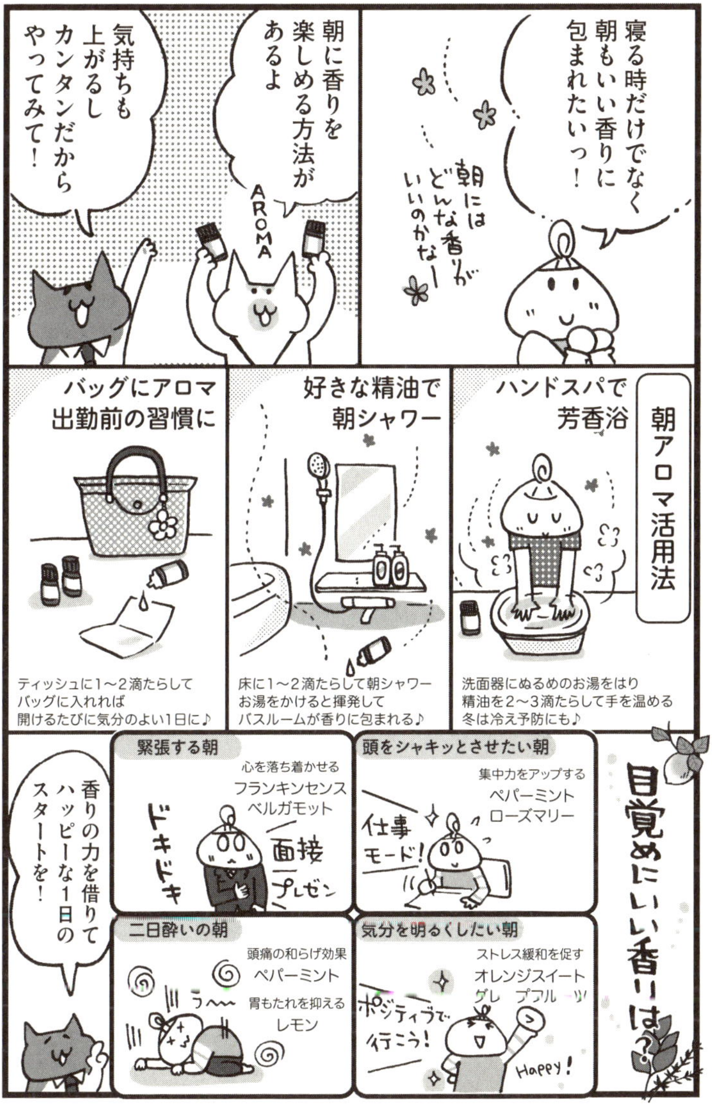
寝る時だけでなく朝もいい香りに包まれたいっ！
朝にはどんな香りがいいのかなー
朝に香りを楽しめる方法があるよ
AROMA
気持ちも上がるしカンタンだからやってみて！
朝アロマ活用法
ハンドスパで芳香浴
洗面器にぬるめのお湯をはり
精油を2～3滴たらして手を温める
冬は冷え予防にも♪
好きな精油で朝シャワー
床に1～2滴たらして朝シャワー
お湯をかけると揮発して
バスルームが香りに包まれる♪
バッグにアロマ出勤前の習慣に
ティッシュに1～2滴たらして
バッグに入れれば
開けるたびに気分のよい1日に♪
目覚めにいい香りは？
頭をシャキッとさせたい朝
集中力をアップする
ペパーミント
ローズマリー
仕事モード！
緊張する朝
心を落ち着かせる
フランキンセンス
ベルガモット
ドキドキ
面接
プレゼン
気分を明るくしたい朝
ストレス緩和を促す
オレンジスイート
グレ プフル ツ
ポジティブで行こう！
Happy！
二日酔いの朝
頭痛の和らげ効果
ペパーミント
胃もたれを抑える
レモン
う～～
香りの力を借りてハッピーな1日のスタートを！

友野先生の 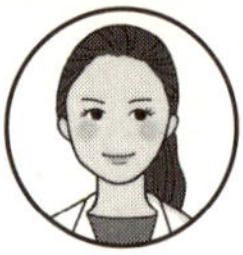 コラム 6

なりたい自分になれる おやすみ前の簡単習慣

起きるたびに理想の自分に近づくためにできる、簡単な「おやすみ前習慣」に「アファメーション」があります。アファメーションとは、「こうなりたい!」という自分の理想を、「自分の言葉を使って現在形で言い切る」というとても単純な作業です。

例えば、「素敵な人と巡り会えてとても幸せ!」や「プロジェクトが成功して充実感いっぱい!」「来たかった旅行に来られて最高に楽しい!」など、どんな希望でも叶っているものとして言い切ります。主語はいつでも「私」であること、そして、可能な限り最高に幸せな感情や叶ったときの状況などを具体的に想像しながら何度も繰り返し唱えましょう。

最初は気恥ずかしい感じがあるかもしれませんが、続けていくことで夢が叶った瞬間を想像するたびに心がワクワクするようになるでしょう。また、疲れてネガティブになりがちな夜の脳に良い影響をもたらして、快眠を誘うと思います。よい睡眠の力と言葉の力のダブル効果で、毎日「なりたい自分」に生まれ変わってくださいね。

NAO TOMONO's Column Vol.6

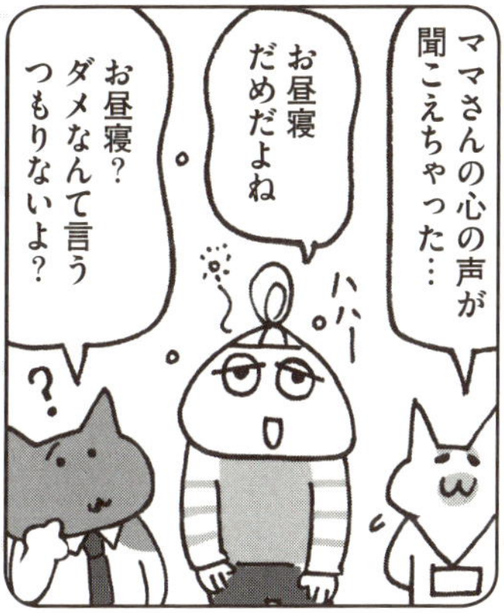

第6章
日中の過ごし方

ちょこっとリズミカルでセロトニンを増やそう

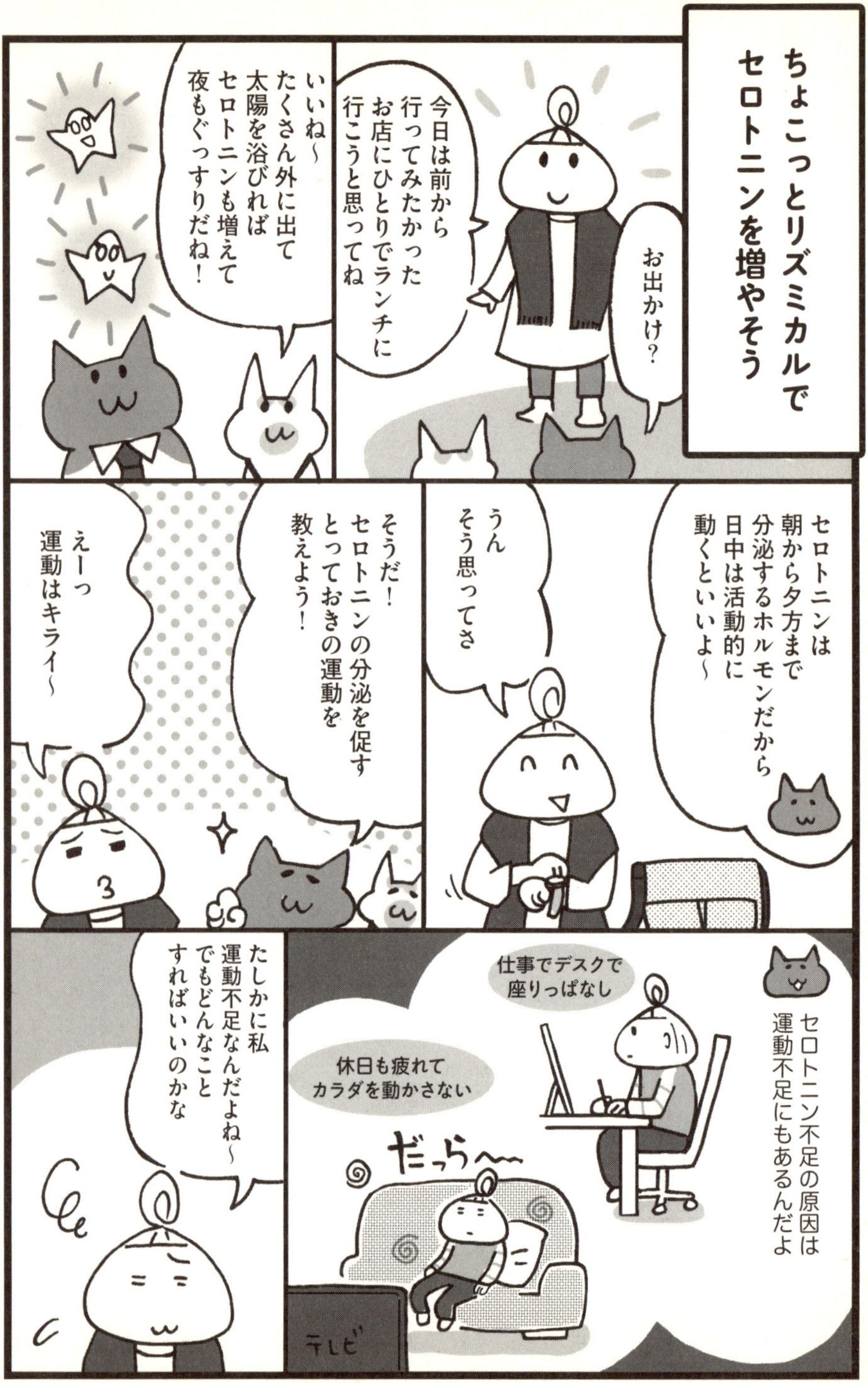
お出かけ？
今日は前から行ってみたかったお店にひとりでランチに行こうと思ってね
いいね～たくさん外に出て太陽を浴びればセロトニンも増えて夜もぐっすりだね！
セロトニンは朝から夕方まで分泌するホルモンだから日中は活動的に動くといいよ～
うんそう思ってさ
そうだ！セロトニンの分泌を促すとっておきの運動を教えよう！
えーっ運動はキライ～
セロトニン不足の原因は運動不足にもあるんだよ
仕事でデスクで座りっぱなし
休日も疲れてカラダを動かさない
だっら～
テレビ
たしかに私運動不足なんだよね～でもどんなことすればいいのかな

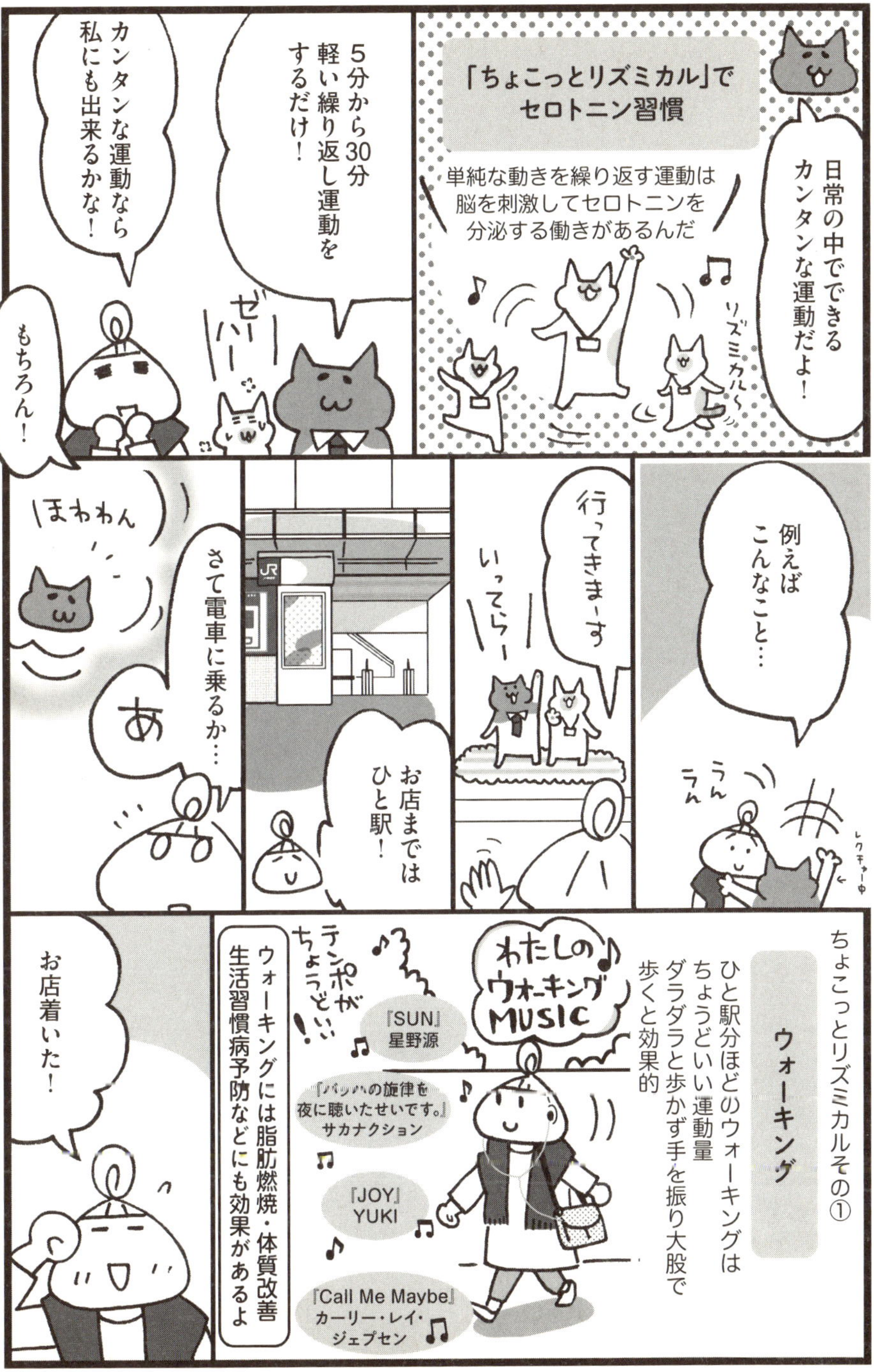
「ちょこっとリズミカル」でセロトニン習慣
日常の中でできるカンタンな運動だよ！
単純な動きを繰り返す運動は脳を刺激してセロトニンを分泌する働きがあるんだ
リズミカル〜
5分から30分軽い繰り返し運動をするだけ！
カンタンな運動なら私にも出来るかな！
ゼーハー
もちろん！
例えばこんなこと…
うんうん
レクチャー中
行ってきまーす
いってらー
お店まではひと駅！
さて電車に乗るか…
あ
ほわわん
ちょこっとリズミカルその①
ウォーキング
ひと駅分ほどのウォーキングはちょうどいい運動量
ダラダラと歩かず手を振り大股で歩くと効果的
わたしのウォーキングMUSIC
テンポがちょうどいい！
『SUN』星野源
『バッハの旋律を夜に聴いたせいです。』サカナクション
『JOY』YUKI
『Call Me Maybe』カーリー・レイ・ジェプセン
ウォーキングには脂肪燃焼・体質改善生活習慣病予防などにも効果があるよ
お店着いた！

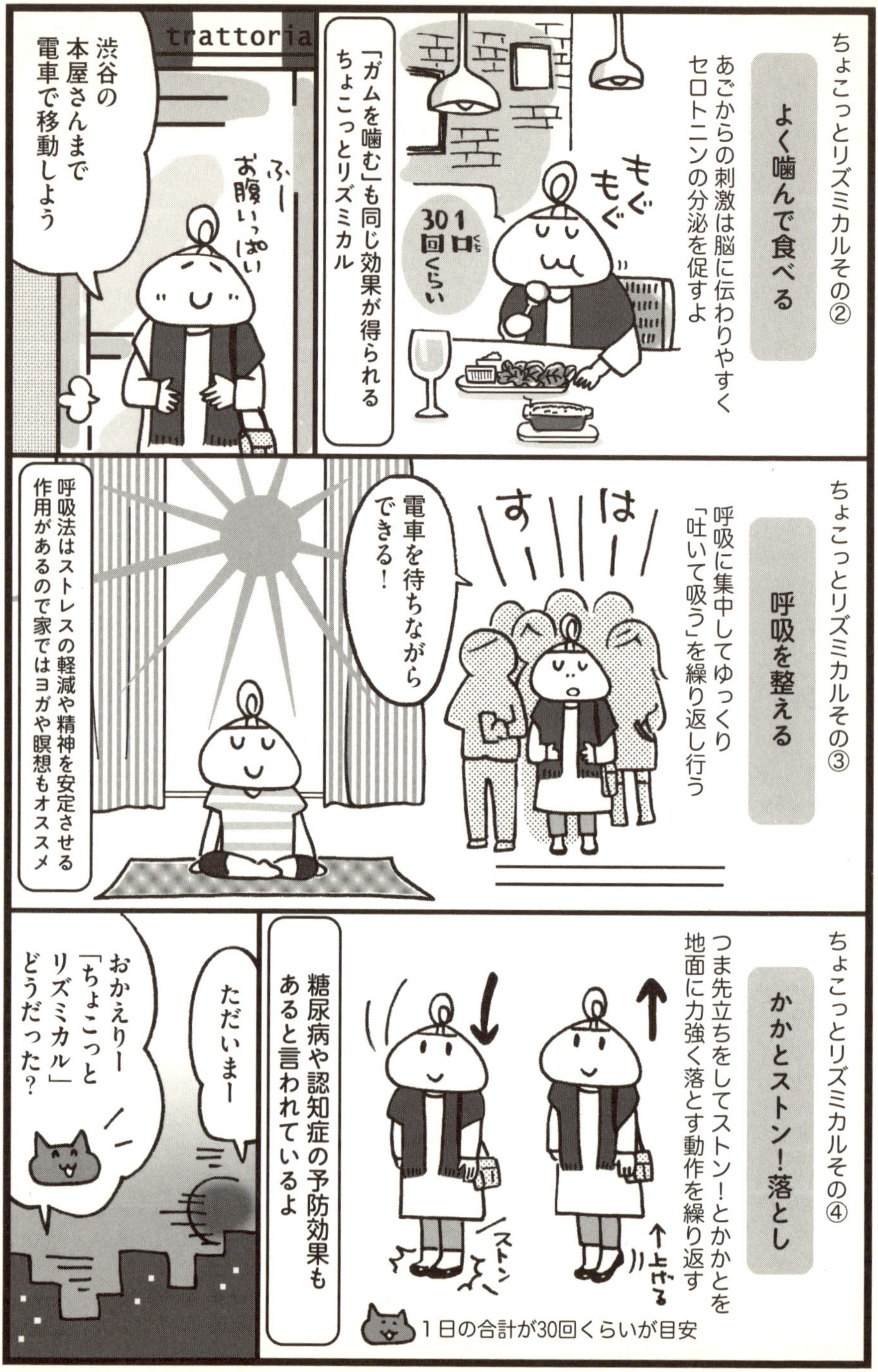
ちょこっとリズミカルその②
よく噛んで食べる
あごからの刺激は脳に伝わりやすくセロトニンの分泌を促すよ
もぐもぐ
1口《くち》30回くらい
「ガムを噛む」も同じ効果が得られるちょこっとリズミカル
trattoria
ふ〜 お腹いっぱい
渋谷の本屋さんまで電車で移動しよう
ちょこっとリズミカルその③
呼吸を整える
呼吸に集中してゆっくり「吐いて吸う」を繰り返し行う
は
す
電車を待ちながらできる！
呼吸法はストレスの軽減や精神を安定させる作用があるので家ではヨガや瞑想もオススメ
ちょこっとリズミカルその④
かかとストン！落とし
つま先立ちをしてストン！とかかとを地面に力強く落とす動作を繰り返す
↑上げる
ストン
1日の合計が30回くらいが目安
糖尿病や認知症の予防効果もあると言われているよ
ただいまー
おかえりー「ちょこっとリズミカル」どうだった？

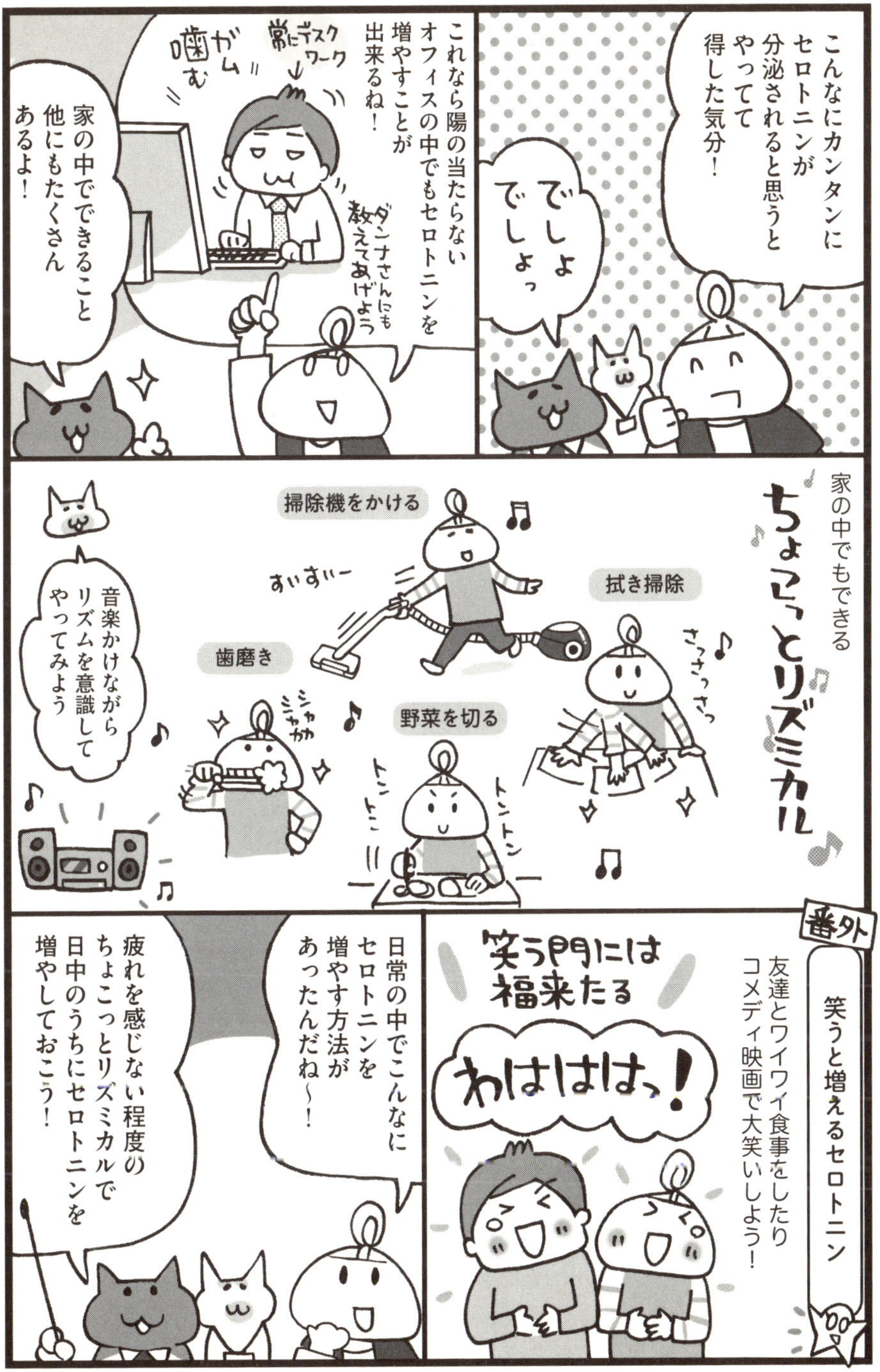
こんなにカンタンにセロトニンが分泌されると思うとやってて得した気分!
でしょでしょっ
これなら陽の当たらないオフィスの中でもセロトニンを増やすことが出来るね!
常にデスクワーク
ガム噛む
ダンナさんにも教えてあげよう
家の中でできること他にもたくさんあるよ!
家の中でもできる
ちょこっとリズミカル
掃除機をかける
すいすい〜
拭き掃除
さっさっさっ
歯磨き
シャカシャカ
野菜を切る
トントン
トントントン
音楽かけながらリズムを意識してやってみよう
番外
笑うと増えるセロトニン
友達とワイワイ食事をしたりコメディ映画で大笑いしよう!
笑う門には福来たる
わはははっ!
日常の中でこんなにセロトニンを増やす方法があったんだね〜!
疲れを感じない程度のちょこっとリズミカルで日中のうちにセロトニンを増やしておこう!

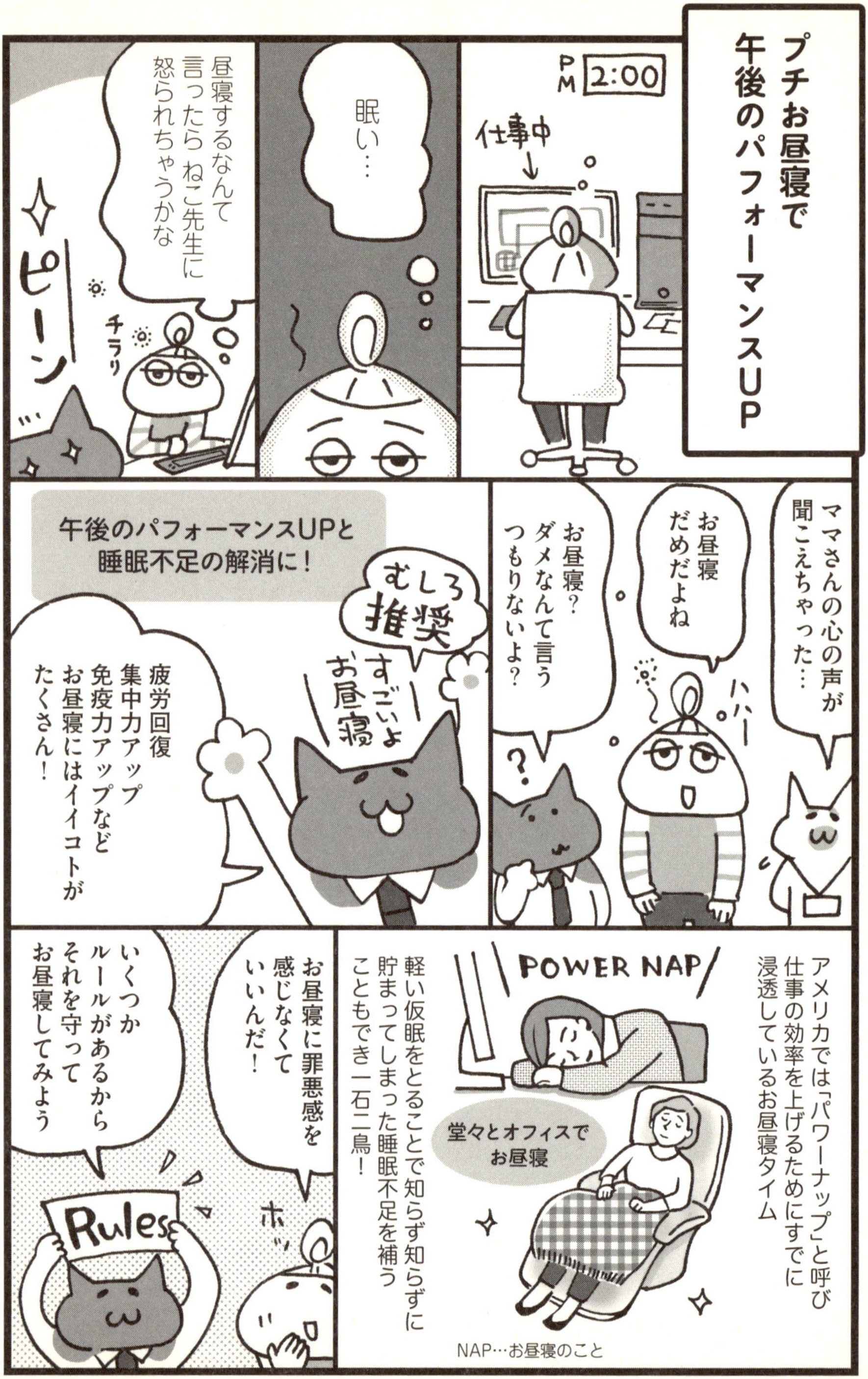
プチお昼寝で午後のパフォーマンスUP
PM 2:00
仕事中
眠い…
昼寝するなんて言ったら ねこ先生に怒られちゃうかな
チラリ
ピーン
ママさんの心の声が聞こえちゃった…
お昼寝だめだよね
ハハー
お昼寝?ダメなんて言うつもりないよ?
?
むしろ推奨
すごいよお昼寝
午後のパフォーマンスUPと睡眠不足の解消に!
疲労回復 集中力アップ 免疫力アップなど お昼寝にはイイコトがたくさん!
アメリカでは「パワーナップ」と呼び仕事の効率を上げるためにすでに浸透しているお昼寝タイム
POWER NAP
堂々とオフィスでお昼寝
軽い仮眠をとることで知らず知らずに貯まってしまった睡眠不足を補うこともでき一石二鳥!
NAP…お昼寝のこと
お昼寝に罪悪感を感じなくていいんだ!
ホッ
いくつかルールがあるからそれを守ってお昼寝してみよう
Rules

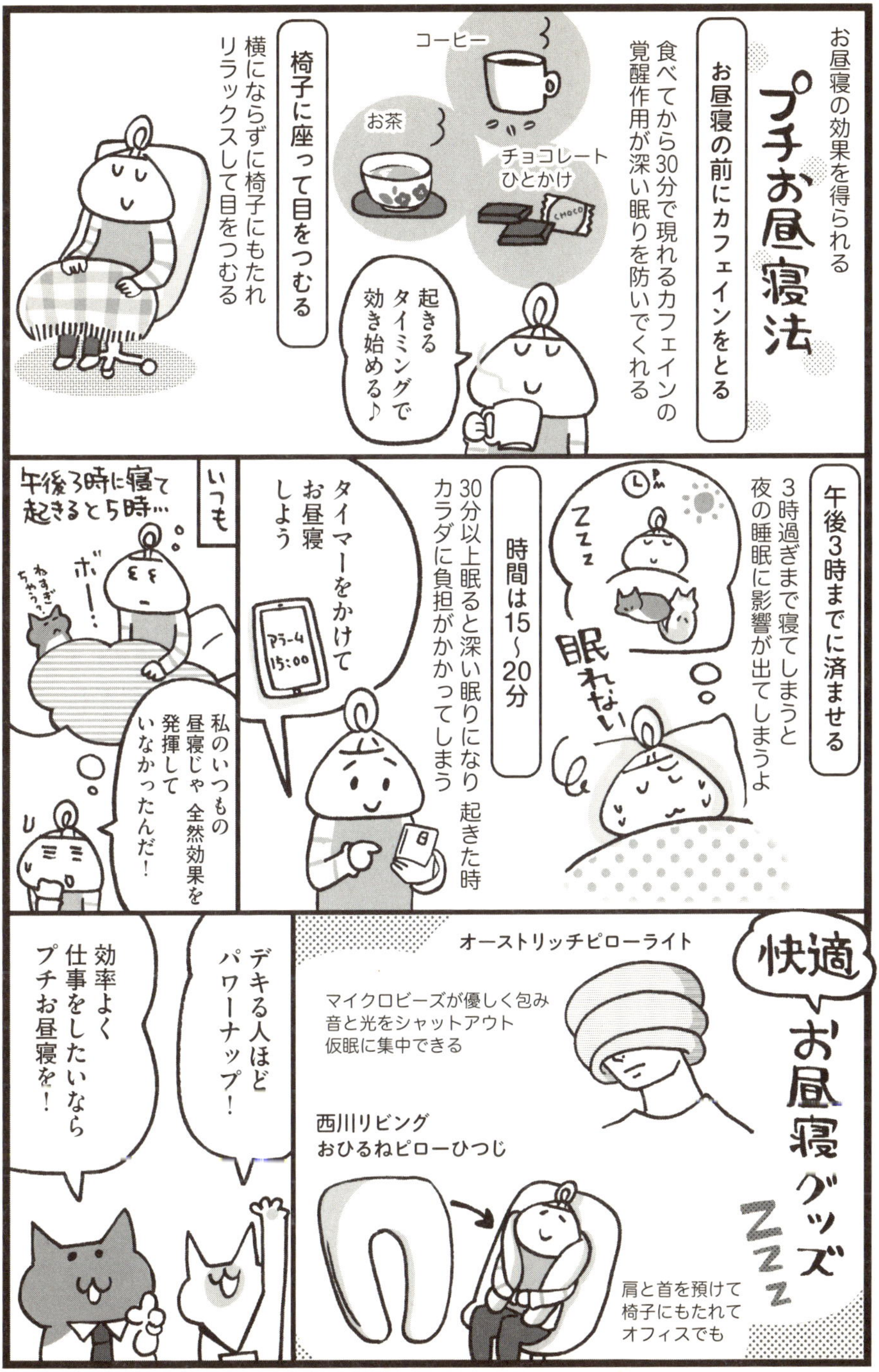
お昼寝の効果を得られる
プチお昼寝法
お昼寝の前にカフェインをとる
食べてから30分で現れるカフェインの覚醒作用が深い眠りを防いでくれる
コーヒー
お茶
チョコレートひとかけ
CHOCO
起きるタイミングで効き始める♪
椅子に座って目をつむる
横にならずに椅子にもたれリラックスして目をつむる
午後3時までに済ませる
3時過ぎまで寝てしまうと夜の睡眠に影響が出てしまうよ
PM
ZZZ
眠れない
時間は15～20分
30分以上眠ると深い眠りになり 起きた時カラダに負担がかかってしまう
タイマーをかけてお昼寝しよう
アラーム
15:00
いつも
午後3時に寝て起きると5時…
ボー…！
ねすぎちゃうっ
私のいつもの昼寝じゃ 全然効果を発揮していなかったんだ！
快適
お昼寝グッズ
オーストリッチピローライト
マイクロビーズが優しく包み
音と光をシャットアウト
仮眠に集中できる
西川リビング
おひるねピローひつじ
肩と首を預けて
椅子にもたれて
オフィスでも
ZZZ
デキる人ほどパワーナップ！
効率よく仕事をしたいならプチお昼寝を！

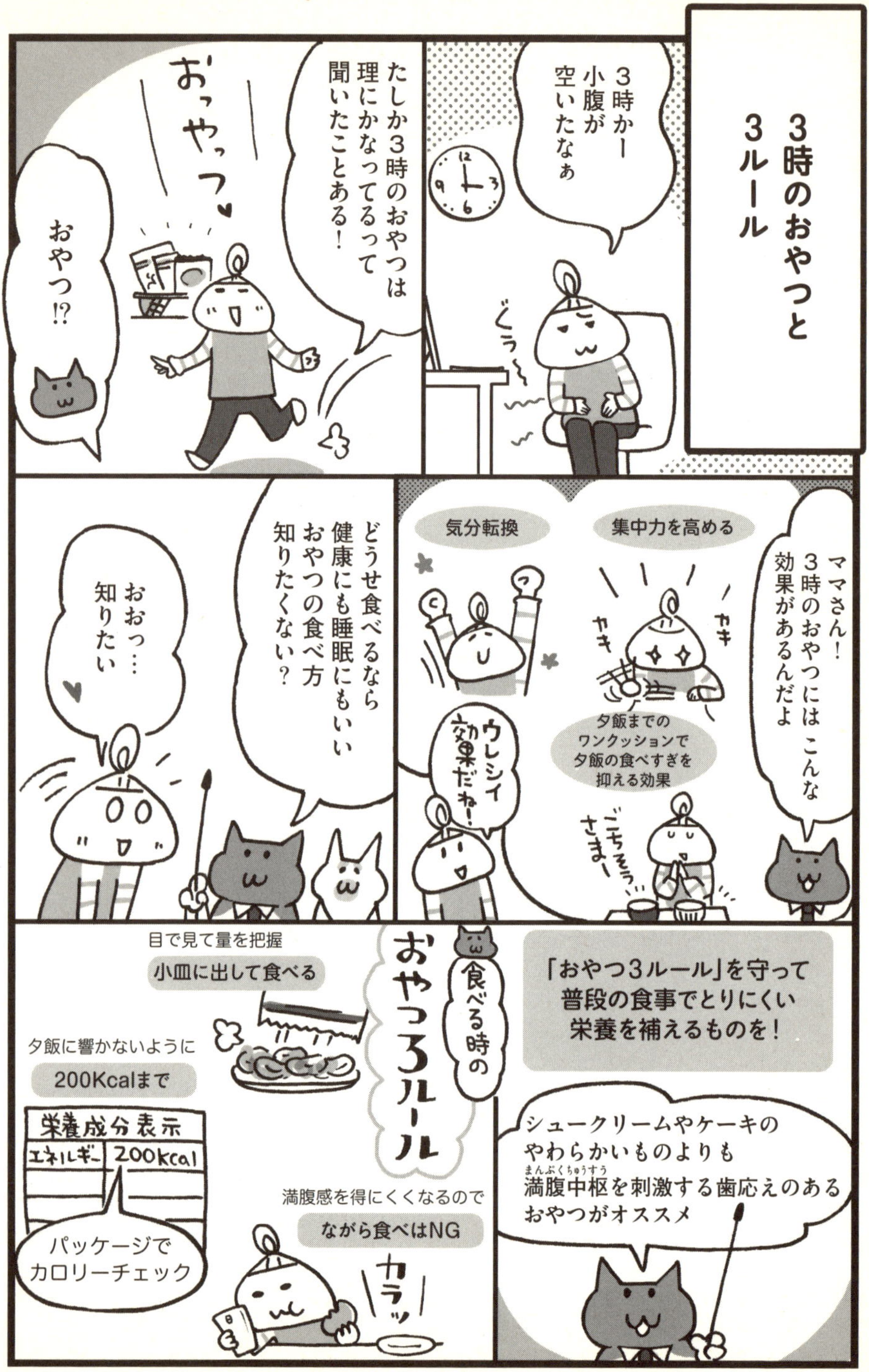

3時のおやつと3ルール
3時かー 小腹が空いたなぁ
ぐぅ～
たしか3時のおやつは理にかなってるって聞いたことある！
おやつ!?
おっやっつ♥
ママさん！ 3時のおやつにはこんな効果があるんだよ
集中力を高める
カキ カキ
気分転換
夕飯までのワンクッションで夕飯の食べすぎを抑える効果
ごちそうさまー
ウレシイ効果だね！
どうせ食べるなら健康にも睡眠にもいいおやつの食べ方知りたくない？
おおっ…知りたい
食べる時のおやつ3ルール
目で見て量を把握
小皿に出して食べる
夕飯に響かないように
200Kcalまで
栄養成分表示
エネルギー 200kcal
パッケージでカロリーチェック
満腹感を得にくくなるので
ながら食べはNG
カラッ
「おやつ3ルール」を守って普段の食事でとりにくい栄養を補えるものを！
シュークリームやケーキのやわらかいものよりも満腹中枢《まんぷくちゅうすう》を刺激する歯応えのあるおやつがオススメ

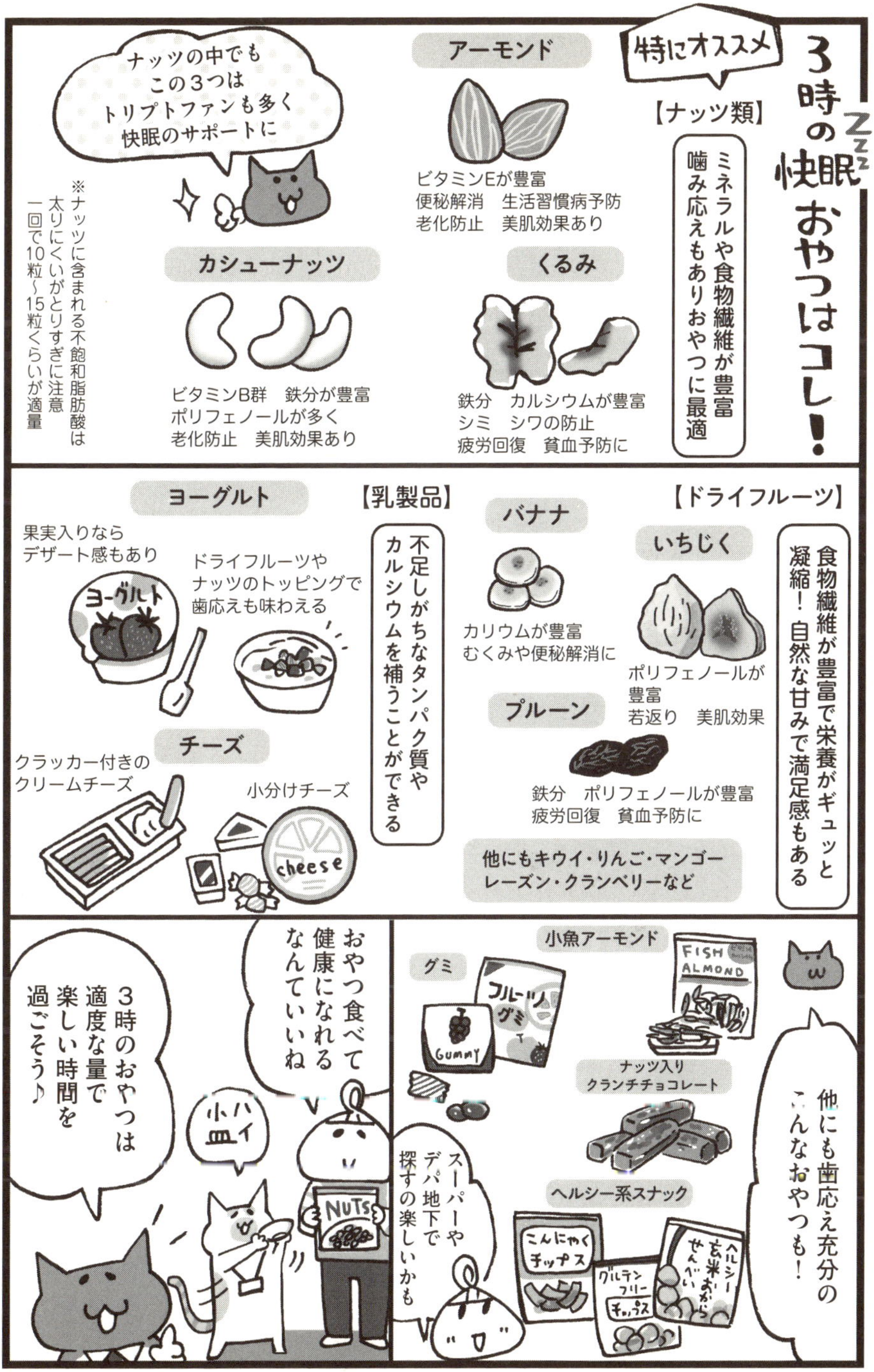

3時の快眠おやつはコレ！
特にオススメ
【ナッツ類】
ミネラルや食物繊維が豊富
噛み応えもありおやつに最適
アーモンド
ビタミンEが豊富
便秘解消　生活習慣病予防
老化防止　美肌効果あり
ナッツの中でも
この3つは
トリプトファンも多く
快眠のサポートに
くるみ
鉄分　カルシウムが豊富
シミ　シワの防止
疲労回復　貧血予防に
カシューナッツ
ビタミンB群　鉄分が豊富
ポリフェノールが多く
老化防止　美肌効果あり
※ナッツに含まれる不飽和脂肪酸は
太りにくいがとりすぎに注意
一回で10粒～15粒くらいが適量
【ドライフルーツ】
食物繊維が豊富で栄養がギュッと
凝縮！自然な甘みで満足感もある
いちじく
ポリフェノールが
豊富
若返り　美肌効果
バナナ
カリウムが豊富
むくみや便秘解消に
プルーン
鉄分　ポリフェノールが豊富
疲労回復　貧血予防に
他にもキウイ・りんご・マンゴー
レーズン・クランベリーなど
【乳製品】
不足しがちなタンパク質や
カルシウムを補うことができる
ヨーグルト
果実入りなら
デザート感もあり
ヨーグルト
ドライフルーツや
ナッツのトッピングで
歯応えも味わえる
チーズ
クラッカー付きの
クリームチーズ
小分けチーズ
cheese
他にも歯応え充分の
こんなおやつも！
小魚アーモンド
FISH ALMOND
グミ
フルーツグミ
Gummy
ナッツ入り
クランチチョコレート
ヘルシー系スナック
こんにゃくチップス
グルテンフリーチップス
ヘルシー玄米おからせんべい
スーパーや
デパ地下で
探すの楽しいかも
おやつ食べて
健康になれる
なんていいね
ハイ
小皿
NUTS
3時のおやつは
適度な量で
楽しい時間を
過ごそう♪

NG！会社帰りのふらっとコンビニ

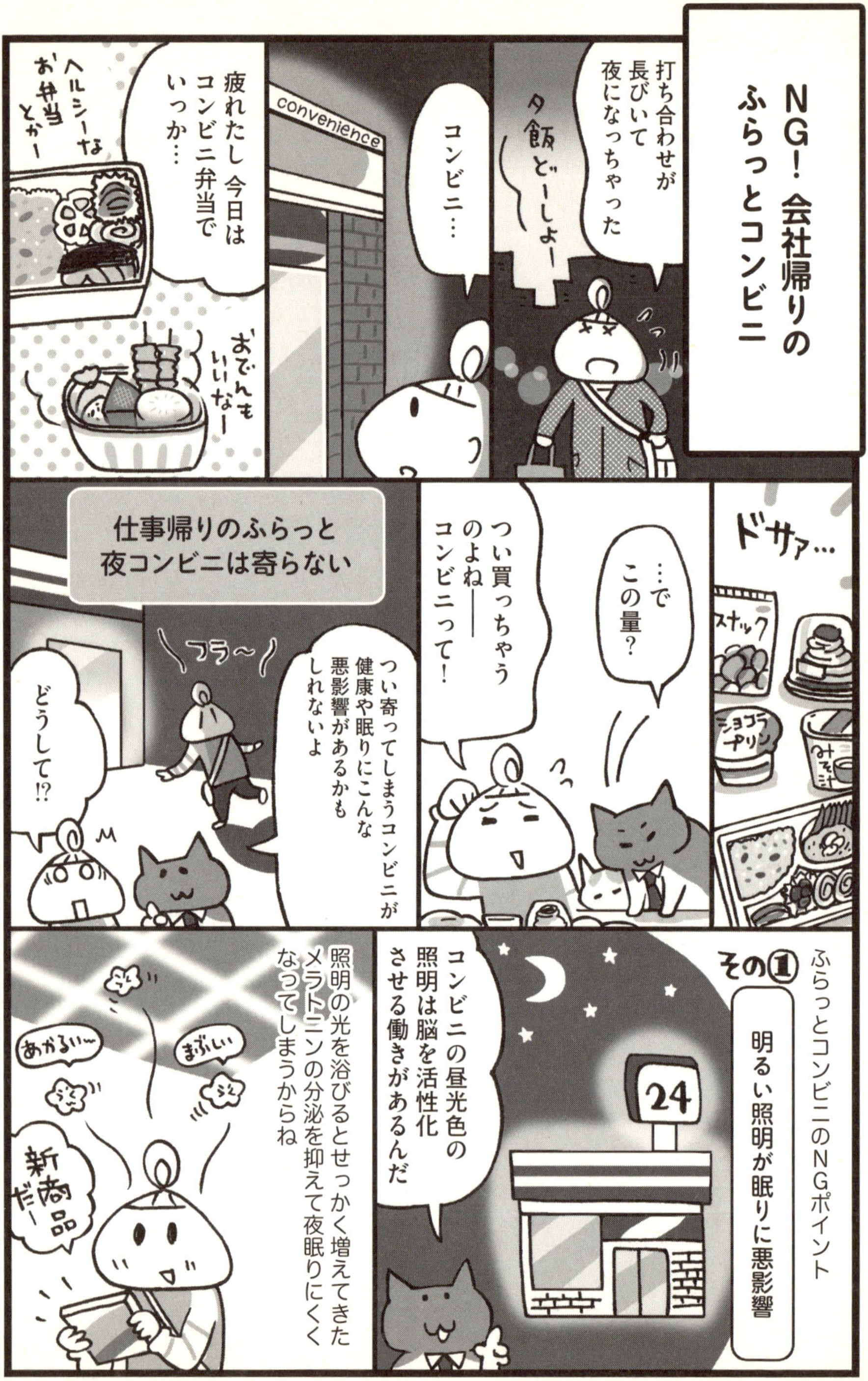
打ち合わせが長びいて夜になっちゃった
夕飯どーしよー
コンビニ…
convenience
疲れたし 今日はコンビニ弁当でいっか…
ヘルシーなお弁当とかー
おでんもいいなー
ドサァ…
スナック
ショコラプリン
みそ汁
…でこの量？
つい買っちゃうのよね——コンビニって！
仕事帰りのふらっと夜コンビニは寄らない
フラ～
つい寄ってしまうコンビニが健康や眠りにこんな悪影響があるかもしれないよ
どうして!?
ふらっとコンビニのNGポイント
その① 明るい照明が眠りに悪影響
24
コンビニの昼光色の照明は脳を活性化させる働きがあるんだ
照明の光を浴びるとせっかく増えてきたメラトニンの分泌を抑えて夜眠りにくくなってしまうからね
まぶしい
あかるい～
新商品だー

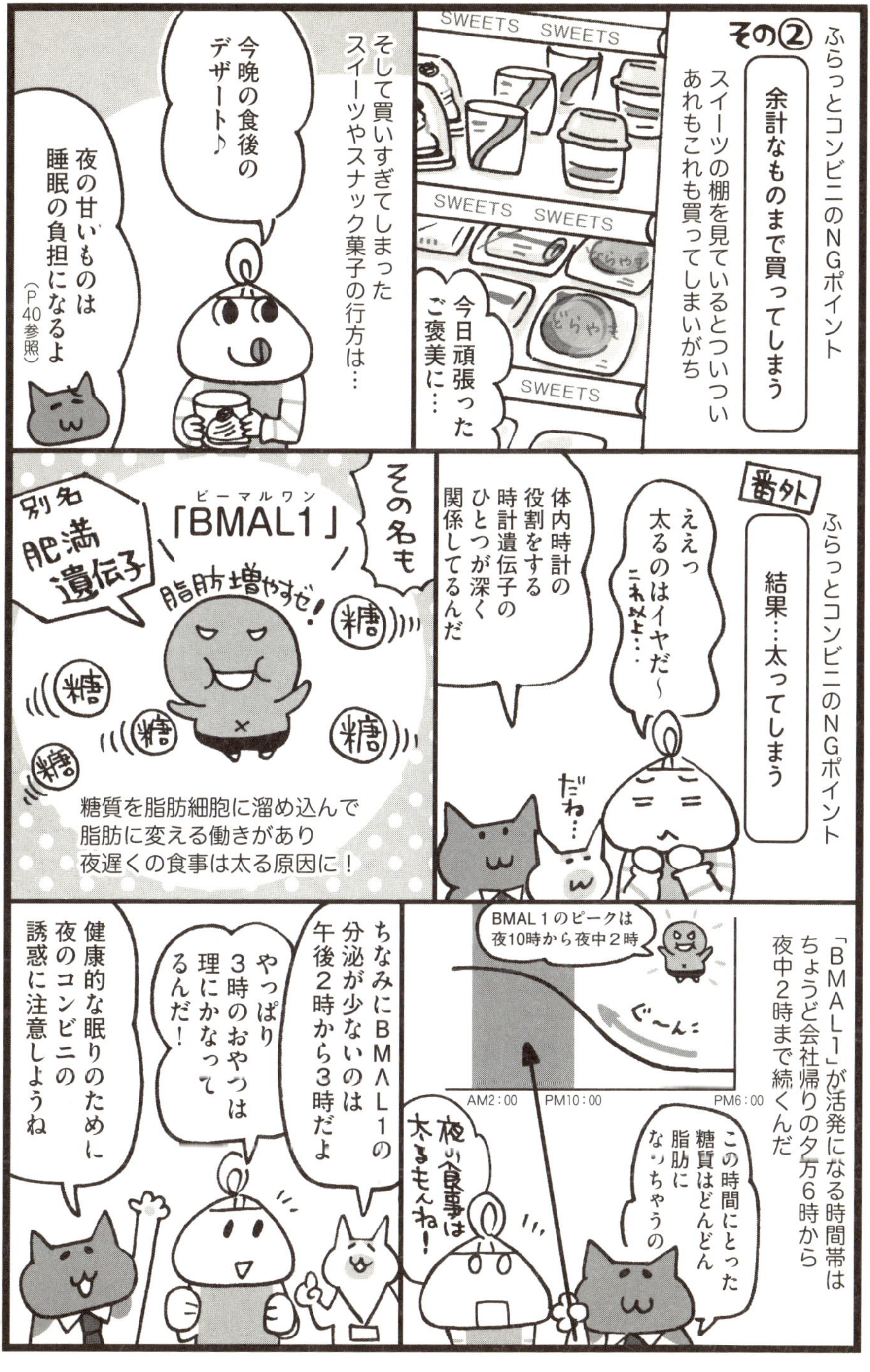
ふらっとコンビニのNGポイント
その②
余計なものまで買ってしまう
スイーツの棚を見ているとついつい
あれもこれも買ってしまいがち
SWEETS　SWEETS
SWEETS　SWEETS
SWEETS
今日頑張った
ご褒美に…
そして買いすぎてしまった
スイーツやスナック菓子の行方は…
今晩の食後の
デザート♪
夜の甘いものは
睡眠の負担になるよ
（P40参照）
ふらっとコンビニのNGポイント
番外
結果…太ってしまう
ええっ
太るのはイヤだ〜
これ以上…
だね…
体内時計の
役割をする
時計遺伝子の
ひとつが深く
関係してるんだ
その名も
「BMAL1《ビーマルワン》」
別名
肥満
遺伝子
脂肪増やすぜ！
糖
糖
糖
糖
糖
糖質を脂肪細胞に溜め込んで
脂肪に変える働きがあり
夜遅くの食事は太る原因に！
「BMAL1」が活発になる時間帯は
ちょうど会社帰りの夕方6時から
夜中2時まで続くんだ
BMAL１のピークは
夜10時から夜中２時
ぐ〜んっ
AM2：00
PM10：00
PM6：00
この時間にとった
糖質はどんどん
脂肪に
なっちゃうの
夜の食事は
太るもんね！
ちなみにBMAL1の
分泌が少ないのは
午後2時から3時だよ
やっぱり
3時のおやつは
理にかなって
るんだ！
健康的な眠りのために
夜のコンビニの
誘惑に注意しようね

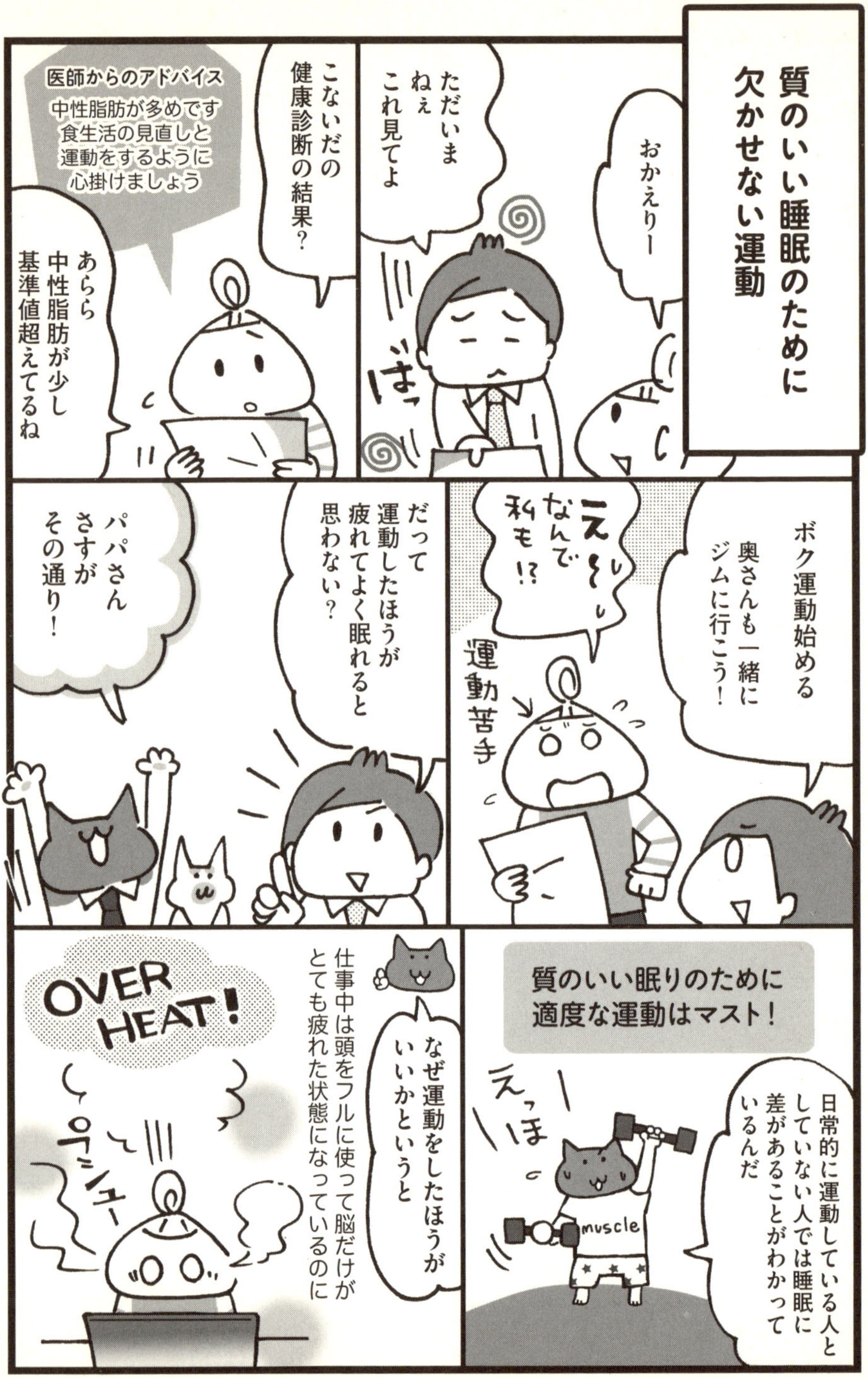
質のいい睡眠のために
欠かせない運動
おかえりー
ただいま
ねぇ
これ見てよ
ばっ
こないだの
健康診断の結果？
医師からのアドバイス
中性脂肪が多めです
食生活の見直しと
運動をするように
心掛けましょう
あらら
中性脂肪が少し
基準値超えてるね
ボク運動始める
奥さんも一緒に
ジムに行こう！
え〜
なんで
私も!?
運動苦手
だって
運動したほうが
疲れてよく眠れると
思わない？
パパさん
さすが
その通り！
質のいい眠りのために
適度な運動はマスト！
日常的に運動している人と
していない人では睡眠に
差があることがわかって
いるんだ
えっほ
muscle
なぜ運動をしたほうが
いいかというと
仕事中は頭をフルに使って脳だけが
とても疲れた状態になっているのに
OVER
HEAT！
プシュー

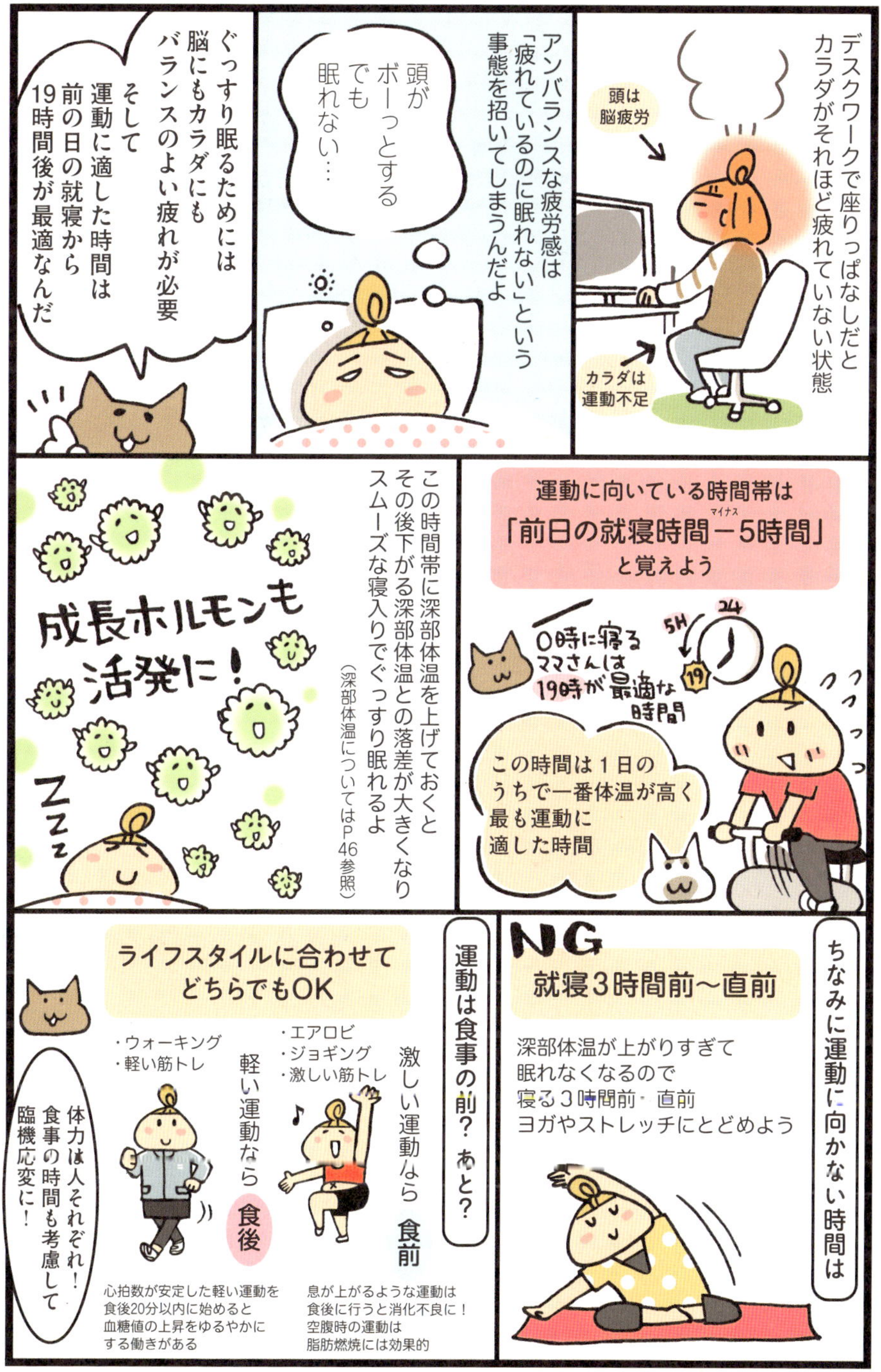
デスクワークで座りっぱなしだと
カラダがそれほど疲れていない状態
頭は脳疲労
カラダは運動不足
アンバランスな疲労感は「疲れているのに眠れない」という事態を招いてしまうんだよ
頭がボーっとするでも眠れない…
ぐっすり眠るためには脳にもカラダにもバランスのよい疲れが必要
そして運動に適した時間は前の日の就寝から19時間後が最適なんだ
運動に向いている時間帯は
「前日の就寝時間－《マイナス》5時間」
と覚えよう
0時に寝るママさんは19時が最適な時間
5H
24
19
この時間は１日のうちで一番体温が高く最も運動に適した時間
この時間帯に深部体温を上げておくとその後下がる深部体温との落差が大きくなりスムーズな寝入りでぐっすり眠れるよ
（深部体温についてはP46参照）
成長ホルモンも活発に！
ZZZ
ちなみに運動に向かない時間は
NG
就寝3時間前～直前
深部体温が上がりすぎて
眠れなくなるので
寝る３時間前・直前
ヨガやストレッチにとどめよう
運動は食事の前？あと？
激しい運動なら食前
・エアロビ
・ジョギング
・激しい筋トレ
息が上がるような運動は
食後に行うと消化不良に！
空腹時の運動は
脂肪燃焼には効果的
軽い運動なら食後
・ウォーキング
・軽い筋トレ
心拍数が安定した軽い運動を
食後20分以内に始めると
血糖値の上昇をゆるやかに
する働きがある
ライフスタイルに合わせて
どちらでもOK
体力は人それぞれ！食事の時間も考慮して臨機応変に！

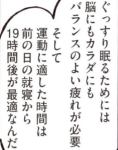

運動習慣がない私にもできるかな？
どれくらいやればいいの？
これが理想的な運動量だよ
無酸素運動（5分〜10分程度）筋トレなど
と
有酸素運動（20分以上）ジョギング 水泳など
×
トータルで30分〜40分
イッチニッ
サンシッ
30分以上か…
むむ〜…
多い!?
でもねっ！1番大事なのはできる範囲で続けること！
継続は力なり！
今まで運動習慣がなかった人はトータル20分くらいから始めて慣れてきたら時間を延ばしてみよう
昨日までは20分だったから今日は30分でいこう！
運動メニューも誰でもできるカンタンなものを紹介するね
うん！
無酸素運動
スロースクワット
（目安は10回×2セット）
特にオススメ
【やり方】
①足は肩幅より少し広くして立つ
視線は正面に
②背中を丸めず背筋を伸ばしお尻をうしろに引きながら腰を落とす
息を吸いながら3〜4秒かけてDOWNしたら3秒キープ
ひざが前に出すぎないように
太ももと床は平行
③息を吐きながらゆっくり立ち上がる
全身の7割の筋肉を占める下半身を鍛えるだけで背中・腹筋・腕など全身にシェイプアップ効果がある

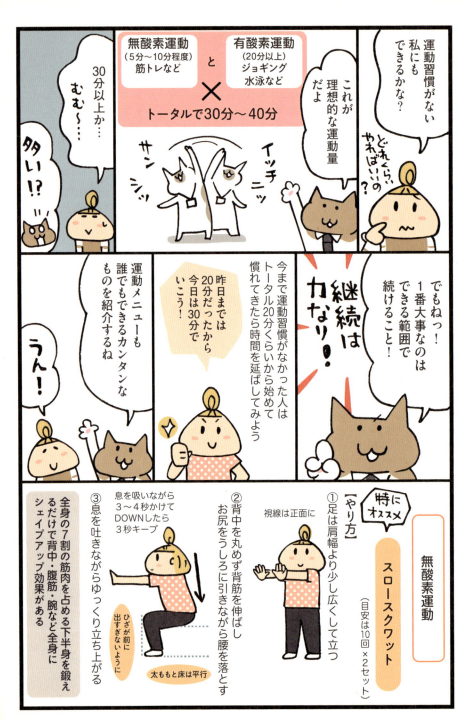

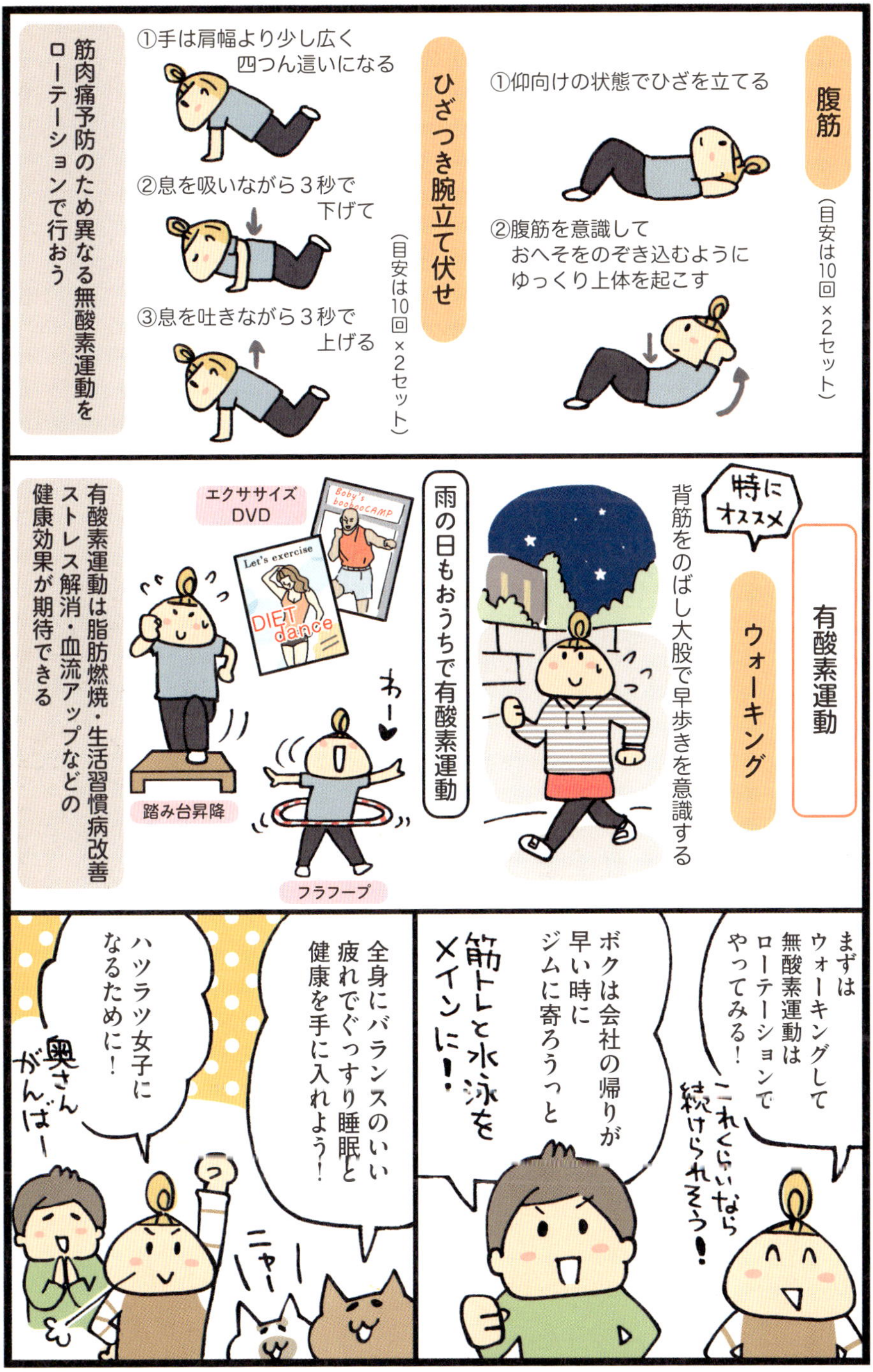
腹筋
（目安は10回×2セット）
①仰向けの状態でひざを立てる
②腹筋を意識して おへそをのぞき込むように ゆっくり上体を起こす
ひざつき腕立て伏せ
（目安は10回×2セット）
①手は肩幅より少し広く 四つん這いになる
②息を吸いながら３秒で 下げて
③息を吐きながら３秒で 上げる
筋肉痛予防のため異なる無酸素運動を ローテーションで行おう
有酸素運動
ウォーキング
時にオススメ
背筋をのばし大股で早歩きを意識する
雨の日もおうちで有酸素運動
エクササイズDVD
Boby's
Let's exercise
DIET dance
わー
踏み台昇降
フラフープ
有酸素運動は脂肪燃焼・生活習慣病改善 ストレス解消・血流アップなどの 健康効果が期待できる
まずは ウォーキングして 無酸素運動は ローテーションで やってみる！
これくらいなら 続けられそう！
ボクは会社の帰りが 早い時に ジムに寄ろうっと
筋トレと水泳を メインに！
全身にバランスのいい 疲れでぐっすり睡眠と 健康を手に入れよう！
ニャー
ハツラツ女子に なるために！
奥さん がんばー

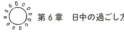

「心疲《こころづか》れ」に気付こう

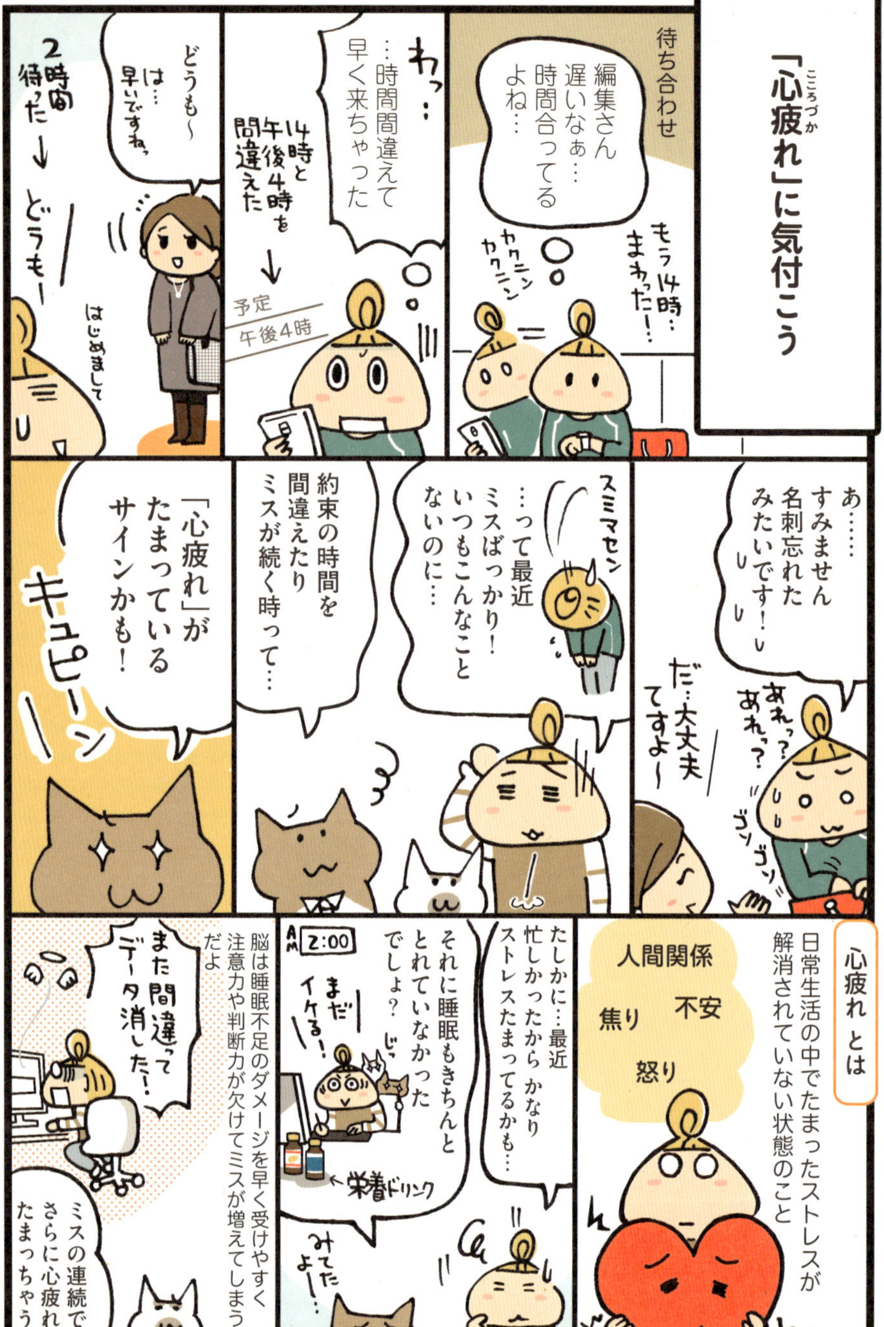

待ち合わせ
編集さん遅いなぁ…時間合ってるよね…
もう14時…まわった…!
カクニン カクニン
わっ…
…時間間違えて早く来ちゃった
14時と午後4時を間違えた
予定
午後4時
どうも~
は…早いですね
はじめまして
2時間待った↓
どうもー
あ……すみません名刺忘れたみたいです!
あれっ?あれっ?
ゴソゴソ
だ…大丈夫ですよ~
スミマセン
…って最近ミスばっかり!いつもこんなことないのに…
約束の時間を間違えたりミスが続く時って…
「心疲れ」がたまっているサインかも!
キュピーン
心疲れ とは
日常生活の中でたまったストレスが解消されていない状態のこと
人間関係
不安
焦り
怒り
たしかに…最近忙しかったから かなりストレスたまってるかも…
それに睡眠もきちんととれていなかったでしょ?
じっ
AM 2:00
まだイケる!
栄養ドリンク
みてたよー…
脳は睡眠不足のダメージを早く受けやすく注意力や判断力が欠けてミスが増えてしまうんだよ
また間違ってデータ消した!
ミスの連続でさらに心疲れがたまっちゃうよ

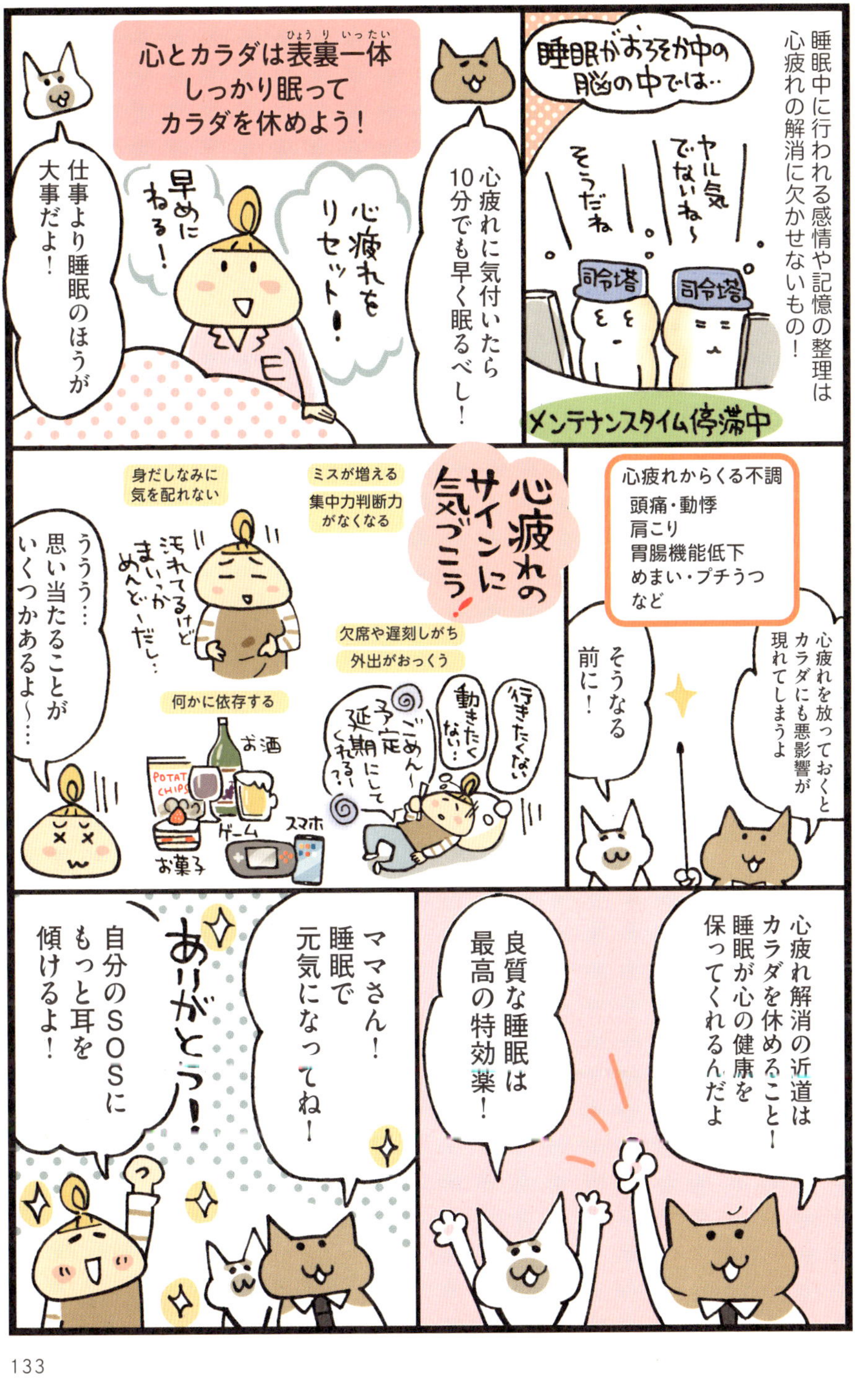
睡眠中に行われる感情や記憶の整理は心疲れの解消に欠かせないもの！
睡眠がおろそか中の脳の中では‥
ヤル気でないね〜
そうだね
司令塔
司令塔
メンテナンスタイム停滞中
心とカラダは表裏一体《ひょうりいったい》
しっかり眠ってカラダを休めよう！
心疲れに気付いたら10分でも早く眠るべし！
心疲れをリセット！
早めにねる！
仕事より睡眠のほうが大事だよ！
心疲れからくる不調
頭痛・動悸
肩こり
胃腸機能低下
めまい・プチうつ
など
心疲れを放っておくとカラダにも悪影響が現れてしまうよ
そうなる前に！
心疲れのサインに気づこう！
ミスが増える
集中力判断力がなくなる
身だしなみに気を配れない
汚れてるけどまいっか めんどーだし‥
欠席や遅刻しがち
外出がおっくう
行きたくない
動きたくない‥
ごめん〜予定延期にしてくれる〜？
何かに依存する
お酒
POTAT CHIPS
ゲーム
スマホ
お菓子
ううう… 思い当たることがいくつかあるよ〜…
心疲れ解消の近道はカラダを休めること！睡眠が心の健康を保ってくれるんだよ
良質な睡眠は最高の特効薬！
ママさん！睡眠で元気になってね！
ありがとう！
自分のSOSにもっと耳を傾けるよ！

エピローグ

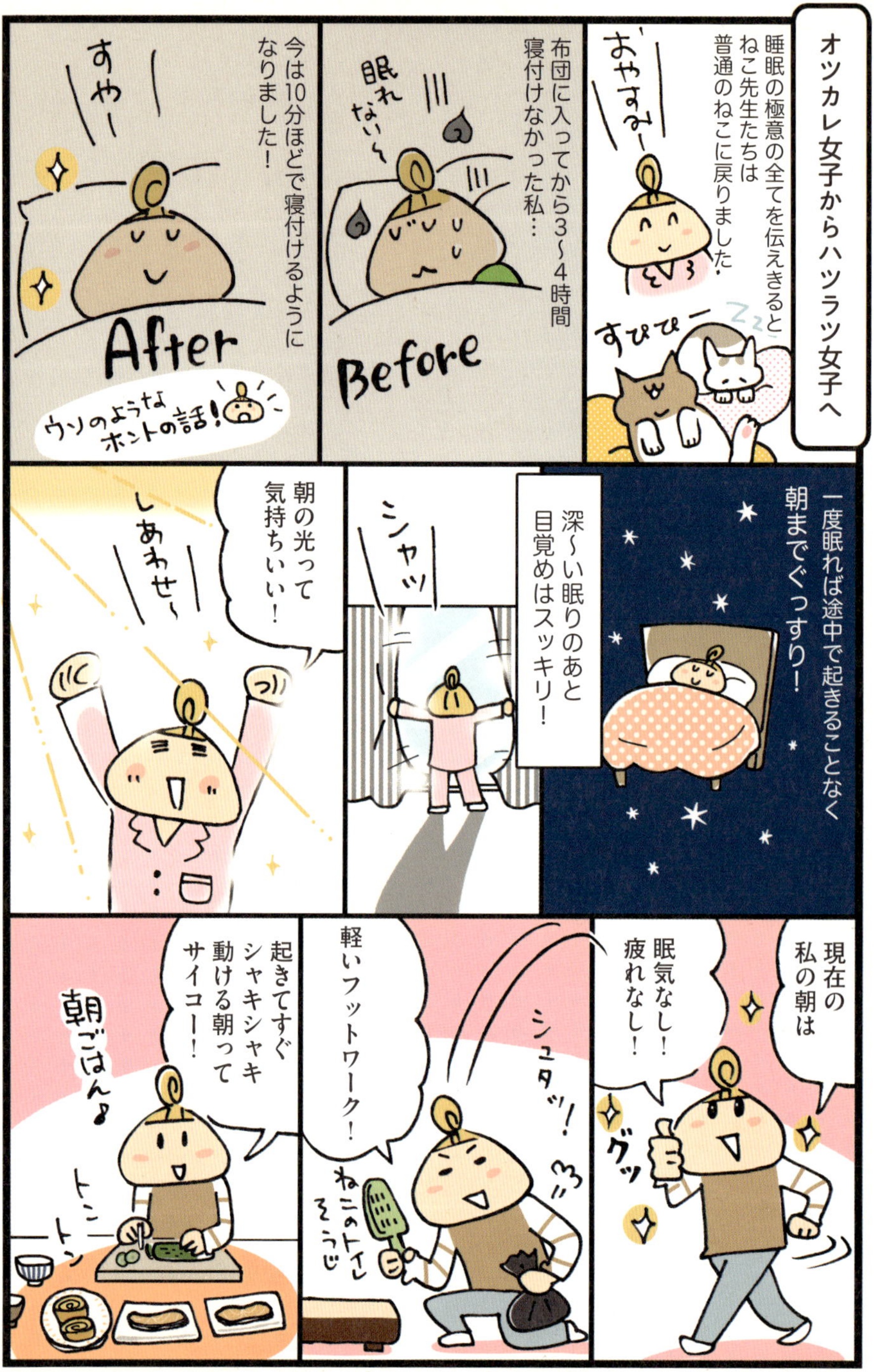

オツカレ女子からハツラツ女子へ
睡眠の極意の全てを伝えきると ねこ先生たちは 普通のねこに戻りました。
おやすみー
すぴぴー
Zzz
布団に入ってから3～4時間 寝付けなかった私…
眠れない～
Before
今は10分ほどで寝付けるようになりました！
すやー
After
ウソのようなホントの話！
一度眠れば途中で起きることなく朝までぐっすり！
深～い眠りのあと 目覚めはスッキリ！
シャッ
朝の光って 気持ちいいい！
しあわせ～
現在の 私の朝は
眠気なし！ 疲れなし！
グッ
軽いフットワーク！
シュタッ！
ねこのトイレそうじ
起きてすぐ シャキシャキ 動ける朝って サイコー！
朝ごはん♪
トントン

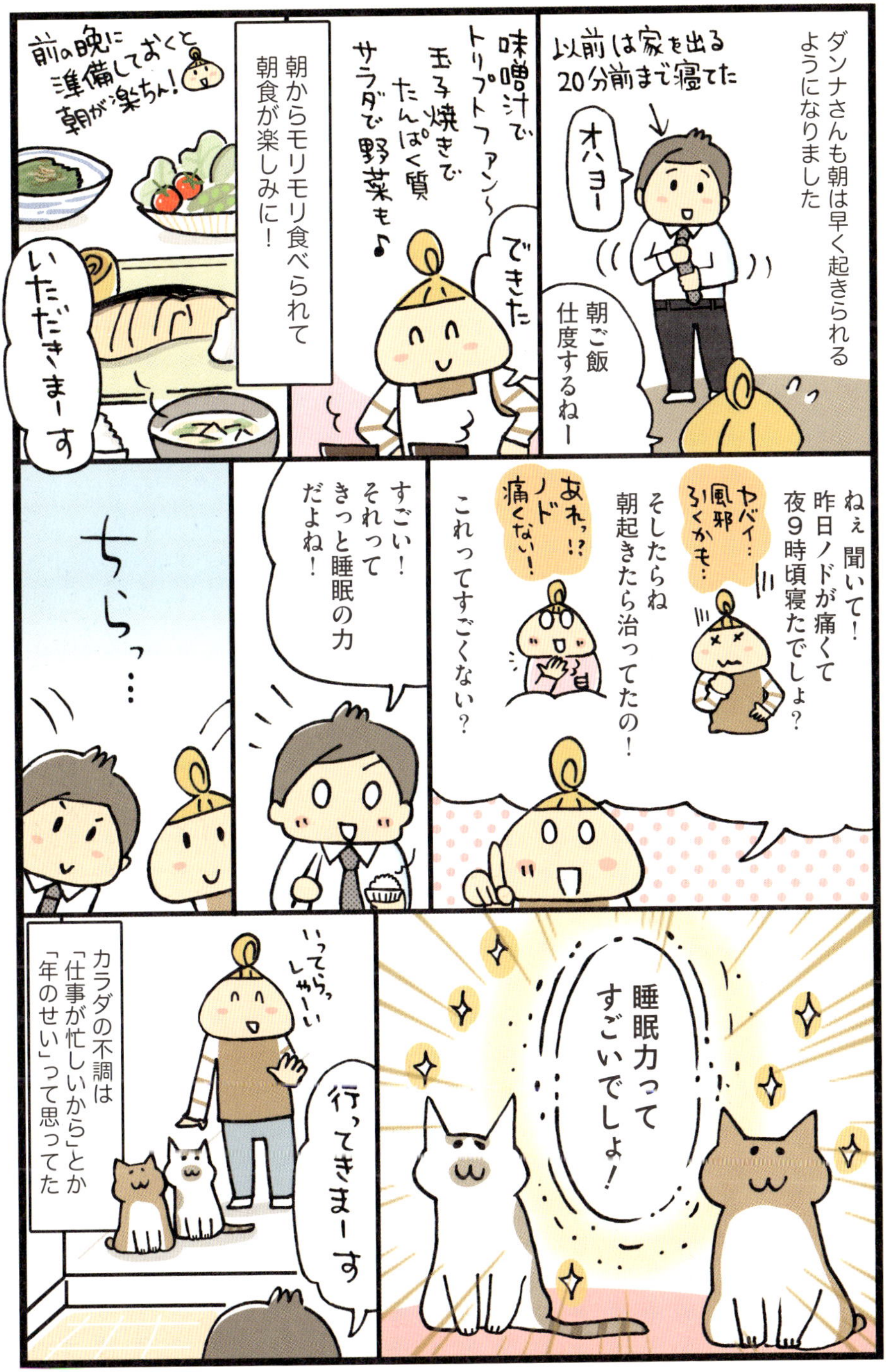
ダンナさんも朝は早く起きられるようになりました
以前は家を出る20分前まで寝てた
オハヨー
朝ご飯仕度するねー
味噌汁でトリプトファン～
玉子焼きでたんぱく質
サラダで野菜も♪
できた
朝からモリモリ食べられて朝食が楽しみに!
前の晩に準備しておくと朝が楽ちん!
いただきまーす
ねぇ聞いて!昨日ノドが痛くて夜9時頃寝たでしょ?
ヤバイ…風邪ひくかも…
そしたらね朝起きたら治ってたの!
あれっ!? ノド痛くない!
これってすごくない?
すごい!それってきっと睡眠の力だよね!
ちらっ…
睡眠力ってすごいでしょ!
行ってきまーす
いってらっしゃーい
カラダの不調は「仕事が忙しいから」とか「年のせい」って思ってた

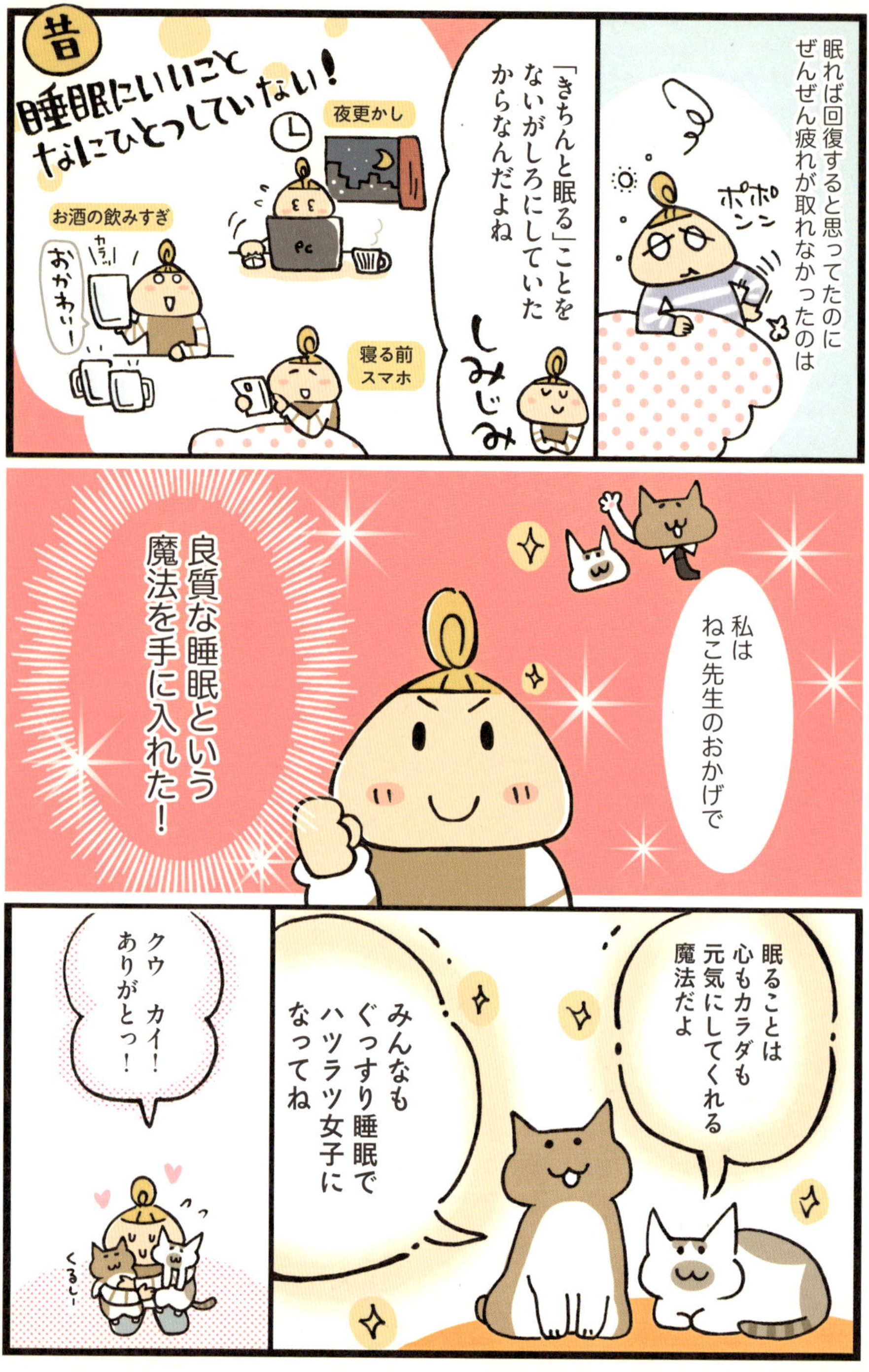
眠れば回復すると思ってたのに
ぜんぜん疲れが取れなかったのは
ポン
ポン
「きちんと眠る」ことを
ないがしろにしていた
からなんだよね
しみじみ
昔
睡眠にいいこと
なにひとつしていない!
夜更かし
お酒の飲みすぎ
おかわりー!
寝る前スマホ
私は
ねこ先生のおかげで
良質な睡眠という
魔法を手に入れた!
眠ることは
心もカラダも
元気にしてくれる
魔法だよ
みんなも
ぐっすり睡眠で
ハツラツ女子に
なってね
クウ　カイ!
ありがとっ!
くるしー

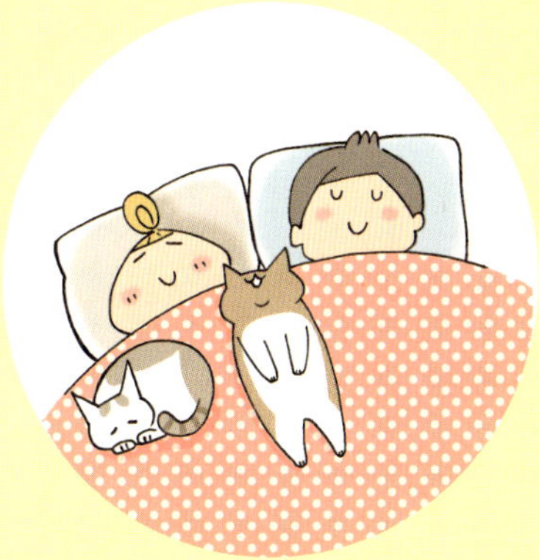

ぐっすり眠れる 夜ごはんレシピ

Dinner Recipes for Good Sleep

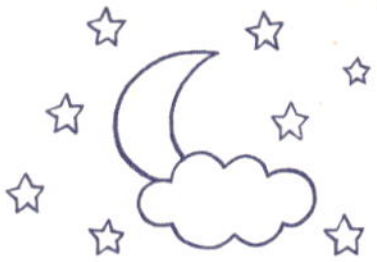

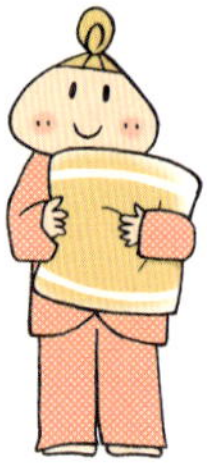

胃に負担がかからず、熟睡へ導いてくれる
夜ごはんの作り方を紹介します。

オートミールの豆乳粥

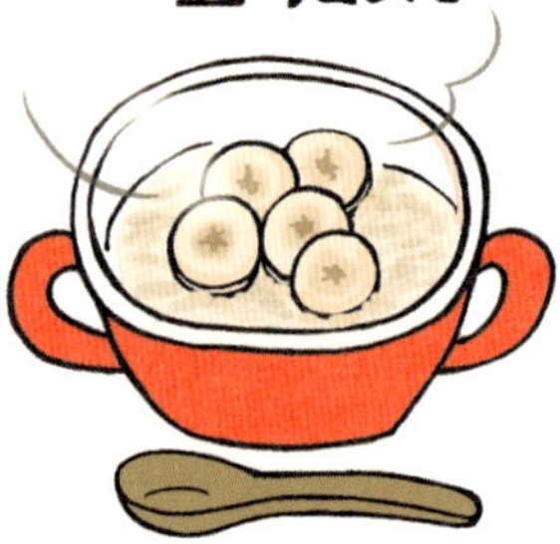

P 31 参照

【材料】
オートミール…30g
豆乳…200㎖
お好みで
バナナ、シナモンパウダー…各適量

【作り方】
❶ 鍋にオートミールと豆乳を入れて中火にかける。
❷ 煮立ったら弱火にして 3 ～ 4 分煮て器に盛る。
❸ お好みでバナナのスライスを飾ってシナモンをふる。

セロリとトマトのマリネ

【材料】
トマト…1 個
セロリ…1 本

◎ドレッシング
Ⓐ
エキストラバージン
オリーブオイル…大さじ 2
レモン汁…大さじ 1
塩、粗びき黒こしょう…各少々

【作り方】
❶ トマトは 6 等分のくし形切りにする。
❷ セロリは葉と茎に分け、葉はざく切りに、茎はななめせん切りにする。
❸ ボウルに①、②、Ⓐを入れよく混ぜ合わせる。

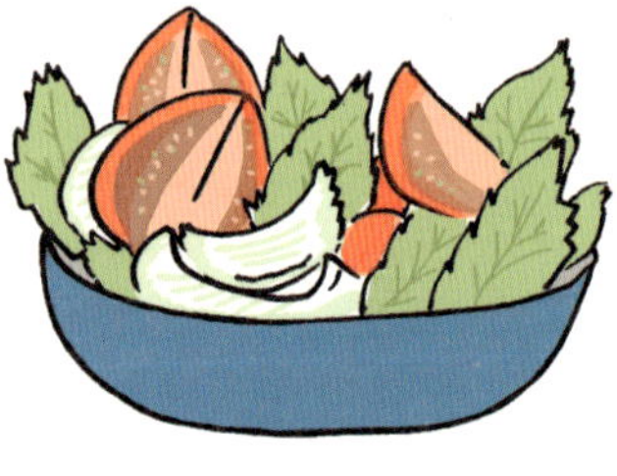

P 38 参照

パセリと鶏つくねハンバーグ

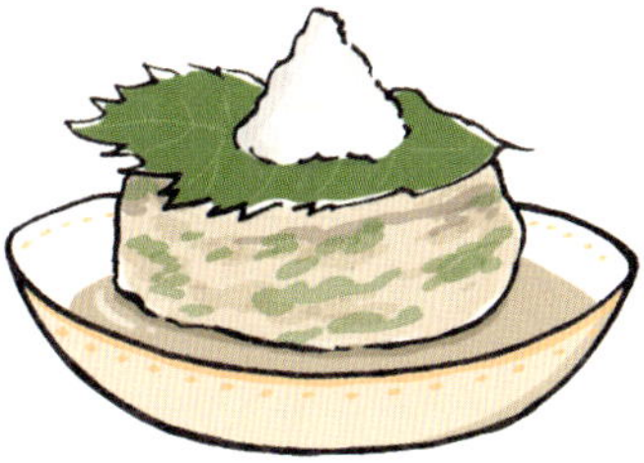

P 38 参照

【材料】

鶏むねひき肉…300g
パセリ…3 本分
大葉、大根おろし…適量

◎下味
酒 …大さじ 1
しょうゆ…大さじ 1
塩…小さじ ½
すりおろし生姜…小さじ 2
片栗粉…大さじ 1
ごま油…少々

【作り方】

❶ パセリは葉と茎すべてみじん切りにする。
❷ ボウルに①、ひき肉、下味の材料を入れて練り混ぜ、小判型に形成する。
❸ サラダ油少々を熱したフライパンで②を両面こんがりと焼き上げる。
❹ 別の小鍋に★の材料を入れて中火にかけ、煮立ったら水溶き片栗粉を加え、混ぜながらとろみをつける。
❺ ③を器に盛り、大葉と大根おろしを添え、④をかける。

◎餡

★
水…180mℓ
白だし…小さじ 1
しょうゆ…大さじ 2
酒…大さじ 2
みりん…大さじ 1
砂糖…小さじ 2

水溶き片栗粉 …片栗粉：小さじ 2　水：10mℓ

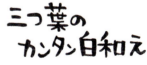

三つ葉のカンタン白和え

【材料】

三つ葉… 100g
木綿豆腐…½ 丁

◎調味料

Ⓐ
白ごま…小さじ1
しょうゆ、砂糖…各大さじ1

【作り方】

❶ 豆腐は電子レンジ（600W）で 3 分加熱し水きりする。
❷ 三つ葉は 2 センチの長さにざく切りにする。
❸ ボウルに①、②、Ⓐを入れてさっと和える。

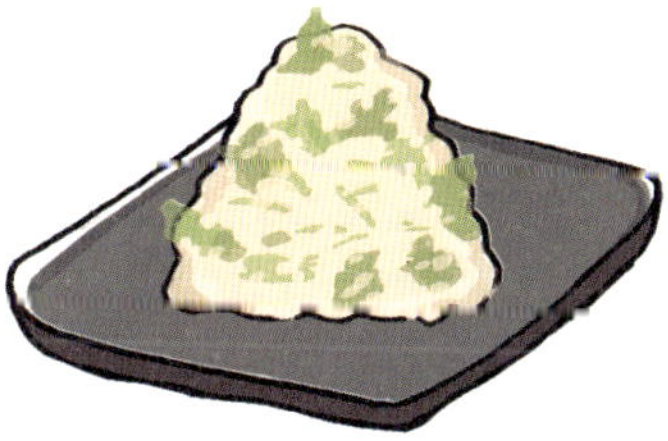

P 38 参照

あとがき

　私達は産まれる前からお母さんのお腹の中で眠りと覚醒を繰り返し、生を受けたあとも毎日欠かすことなく睡眠習慣を続けています。それにも関わらず、私たちの眠りの質は上がるどころか、睡眠に関する悩みは増すばかり。多忙、ストレス、24時間社会、デジタル機器の影響。「眠らない」、あるいは「眠れない」理由は挙げたらキリがありません。

　しかし、眠りを疎《おろそ》かにしてしまうと、心身の健康が蝕《むしば》まれてしまうことが指摘されています。つまり、眠りを軽視することは、充実した明るい未来や、高いＱＯＬ（クオリティ・オブ・ライフ＝生活の質）の実現を手放していることと同じなのです。

　私たちは眠らずに生きていくことは出来ません。眠りの質は健康の質そのものであり、眠るためのスキルはビジネススキルのひとつです。睡眠がもたらす魔法のような力の数々は、科学的にも明らかになっています。健康になりたい人も、美容に磨《みが》きをかけたい人も、痩せたい人も、仕事の能力を上げたい人も、学力を上げたい人も、まずは睡眠の習慣を見直し、眠る時間を大切にしていただきたいと願っています。

最後に、可愛いイラストで睡眠の大切さを伝えてくださった、漫画家でありイラストレーターの宮咲ひろ美さん、本書をおまとめくださったＫＡＤＯＫＡＷＡの村元さんと佐藤さん、快眠の先生をしてくれた猫先生のクウちゃんとカイちゃん、本当にありがとうございました。

本書が睡眠に悩む方に寄り添い、優しく快眠に導く１冊となりますよう、心より祈っております。

２０１８年12月　**睡眠コンサルタント・友野なお**

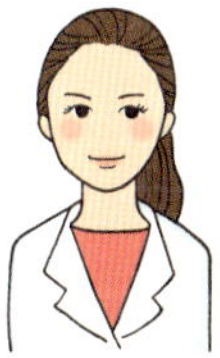

STAFF

ブックデザイン
坂野弘美

DTP
小川卓也（木蔭屋）

校正
齋木恵津子

編集担当
村元可奈
佐藤杏子

編集長
松田紀子

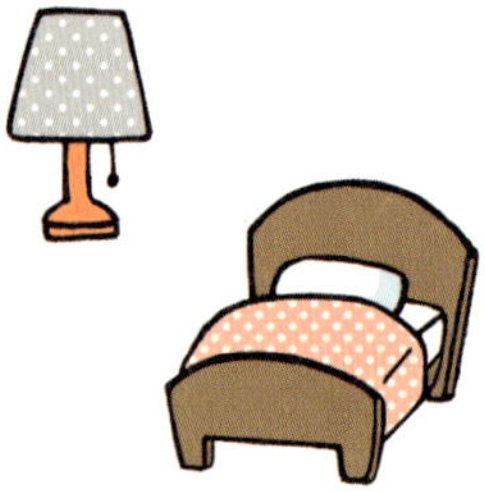

本書は、「レタスクラブニュース」にて2018年9月～2018年12月に
連載されたエピソードを修正し、大幅な描き下ろしを加えたものです。

ねこ先生《せんせい》クウとカイに教《おそ》わる　ぐっすり睡眠法《すいみんほう》

2018年12月19日　初版発行

作画／宮咲《みやさき》ひろ美《み》

監修／友野《ともの》なお

発行者／川金 正法

発行／株式会社KADOKAWA
〒102-8177　東京都千代田区富士見2-13-3
電話　0570-002-301（ナビダイヤル）

印刷所／図書印刷株式会社

ISBN 978-4-04-065372-3　C0095